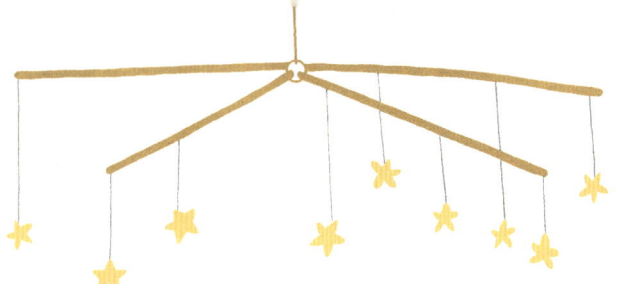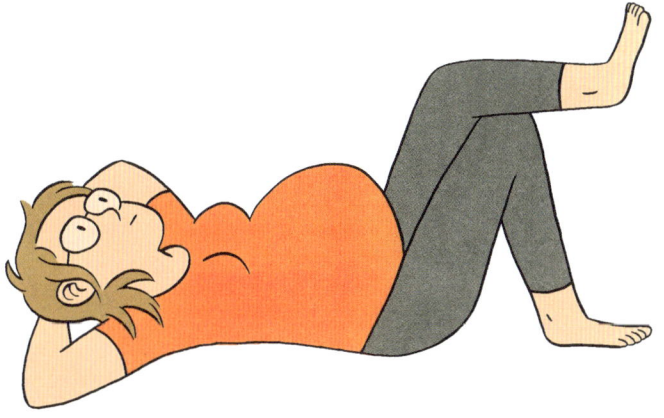

널 위해
정성을 다한
아홉 달 태교

똑똑한 엄마의 남다른 태교

루시 나이즐리 지음

윤승희 옮김

아름다운사람들

널 위해
정성을 다한
아홉 달 태교

초판 1쇄 인쇄 2020년 10월 8일
초판 1쇄 발행 2020년 10월 15일

지은이 루시 나이즐리 **옮긴이** 윤승희

펴낸이 이상순 **주간** 서인찬 **편집장** 박윤주 **제작이사** 이상광
기획편집 박월, 이세원 **디자인** 유영준, 이민정
마케팅홍보 신희용, 김경민 **경영지원** 고은정

펴낸곳 (주)도서출판 아름다운사람들
주소 (10881) 경기도 파주시 회동길 103
대표전화 (031) 8074-0082 **팩스** (031) 955-1083
이메일 books777@naver.com
홈페이지 www.books114.net

ISBN 978-89-6513-620-0 13590

KID GLOVES: NINE MONTHS OF CAREFUL CHAOS
Copyright © 2019 by Lucy Knisley
All rights reserved.
This Korean edition was published by BeautifulPeople in 2020 by arrangement with First Second,
an imprint of Roaring Brook Press, a division of Holtzbrinck Publishing Holdings Limited Partnership through
KCC(Korea Copyright Center Inc.), Seoul.

이 책의 한국어판 저작권은 한국저작권센터(KCC)를 통해 저작권사와 독점 계약한 (주)도서출판 아름다운사람들에 있습니다.

이 도서의 국립중앙도서관 출판예정도서목록(CIP)은 서지정보유통지원시스템 홈페이지(http://seoji.nl.go.kr)와
국가자료종합목록구축시스템(http://kolis-net.nl.go.kr)에서 이용하실 수 있습니다. (CIP제어번호 : CIP2020040099)

파본은 구입하신 서점에서 교환해 드립니다.
이 책은 신 저작권법에 의하여 보호를 받는 저작물이므로 무단 전재와 복제를 금합니다.

힘든 순간을 함께 해준
아가와 아빠를 위해

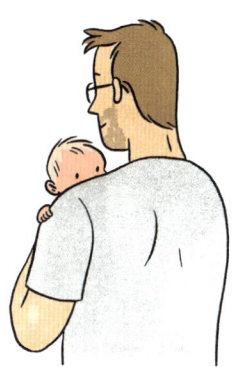

차례

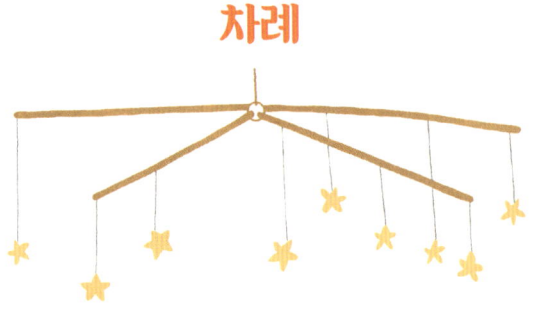

프롤로그
정성을 다해 보낸 아홉 달 … 8

01 임신 계획 전
엄마 될 준비가 안됐을 때 알아두어야 할 게 있어. … 18
널 위해 공부한 시간 ● 넌 몸을 어떻게 돌볼지 배웠으면 좋겠어. … 27

02 첫 번째 아픔
내 몸에 대해 너물 몰랐어. … 40
널 위해 공부한 시간 ● 힘들지만 자책해서는 안 돼. … 59

03 두 번째 아픔
나를 안아주는 시간 … 70
널 위해 공부한 시간 ● 내 몸은 더 강해졌어. … 89

04 심한 입덧과 함께한 첫 3개월
내게로 와줘서 고마워. … 100
널 위해 공부한 시간 ● 사람은 중대한 결과를 기다릴 땐 뭐든 믿고 싶어 해. … 115

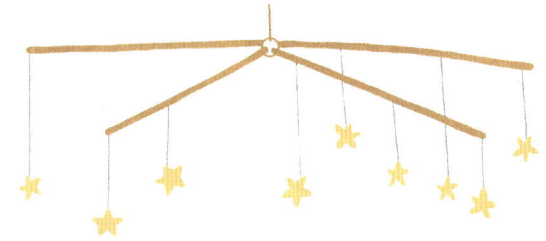

05 너무 너무 졸린 두 번째 3개월
네가 움직이는 걸 느껴. ··· 124
널 위해 공부한 시간 ● 난 나와 다른 선택을 한 사람을 지지해. ··· 143

06 길고도 긴 마지막 3개월
넌 태어나기 전부터 이미 사랑받고 있었어. ··· 152
널 위해 공부한 시간 ● 내가 지금을 사는 건 축복인 것 같아. ··· 179

07 출산 이야기
아가, 널 본 순간 울음을 터뜨렸어. ··· 188
널 위해 공부한 시간 ● 내게 무슨 일이 일어나는지 제대로 알고 싶었어. ··· 213

08 집으로
넌 그 자체로 온전한 존재야. ··· 226

에필로그
끝이 아니라 새로운 시작 ··· 242

감사의 말 ··· 250

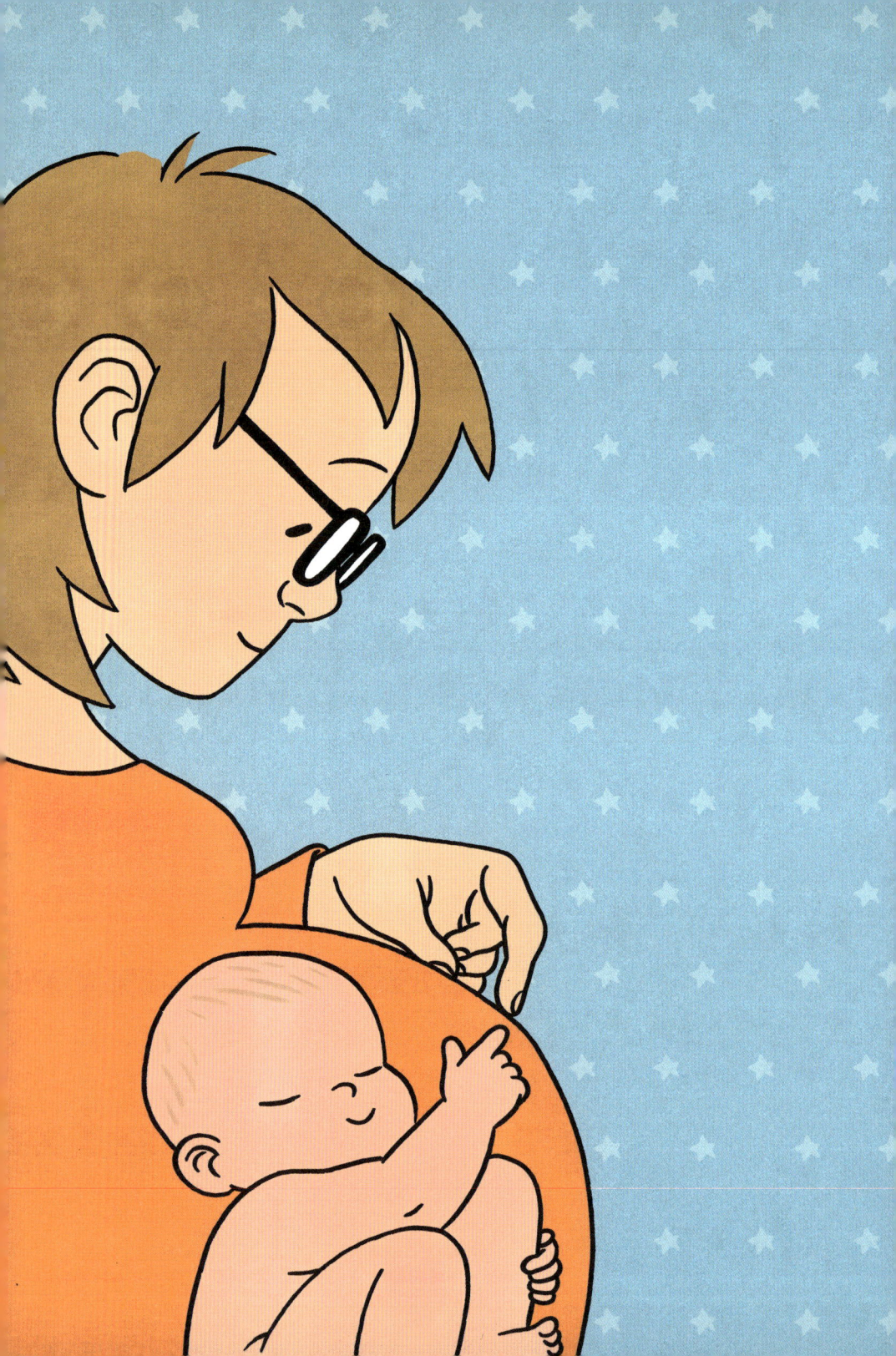

프롤로그
정성을 다해 보낸 아홉 달

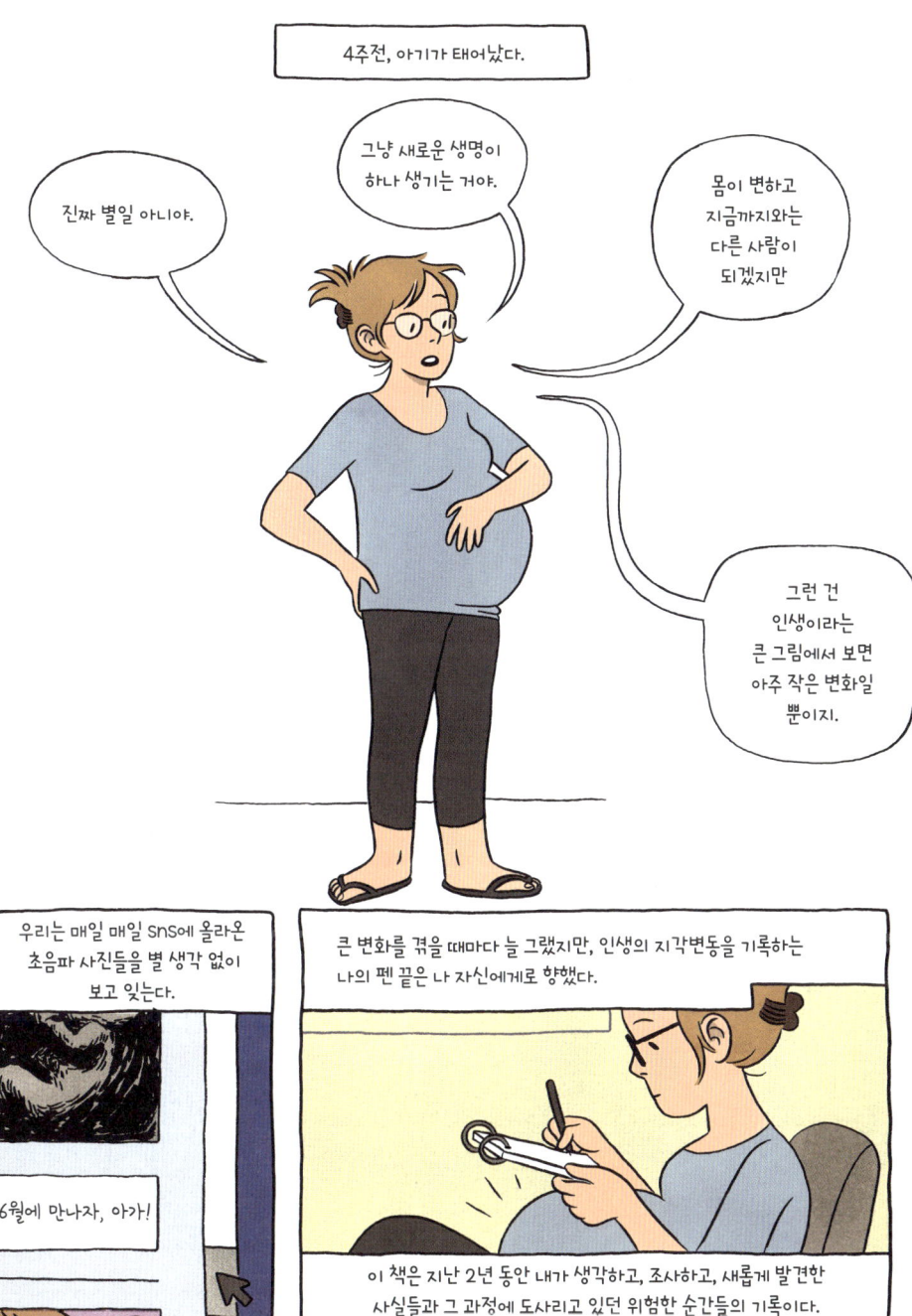

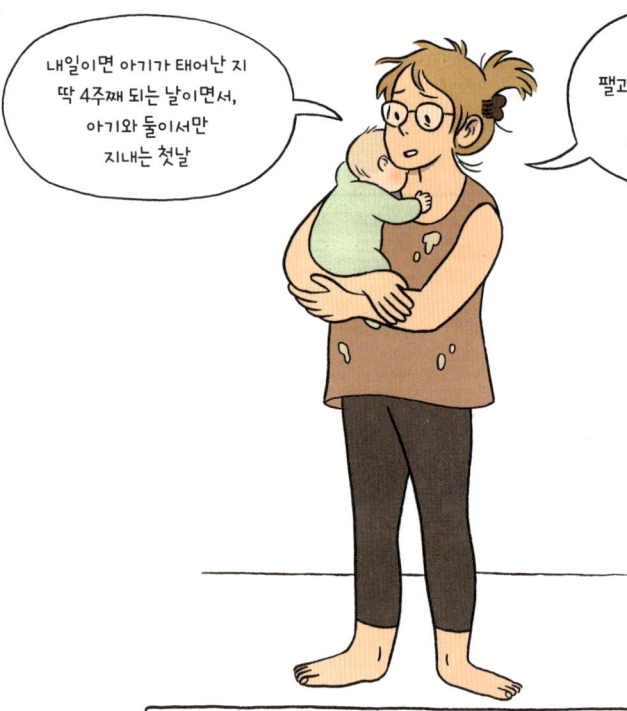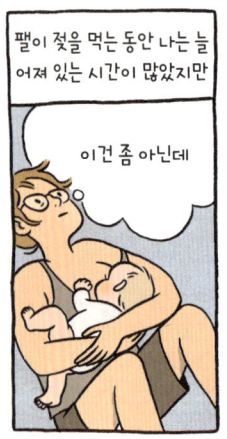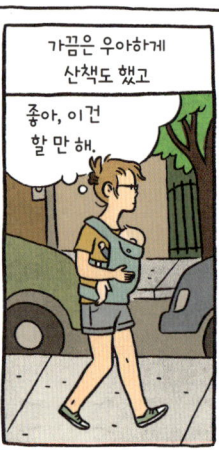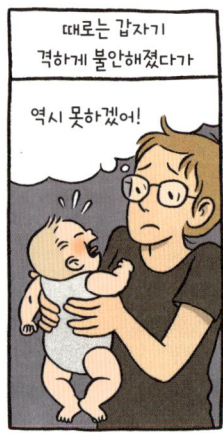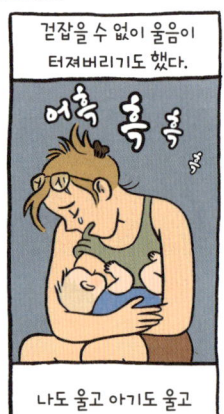

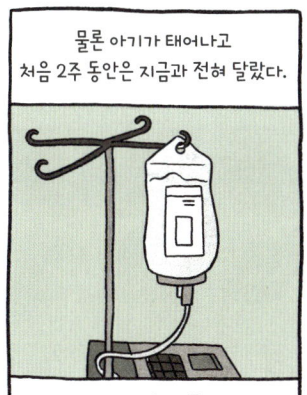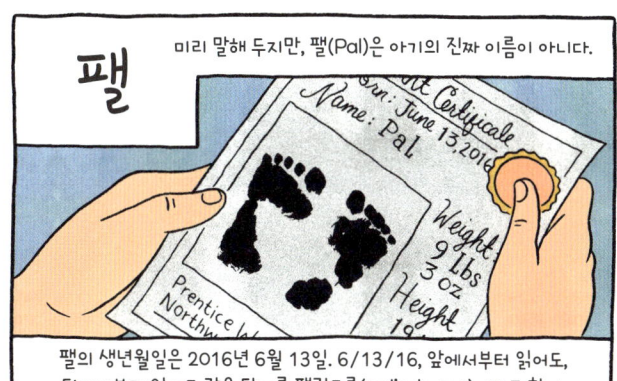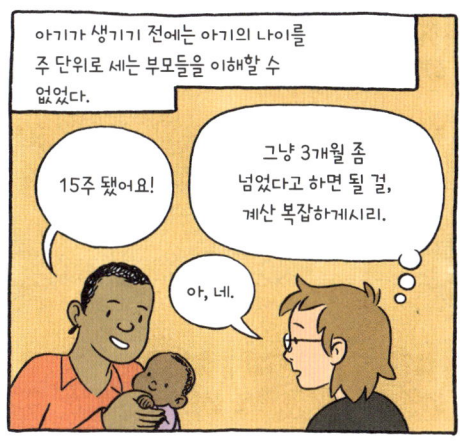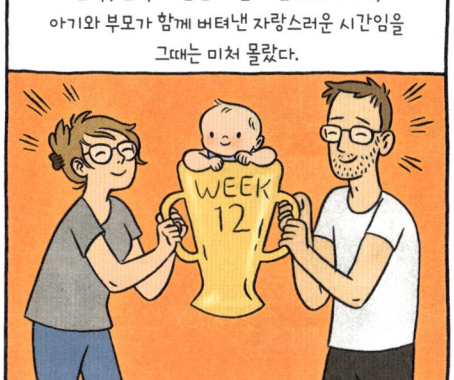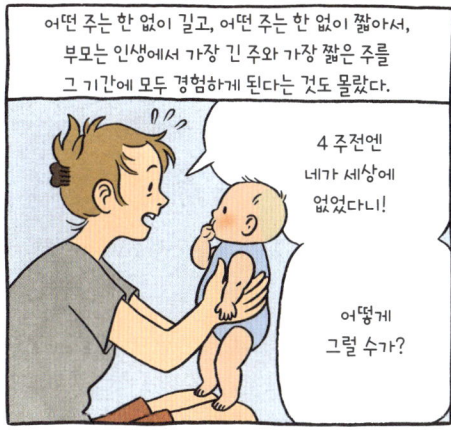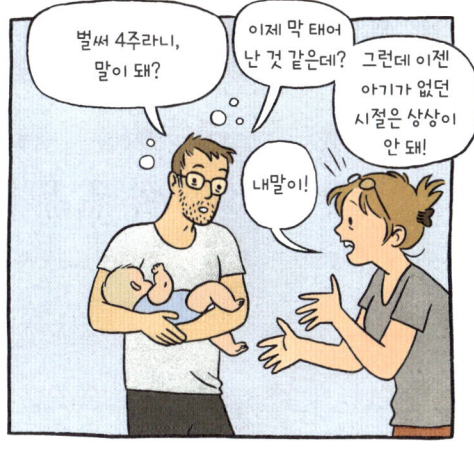

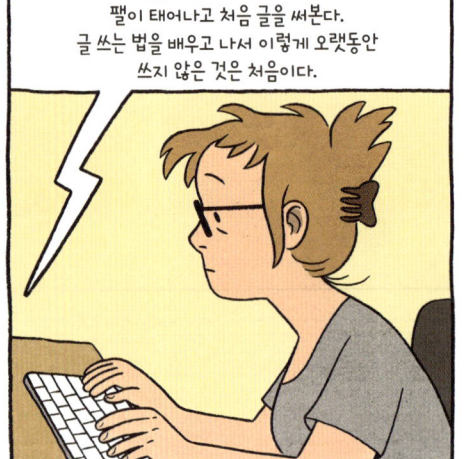
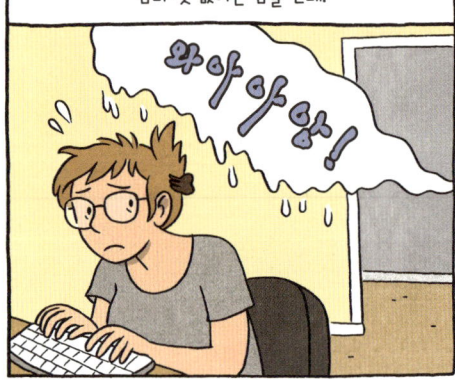
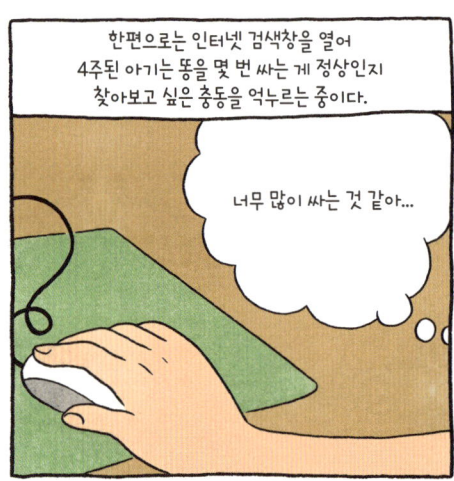
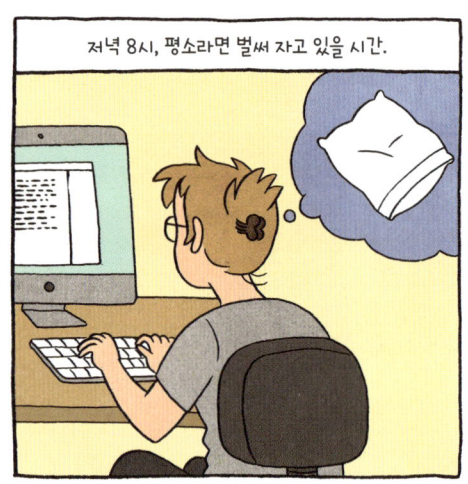
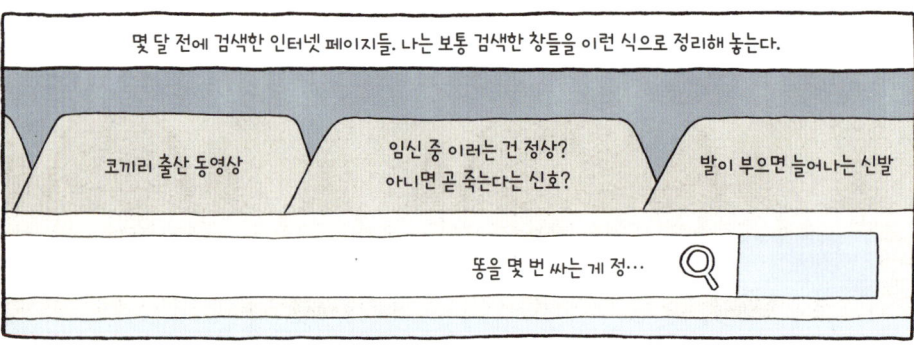

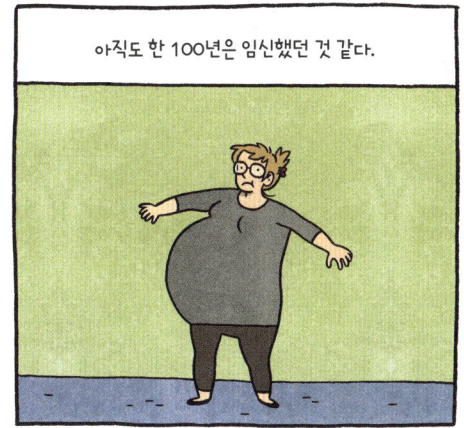
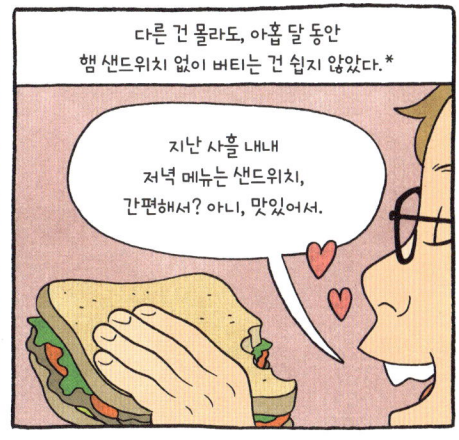
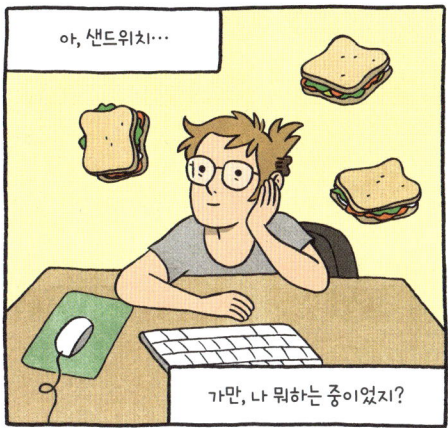
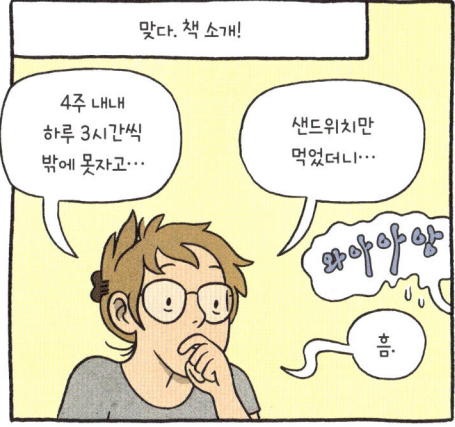
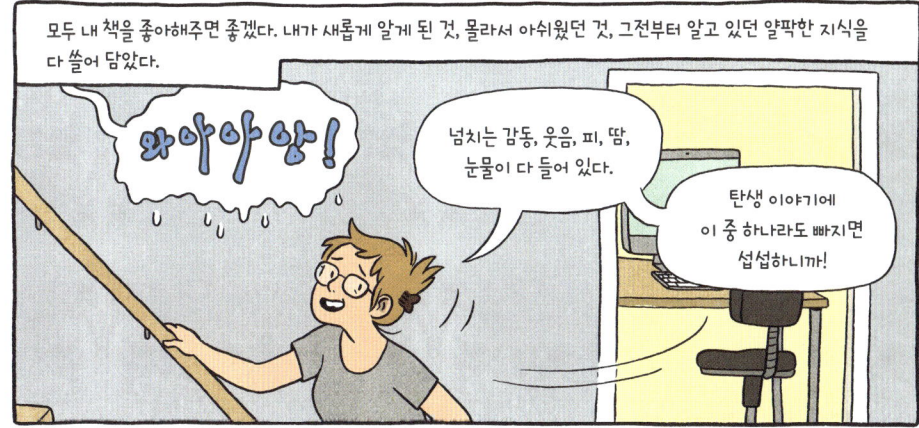

* 임신한 여성은 샌드위치에 들어가는 가공육으로부터 리스테리아 균에 감염될 위험이 있기 때문에 섭취하지 않는 것이 좋다고 한다. (리스테리아 균은 오염된 육류, 우유, 연성치즈, 채소 등을 섭취할 때 감염되며 면역기능이 건강한 성인에게는 증상을 일으키는 경우가 드물지만 임산부가 감염될 경우 균이 태반을 통과해 유산, 사산, 조산의 원인이 된다.)

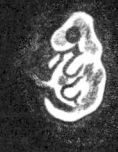

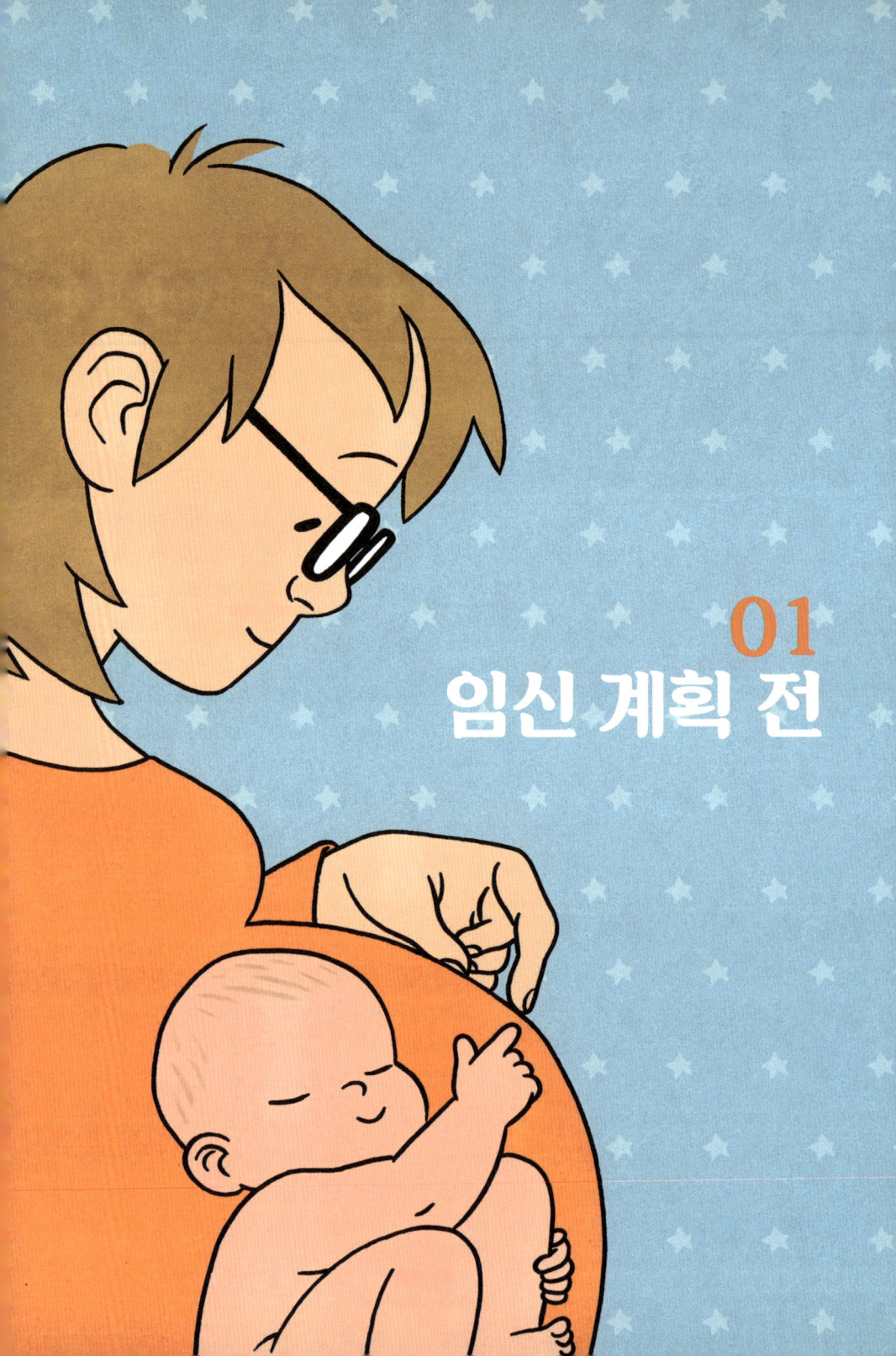

엄마 될 준비가 안됐을 때 알아두어야 할 게 있어.

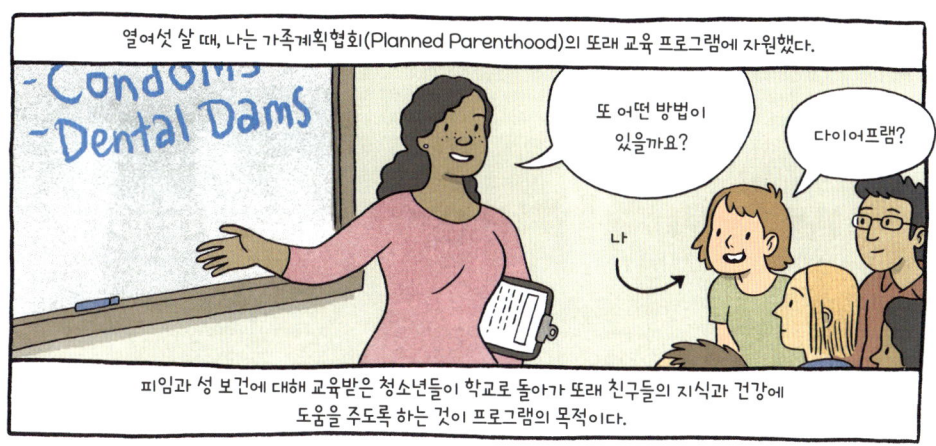

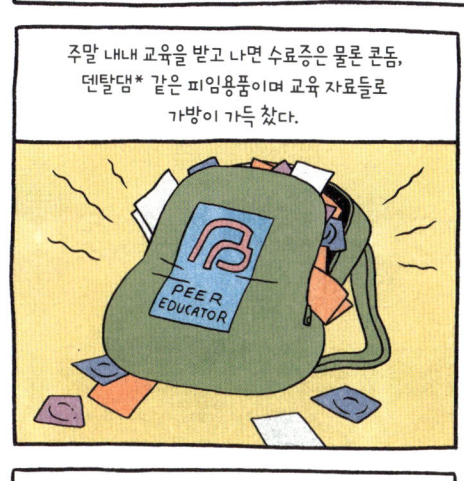

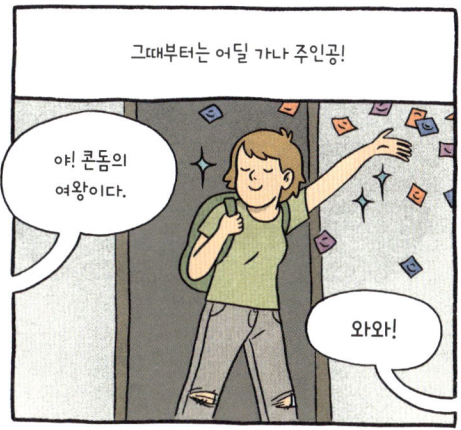

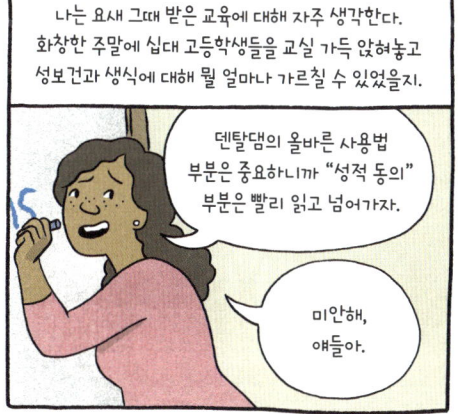

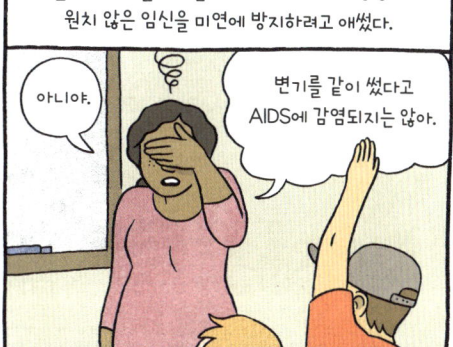

* 덴탈댐(dental dam): 구강 성행위를 통한 성병 및 세균 감염 예방을 위해 사용하는 라텍스 또는 폴리우레탄 재질의 얇은 시트.

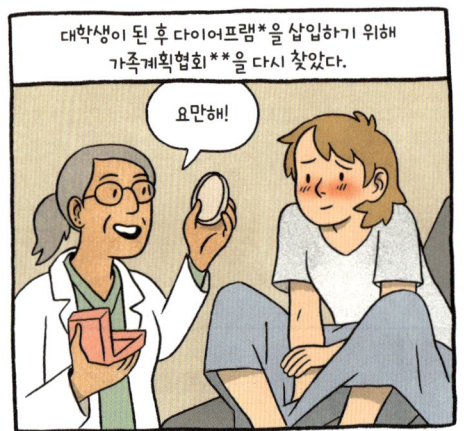
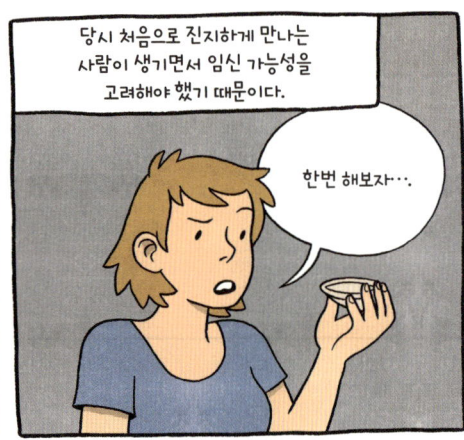
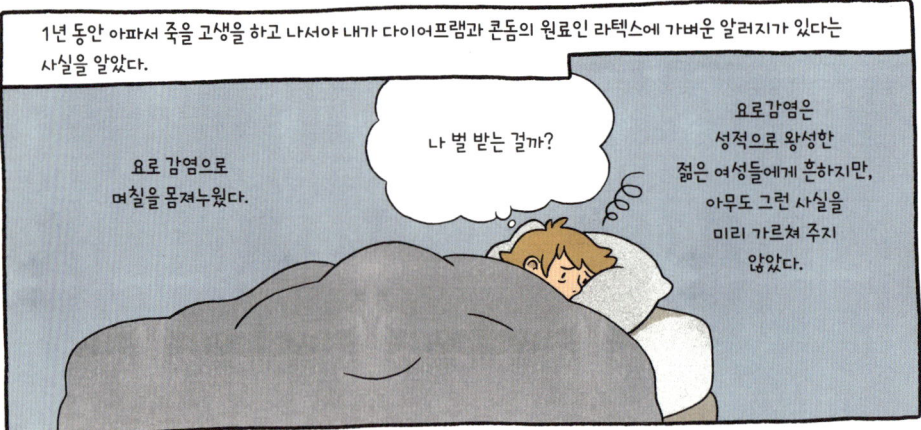
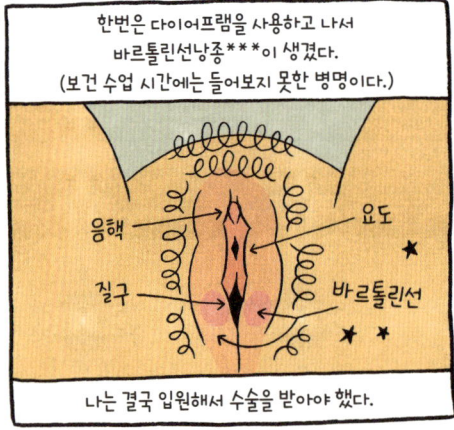
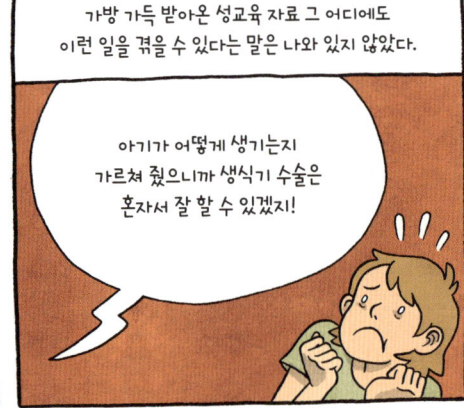

* 다이어프램(diaphragm,pessary): 자궁경부를 덮는 컵 형태의 피임도구.
** 가족계획협회(Planned Parenthood Federation of America Inc.): 1916년에 설립된 미국의 비영리 단체. 건강한 임신, 출산을 위한 의료 서비스, 성교육, 정보를 제공한다.
*** 바르톨린선낭종/바르톨린선염: 외상, 감염, 점액 등으로 인해 소음순 주변의 분비샘인 바르톨린선이 막혀서 생기는 물혹

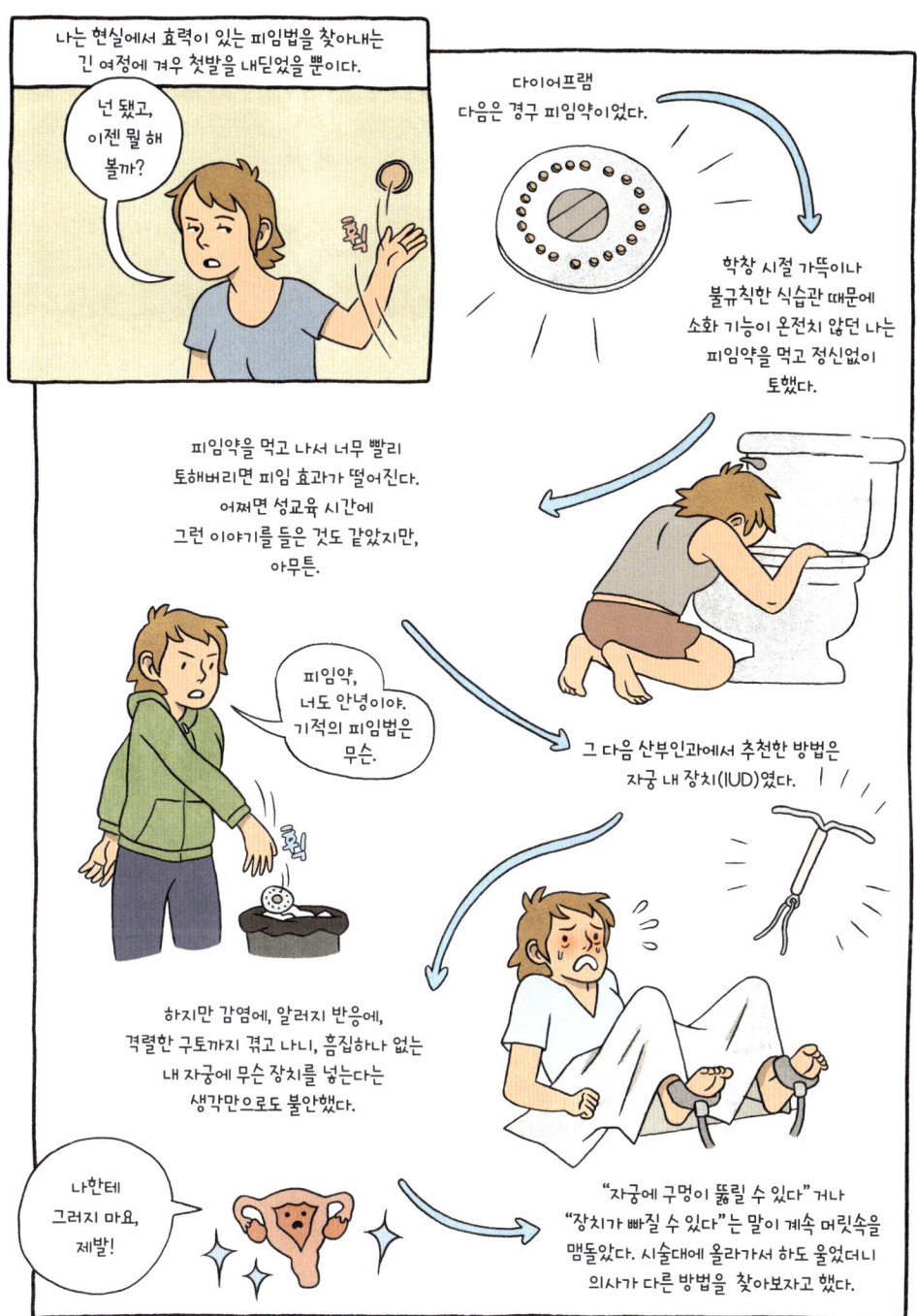

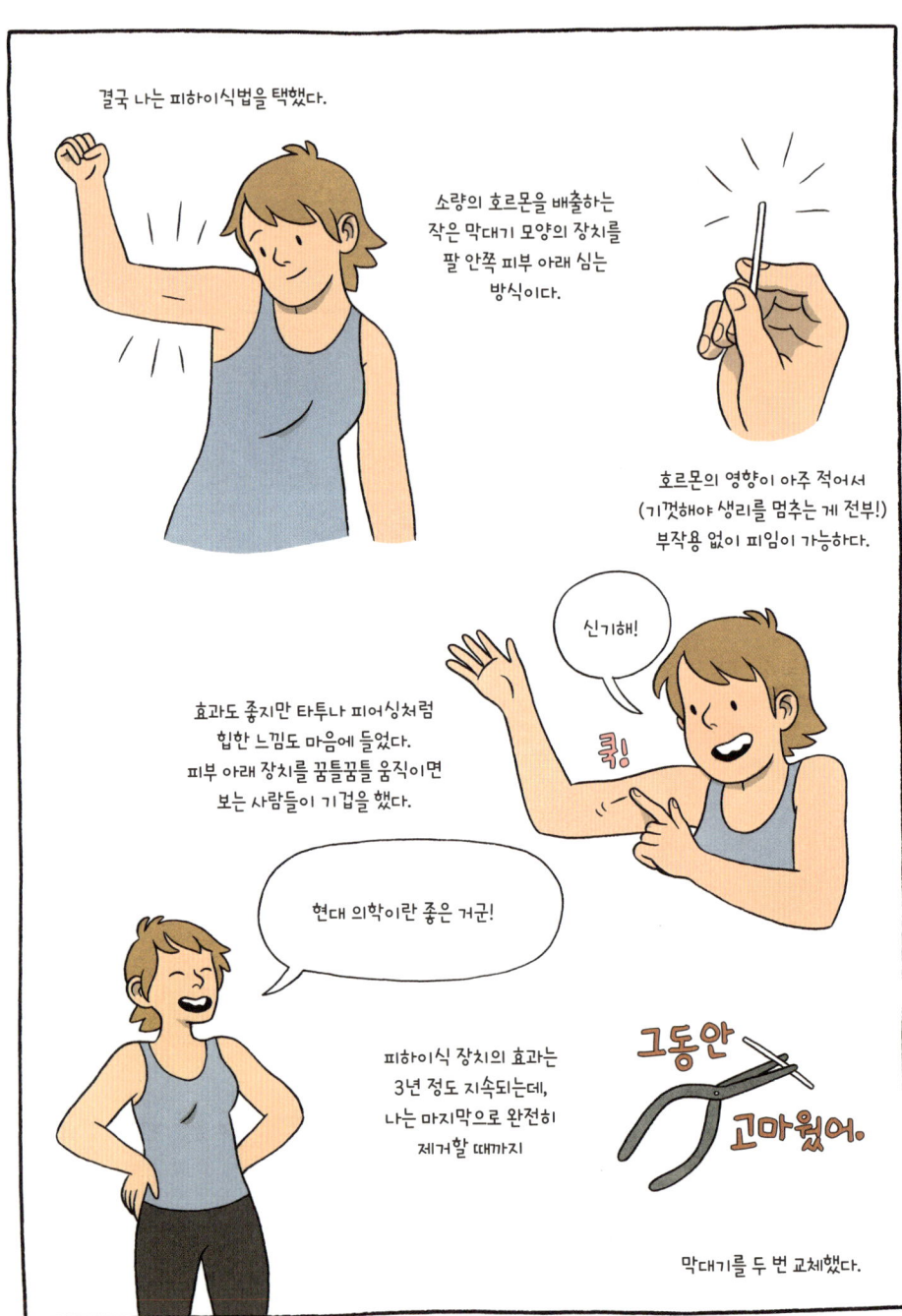

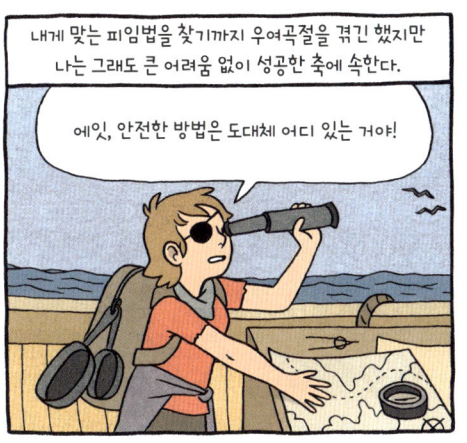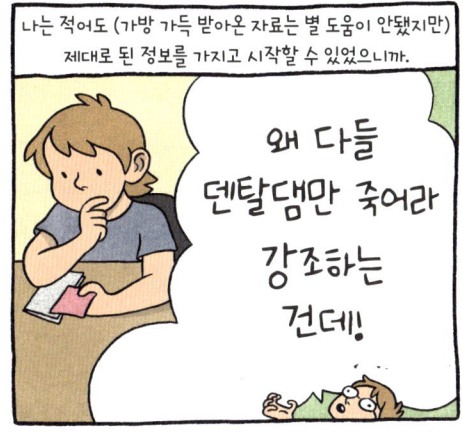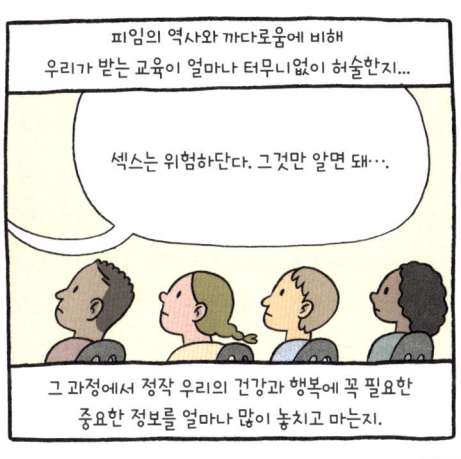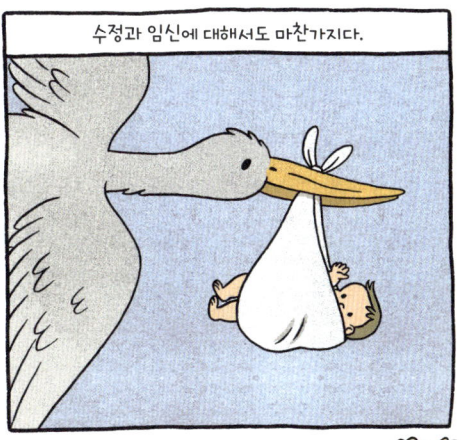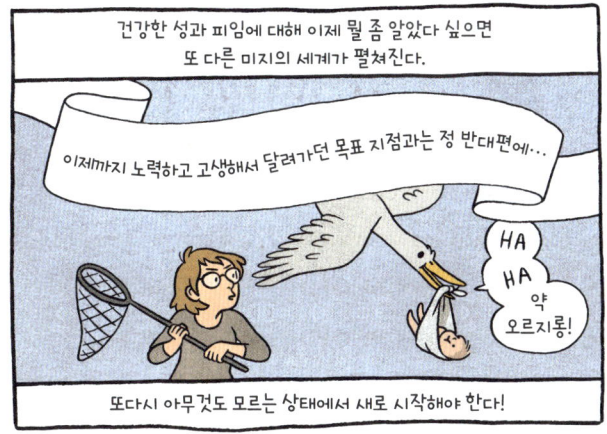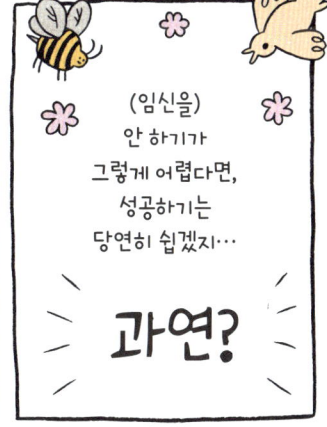

널 위해
공부한 시간

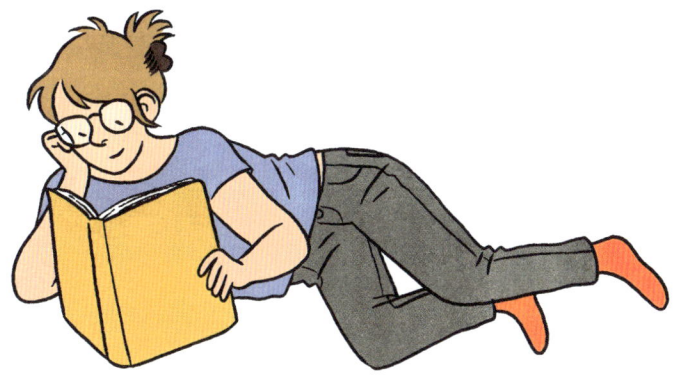

넌 몸을 어떻게 돌볼지 배웠으면 좋겠어.

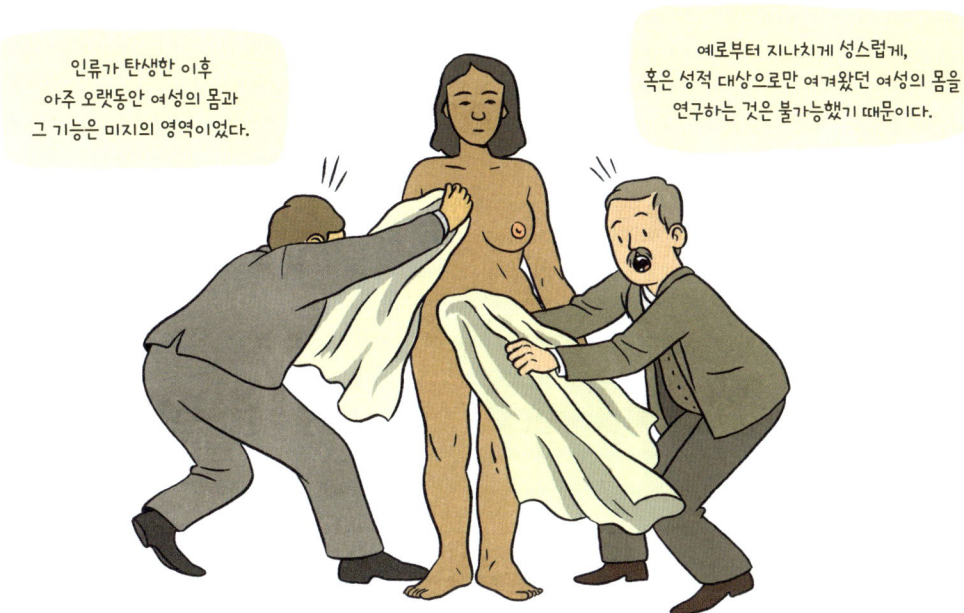

인류가 탄생한 이후 아주 오랫동안 여성의 몸과 그 기능은 미지의 영역이었다.

예로부터 지나치게 성스럽게, 혹은 성적 대상으로만 여겨왔던 여성의 몸을 연구하는 것은 불가능했기 때문이다.

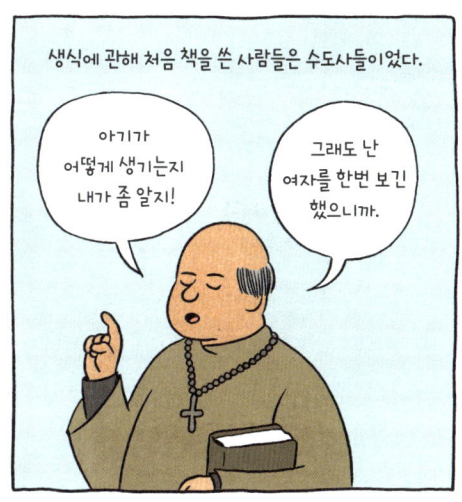

생식에 관해 처음 책을 쓴 사람들은 수도사들이었다.

아기가 어떻게 생기는지 내가 좀 알지!

그래도 난 여자를 한번 보긴 했으니까.

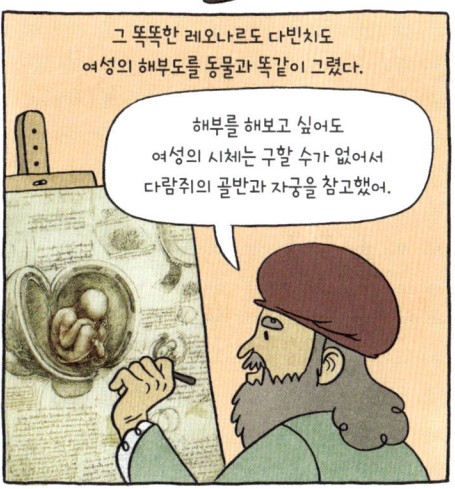

그 똑똑한 레오나르도 다빈치도 여성의 해부도를 동물과 똑같이 그렸다.

해부를 해보고 싶어도 여성의 시체는 구할 수가 없어서 다람쥐의 골반과 자궁을 참고했어.

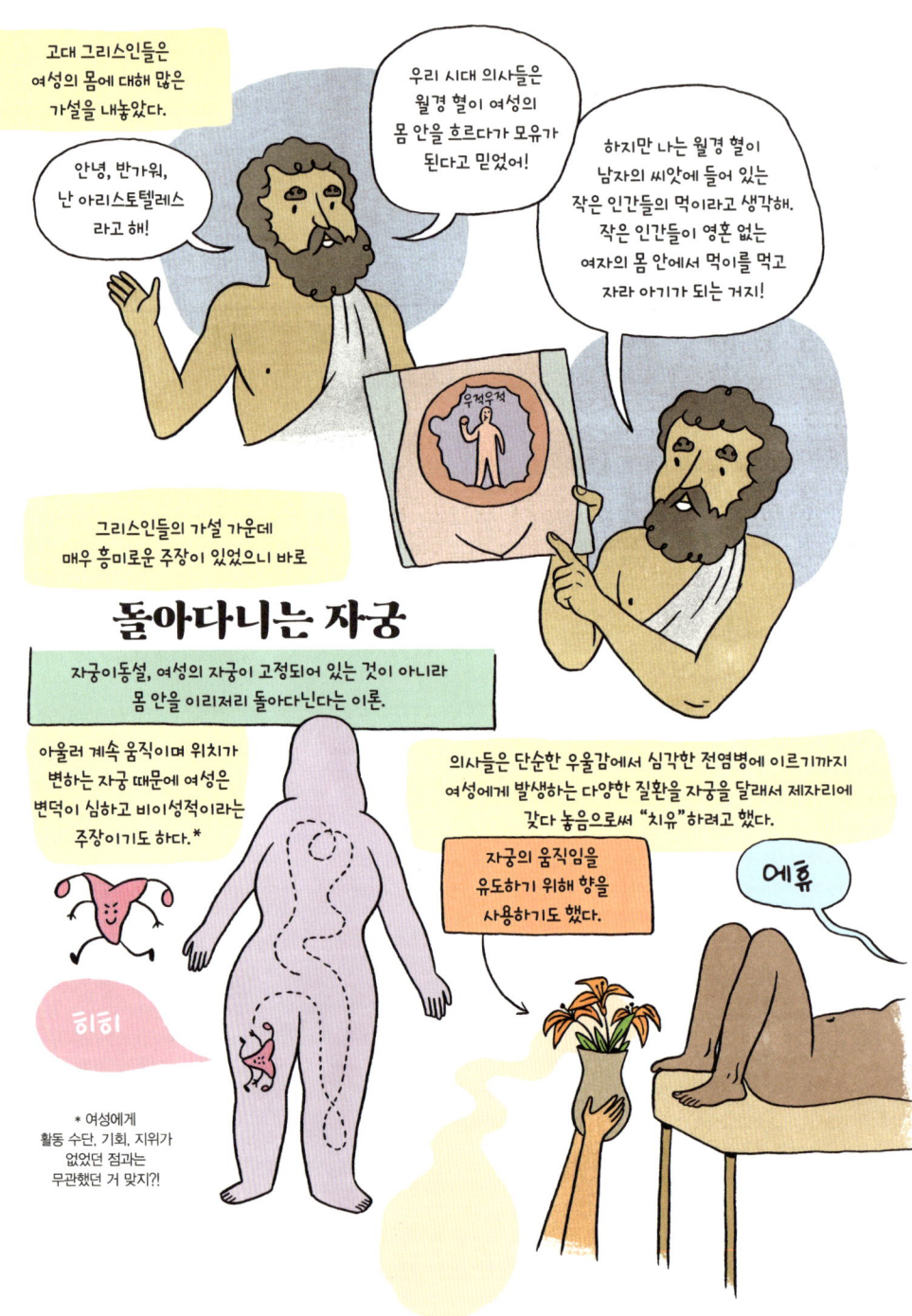

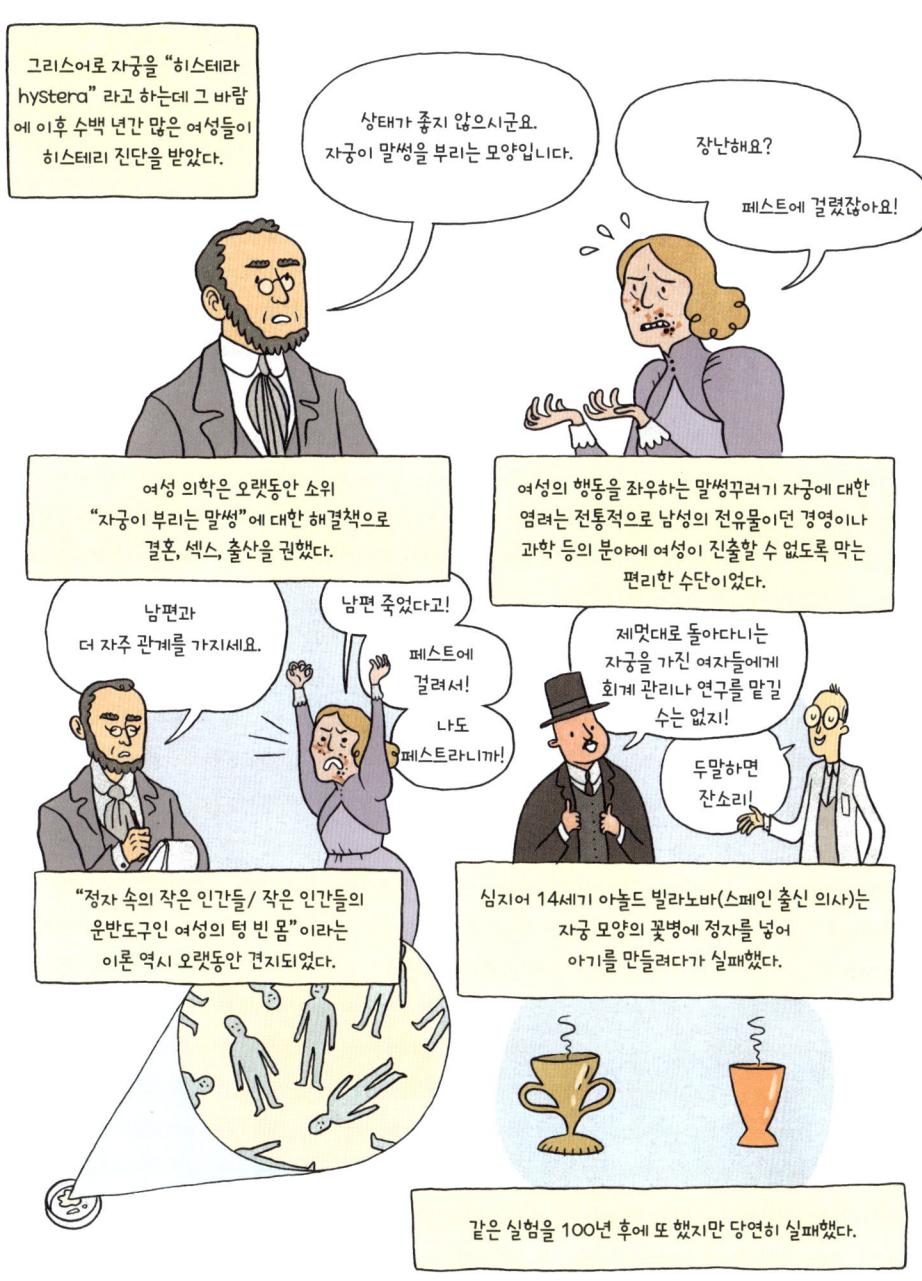

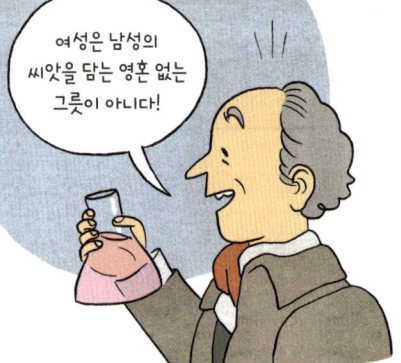
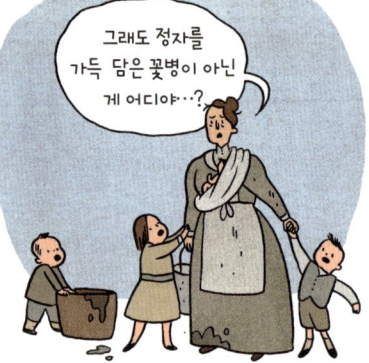
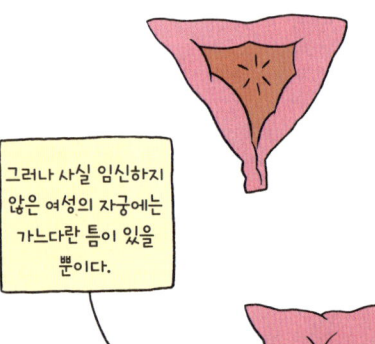
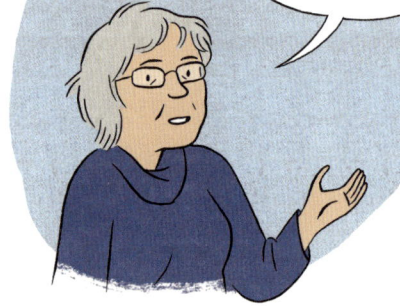

여성의 몸은 수백 년간 여성에게 불리하게 이용되었다. 여성의 처녀성이라는 개념을 예로 들어보자.

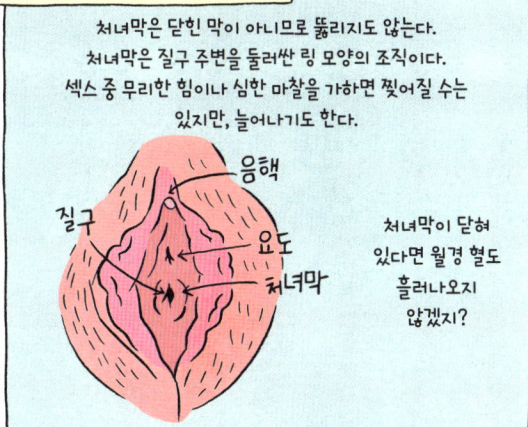

처녀막은 닫힌 막이 아니므로 뚫리지도 않는다. 처녀막은 질구 주변을 둘러싼 링 모양의 조직이다. 섹스 중 무리한 힘이나 심한 마찰을 가하면 찢어질 수는 있지만, 늘어나기도 한다.

음핵
질구
요도
처녀막

처녀막이 닫혀 있다면 월경 혈도 흘러나오지 않겠지?

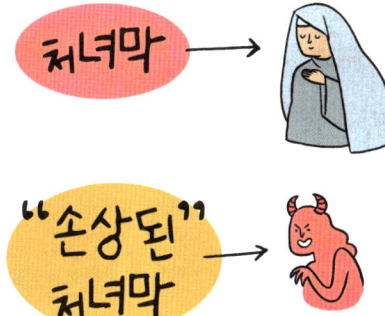

처녀막

"손상된" 처녀막

"의학적"으로 "처녀성"을 입증할 수 있다는 것은 오해다. 하지만 많은 여성들이 여성 생식기관에 대한 잘못된 지식으로 인해 비난과 따돌림을 당하고 심지어 목숨을 잃기도 했다.

올바른 지식을 향한 노력이 언제나 옳은 것은 아니다.

제임스 매리언 심스:

"산부인과학의 아버지"

(질경*을 발명했다는 이유로)

산부인과학의 아버지로 불리지만, 사실 극악무도한 악마였다.

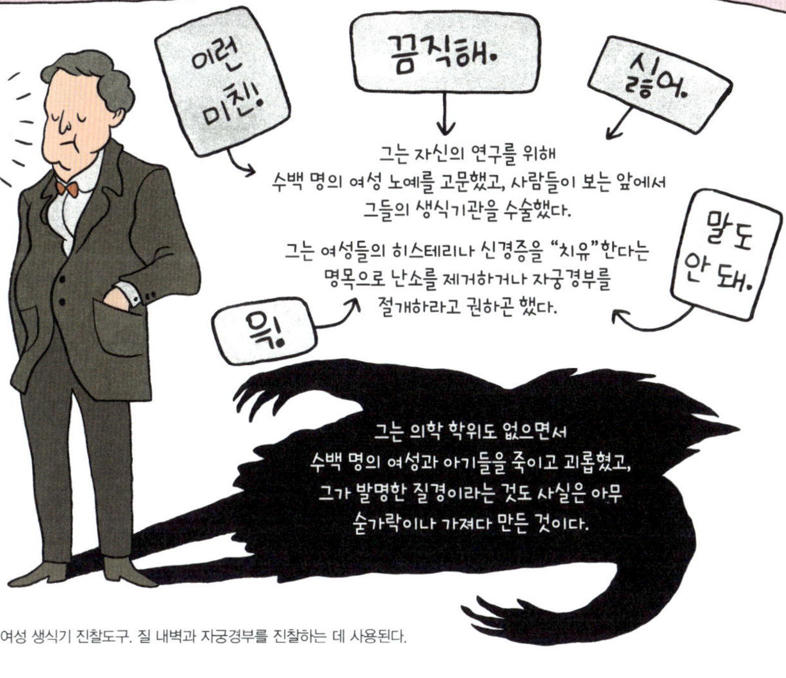

이런 미친!

끔찍해.

싫어.

그는 자신의 연구를 위해 수백 명의 여성 노예를 고문했고, 사람들이 보는 앞에서 그들의 생식기관을 수술했다.

그는 여성들의 히스테리나 신경증을 "치유"한다는 명목으로 난소를 제거하거나 자궁경부를 절개하라고 권하곤 했다.

말도 안 돼.

윽!

그는 의학 학위도 없으면서 수백 명의 여성과 아기들을 죽이고 괴롭혔고, 그가 발명한 질경이라는 것도 사실은 아무 숟가락이나 가져다 만든 것이다.

* 질경(vaginal speculum): 여성 생식기 진찰도구. 질 내벽과 자궁경부를 진찰하는 데 사용된다.

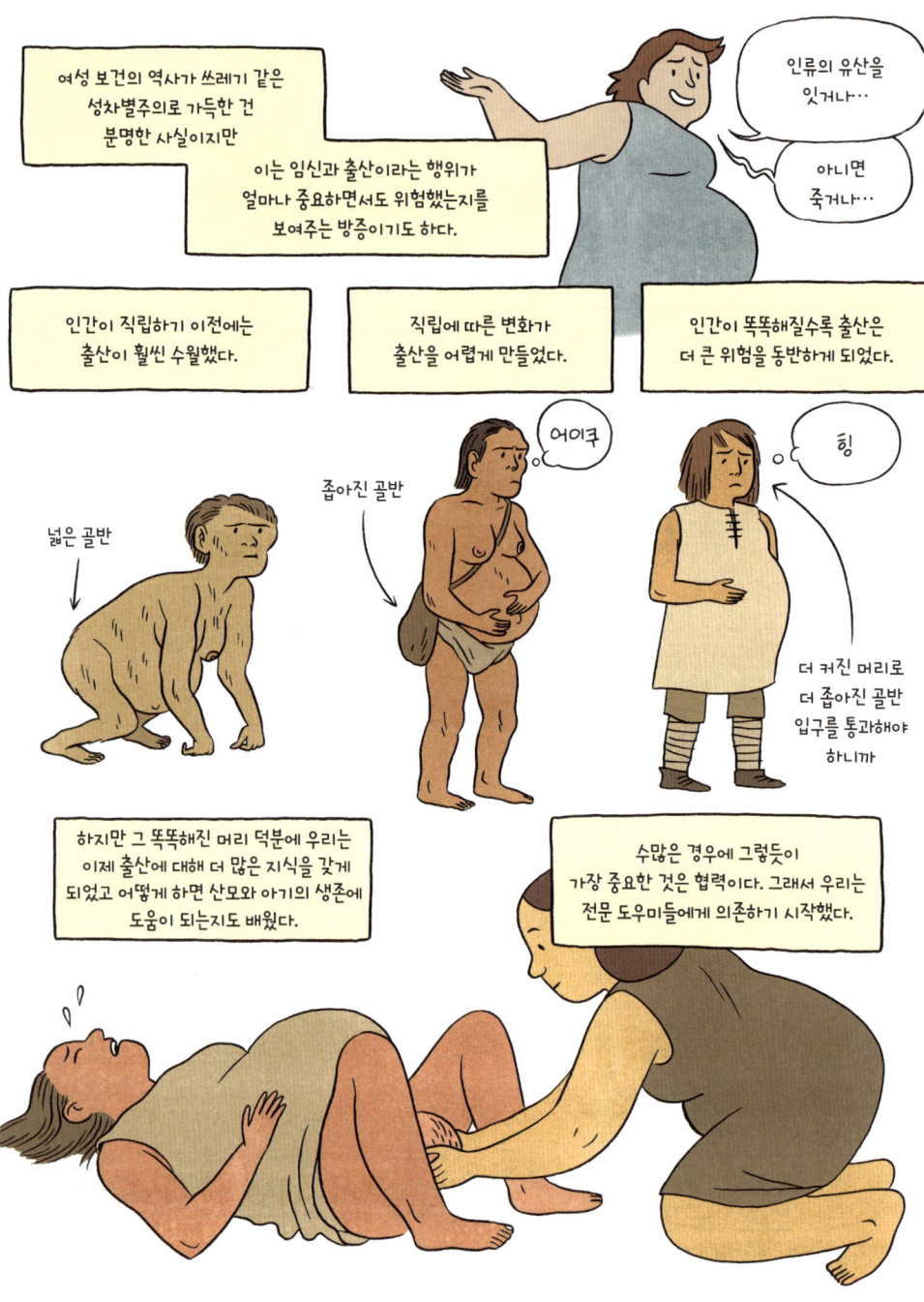

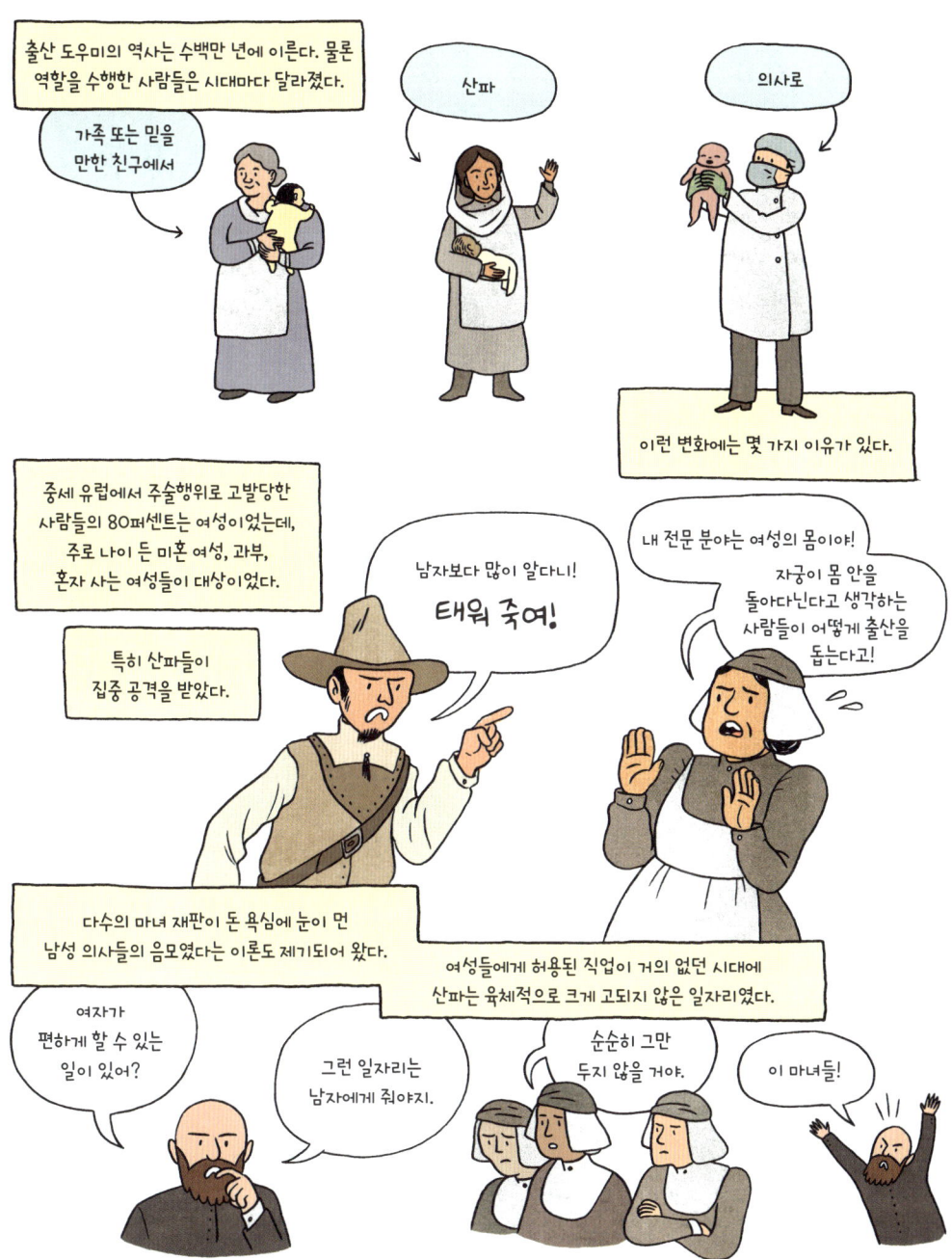

이 모든 사실들에는 공통점이 있다.

바로 성교육, 역사, 과학수업 시간에는 한 번도 들어 본 적 없는 이야기라는 점.

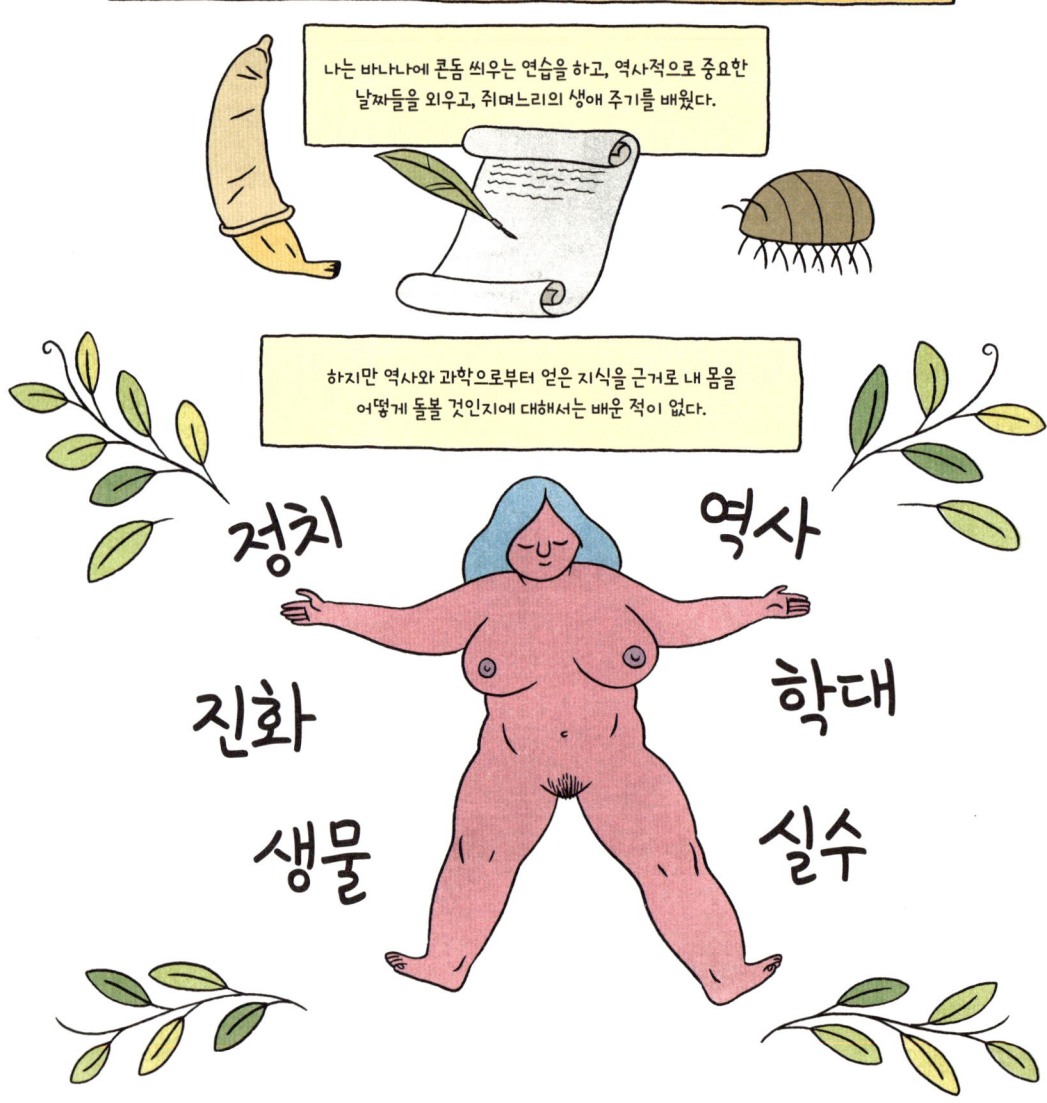

나는 바나나에 콘돔 씌우는 연습을 하고, 역사적으로 중요한 날짜들을 외우고, 쥐며느리의 생애 주기를 배웠다.

하지만 역사와 과학으로부터 얻은 지식을 근거로 내 몸을 어떻게 돌볼 것인지에 대해서는 배운 적이 없다.

정치　　역사
진화　　학대
생물　　실수

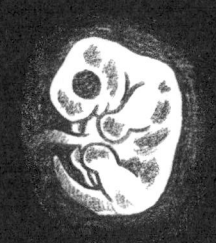

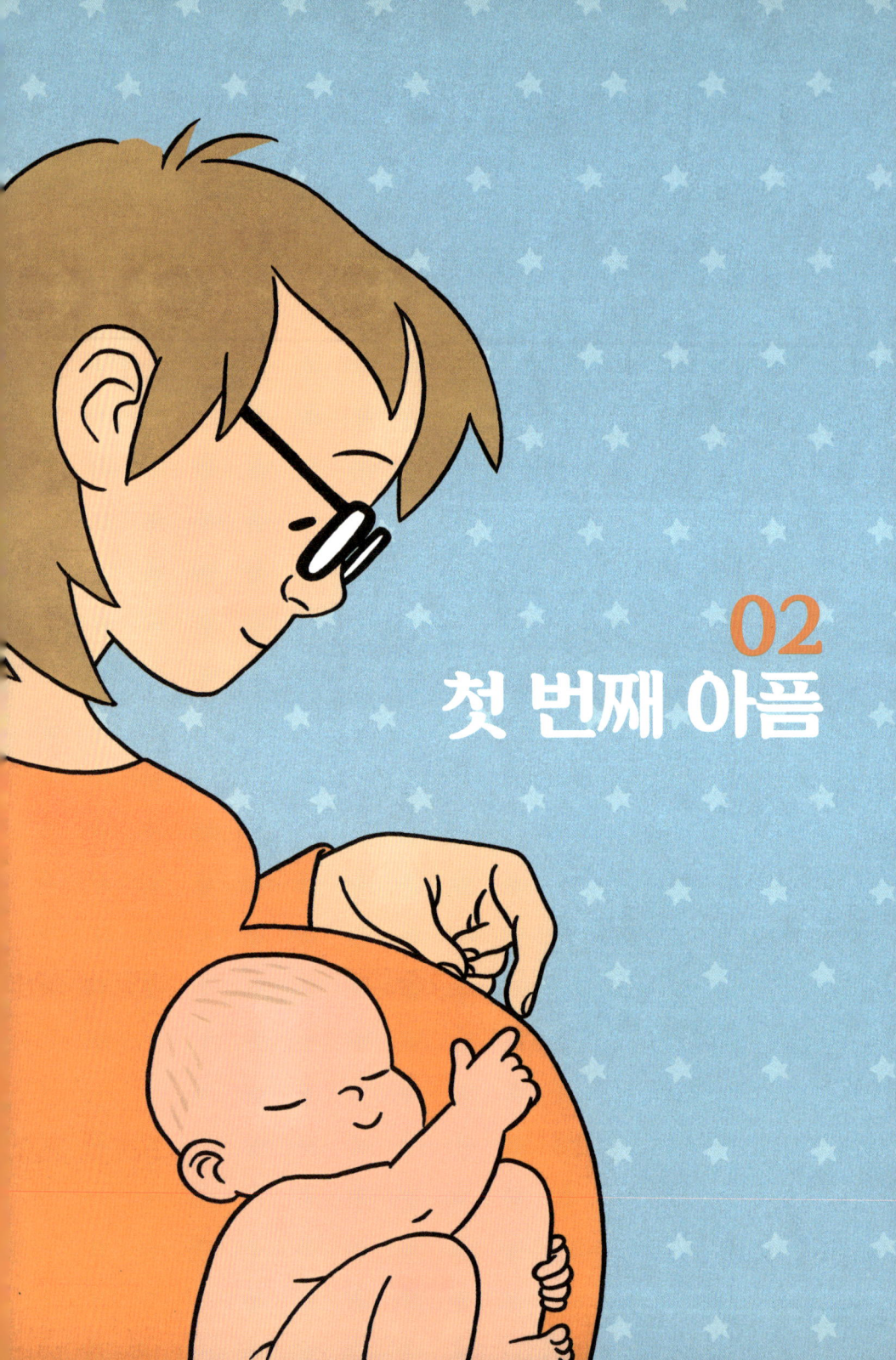

내 몸에 대해 너무 몰랐어,

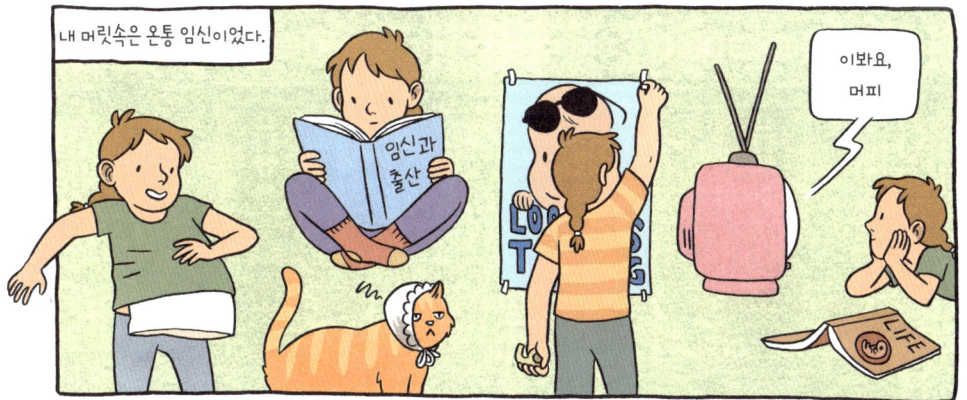

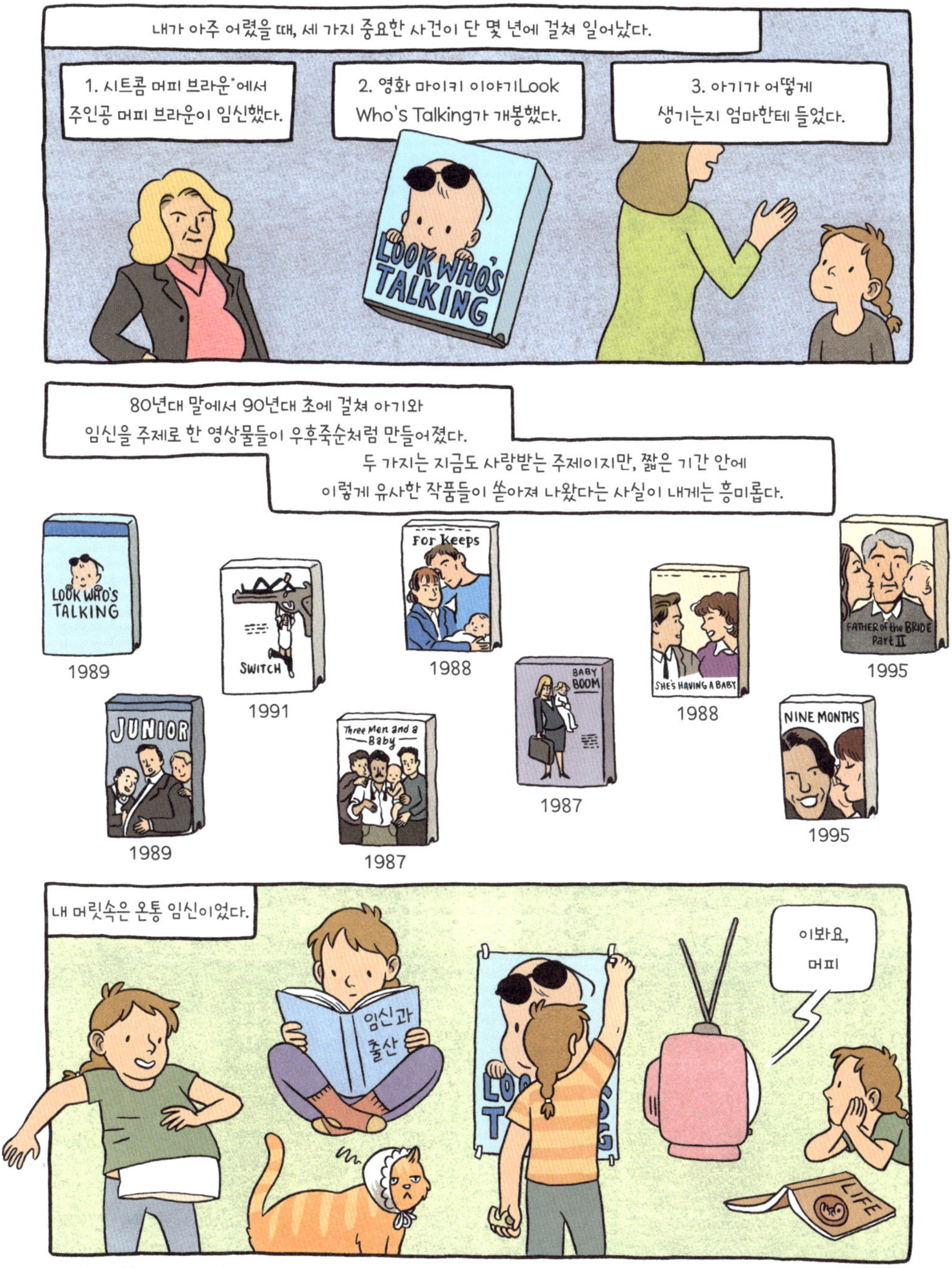

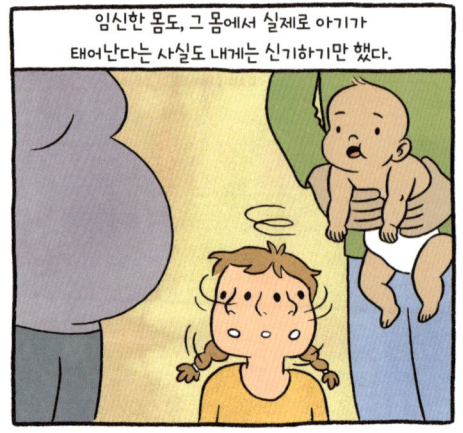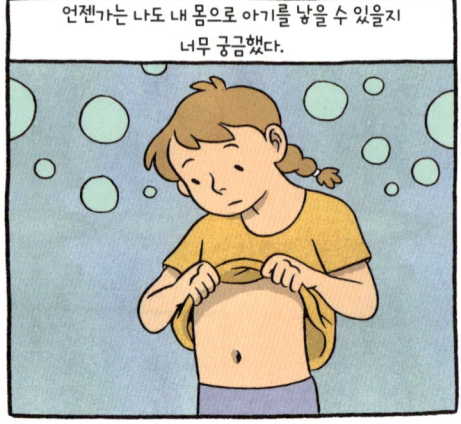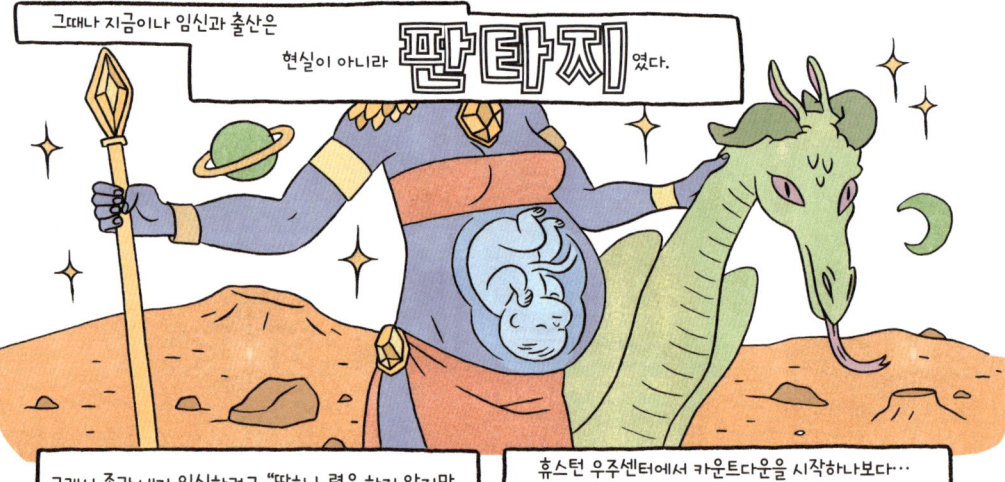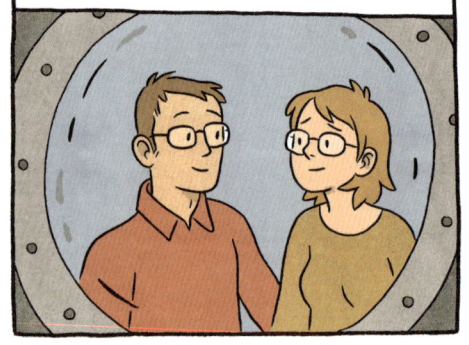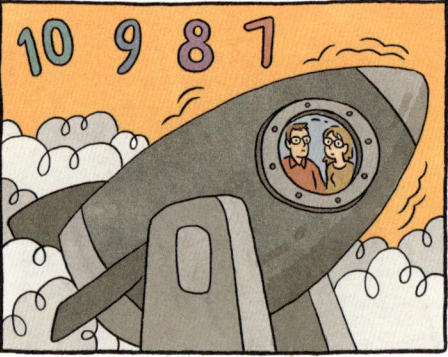

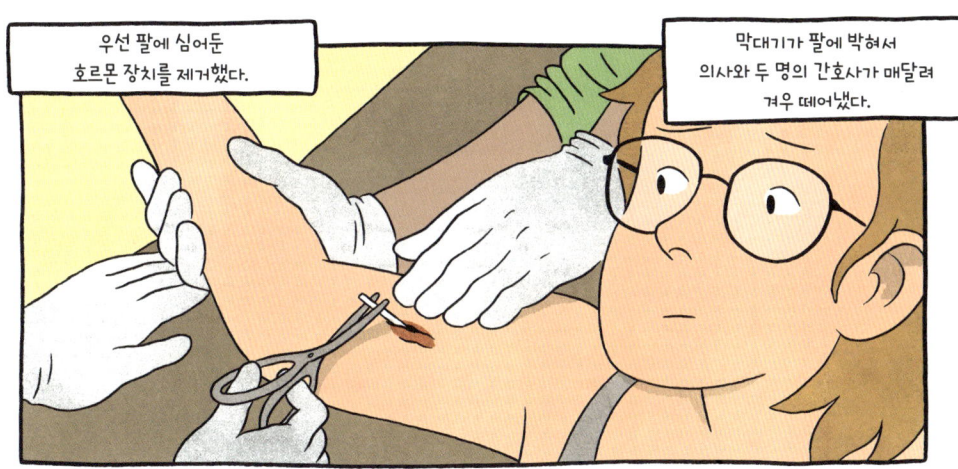

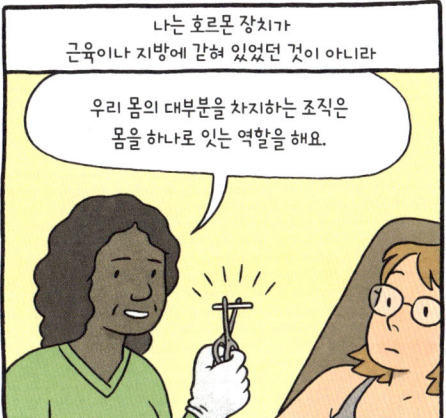

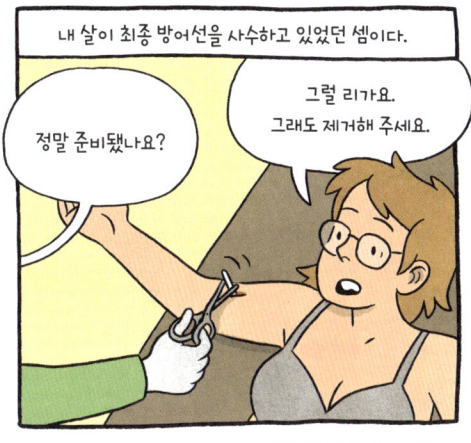

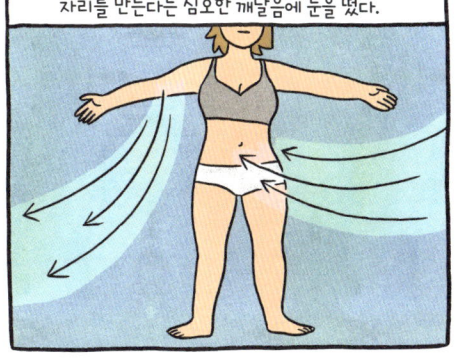

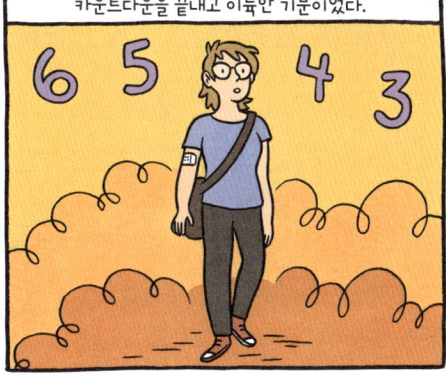

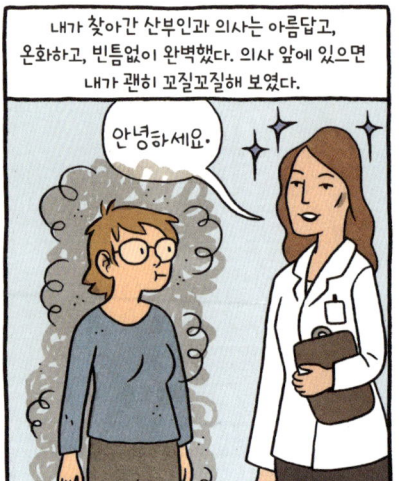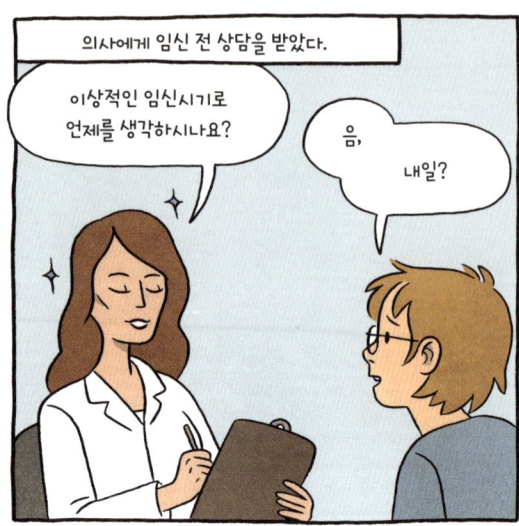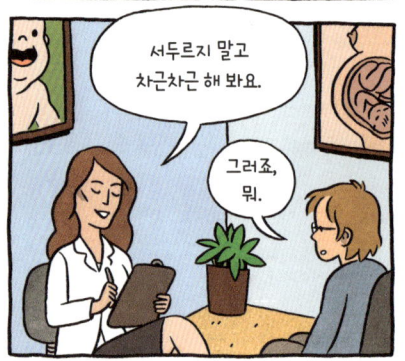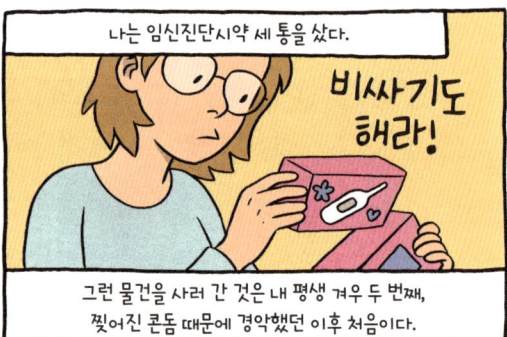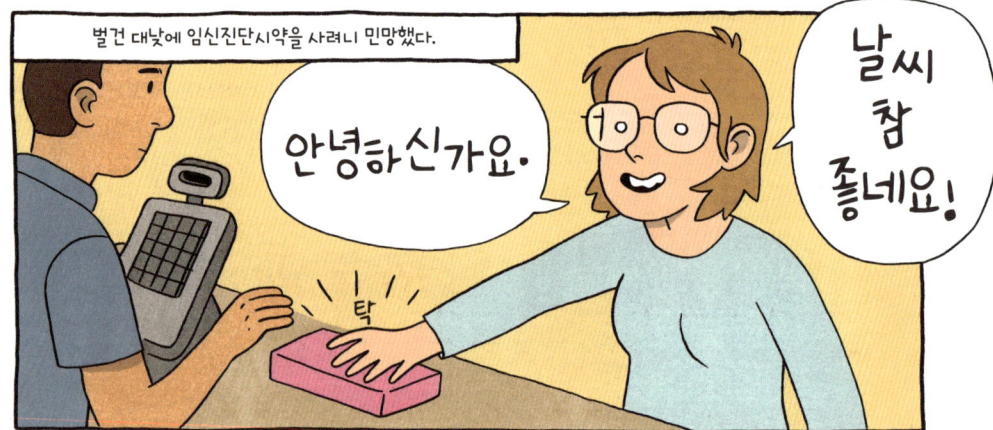

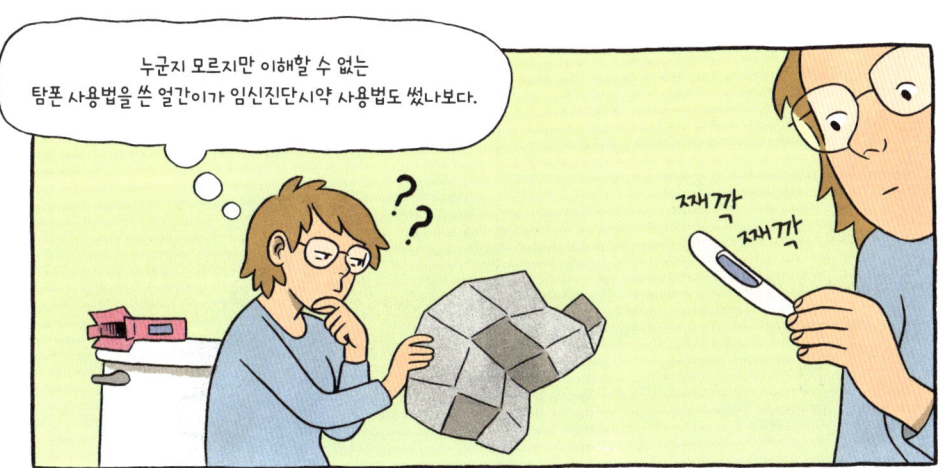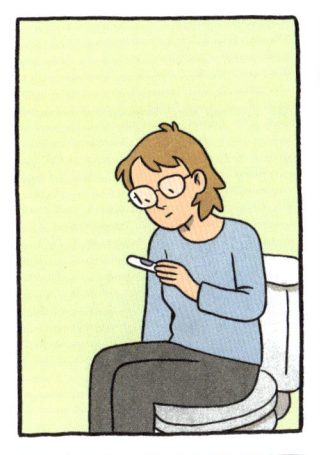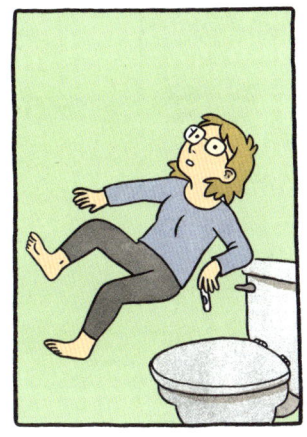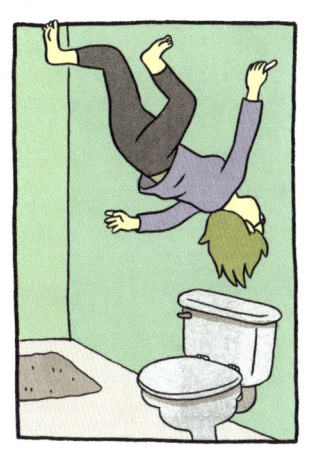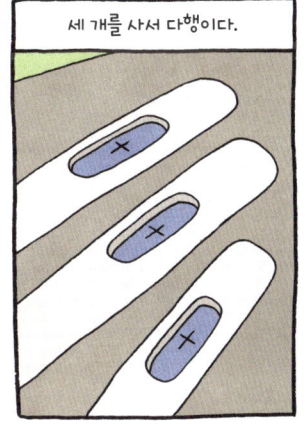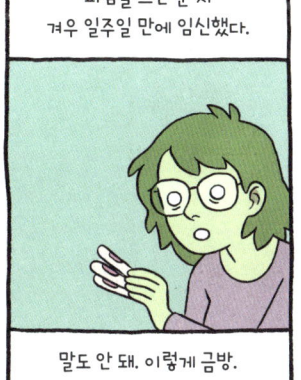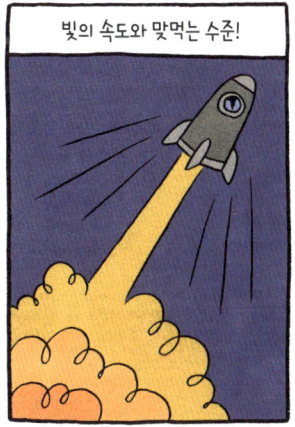

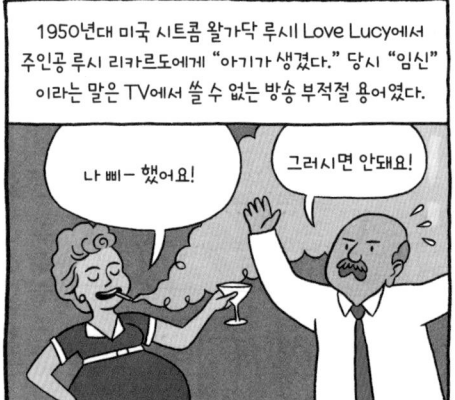

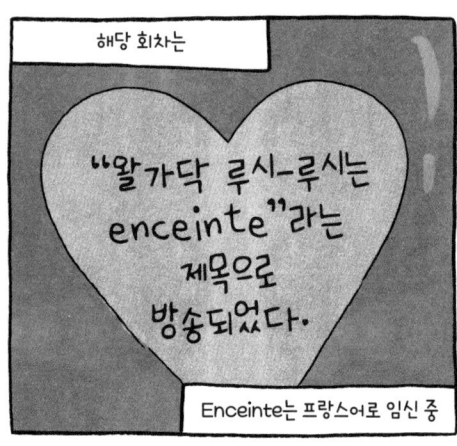

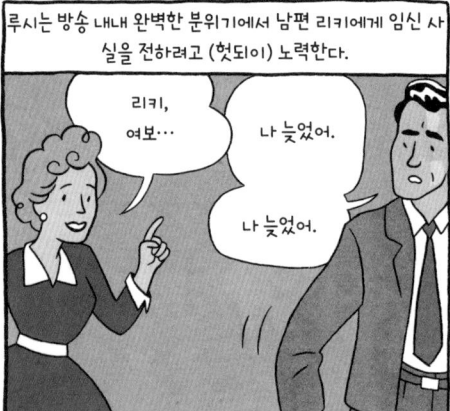

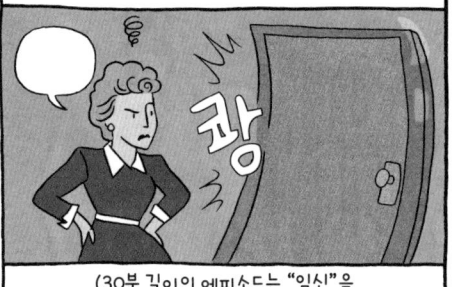

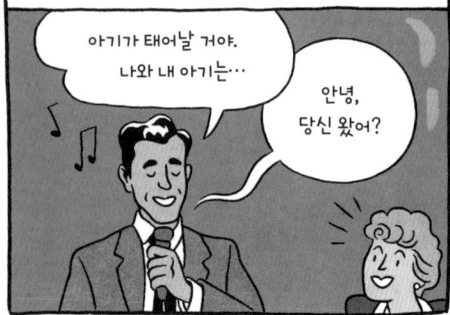

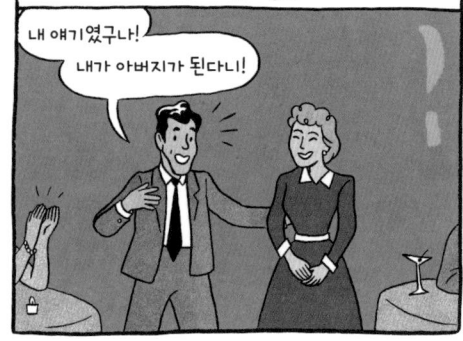

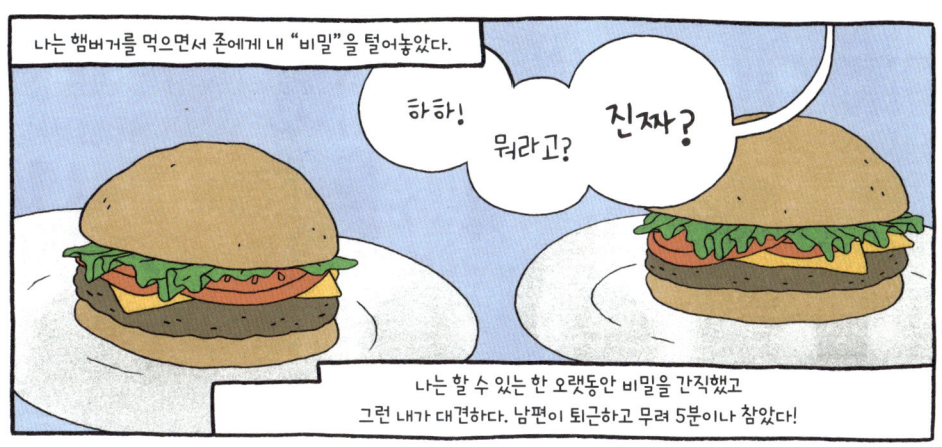
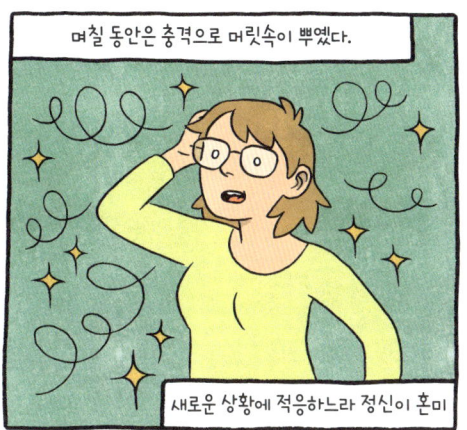
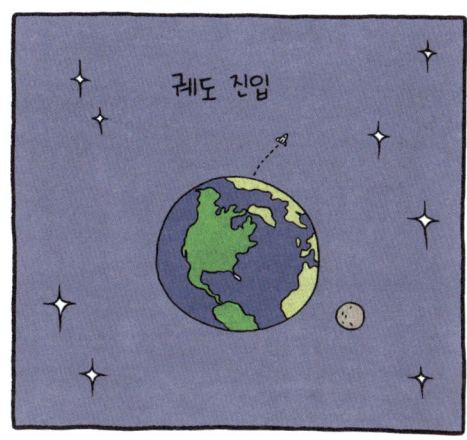
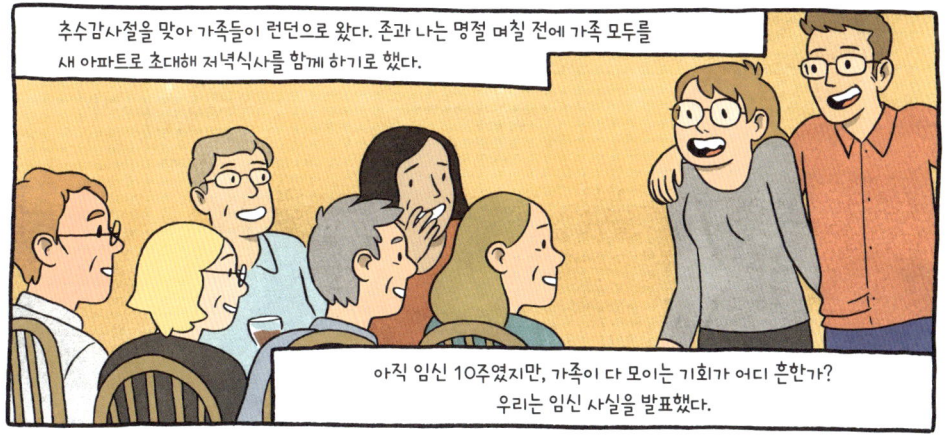

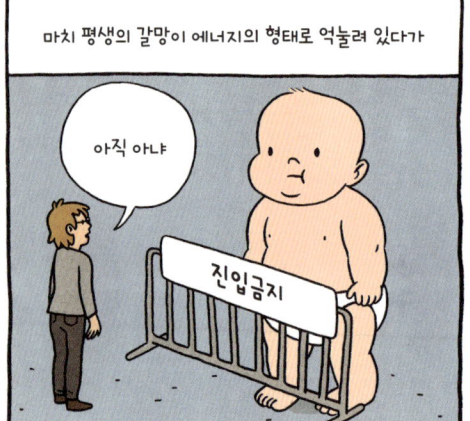
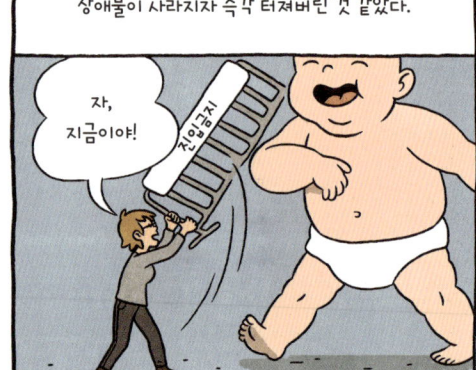
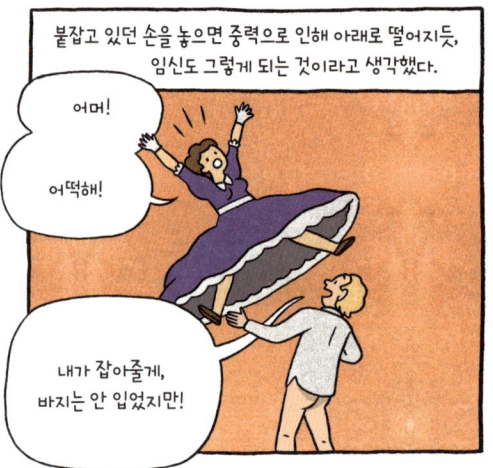
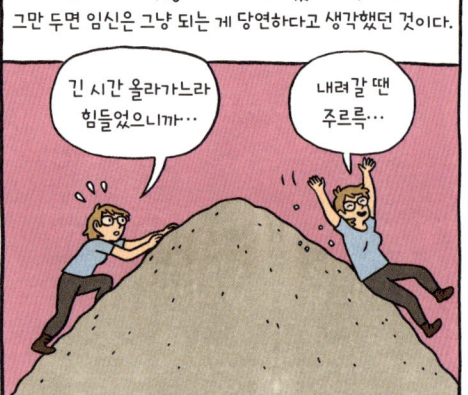
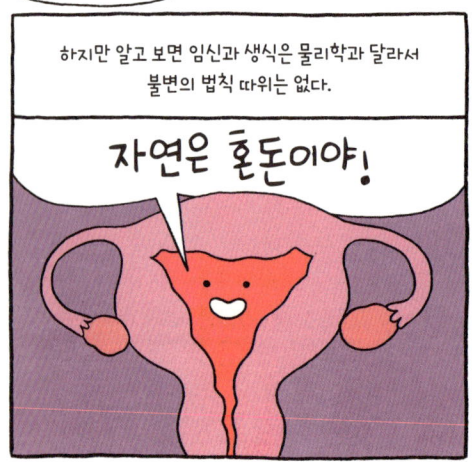
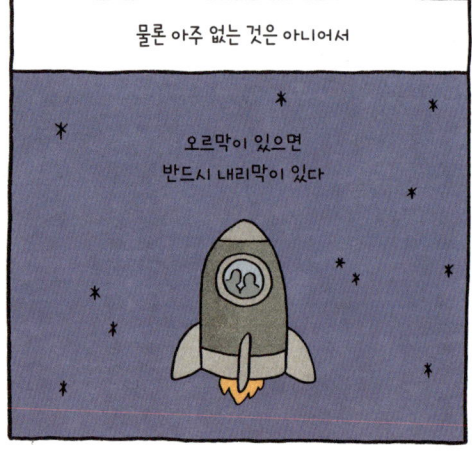

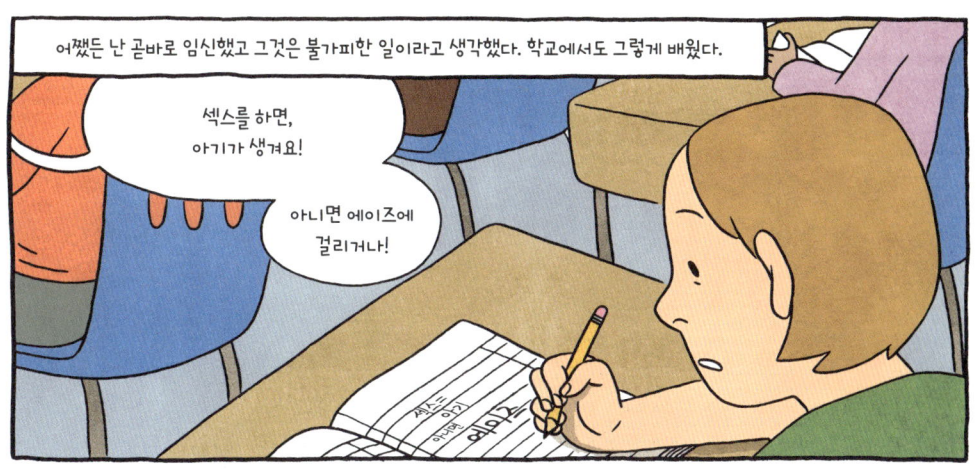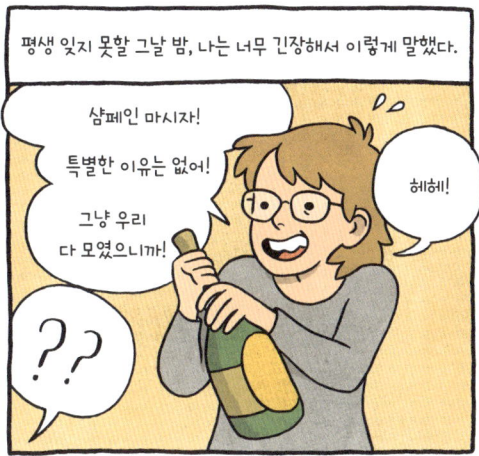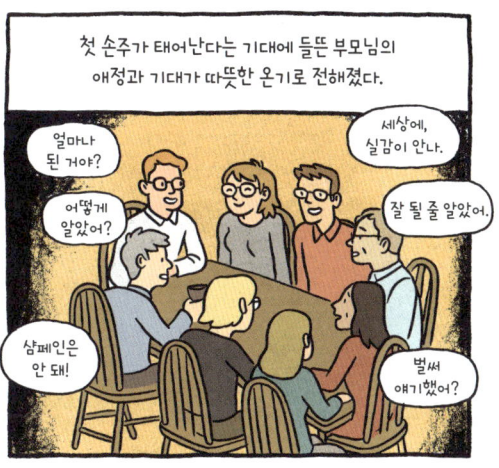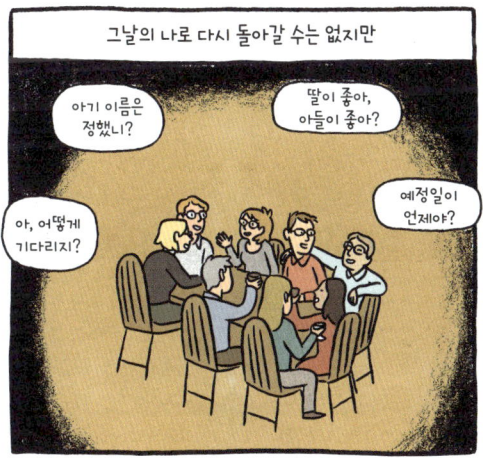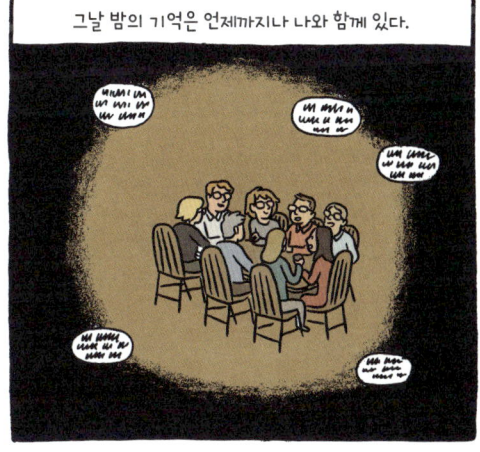

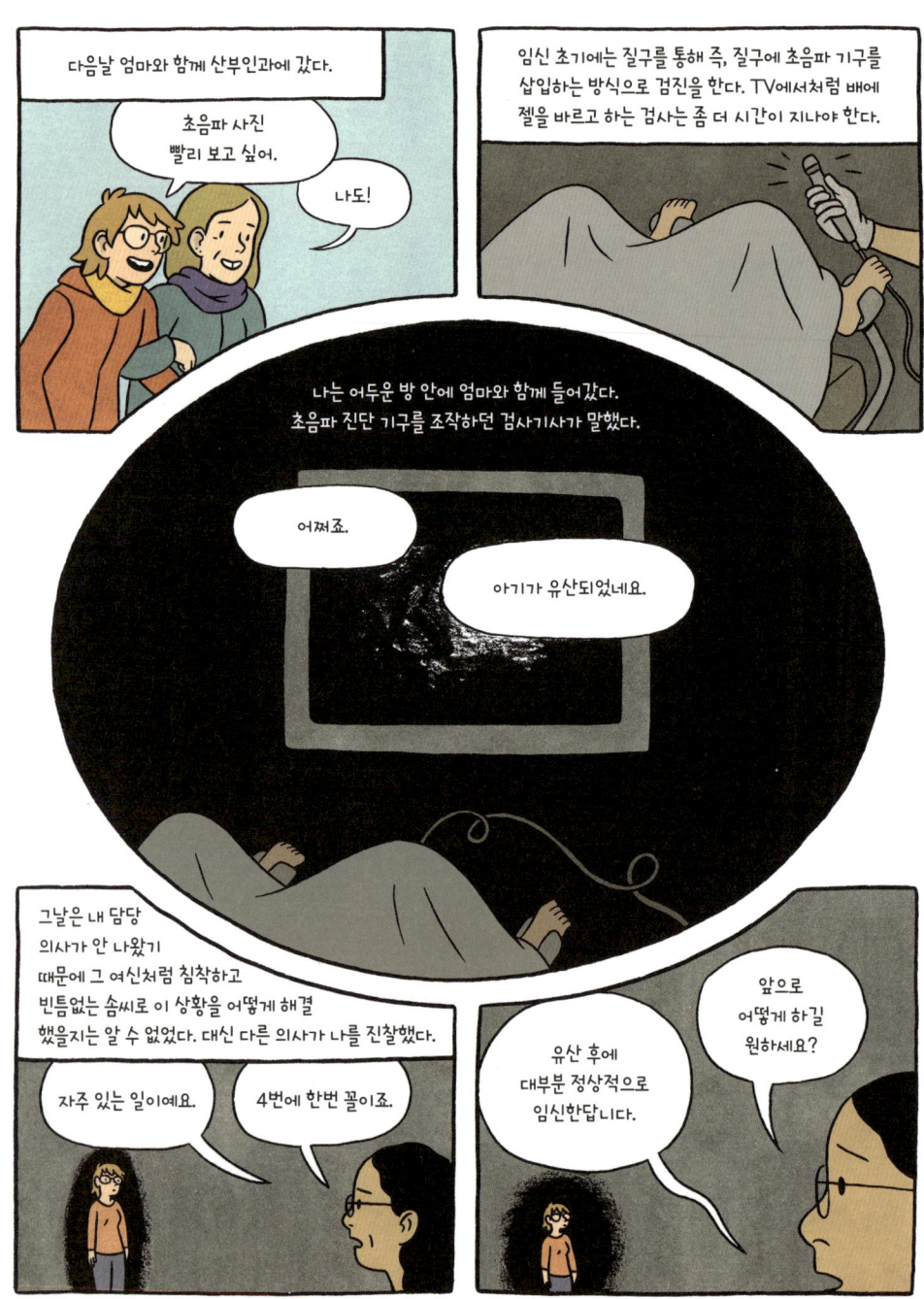

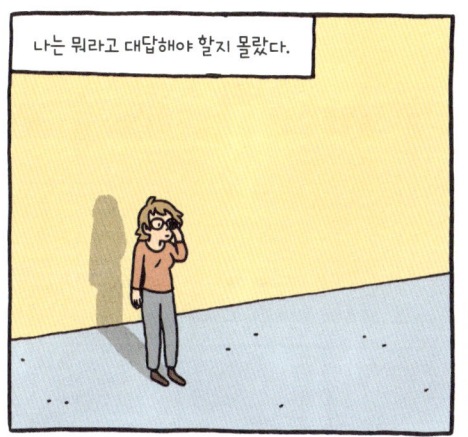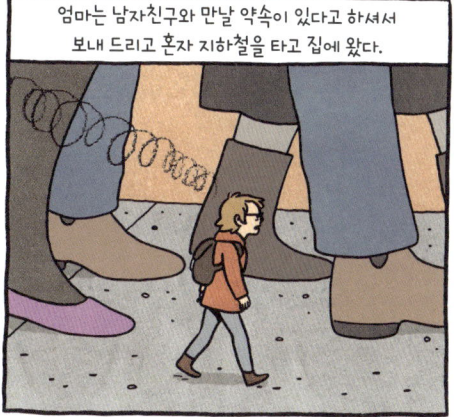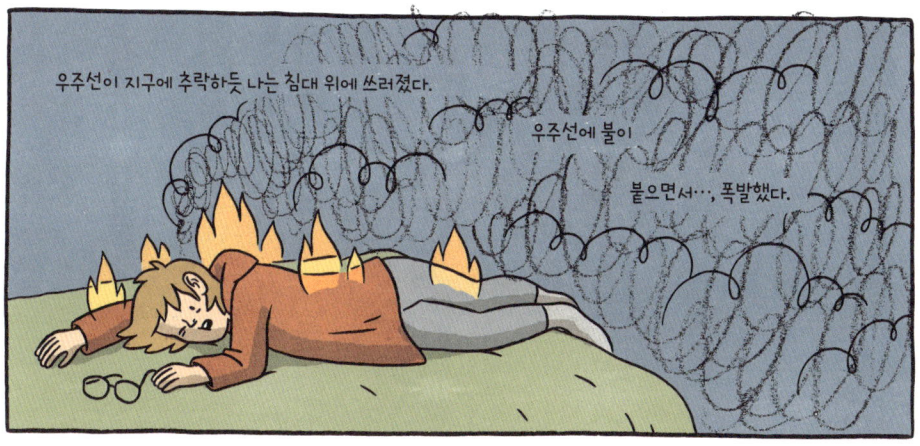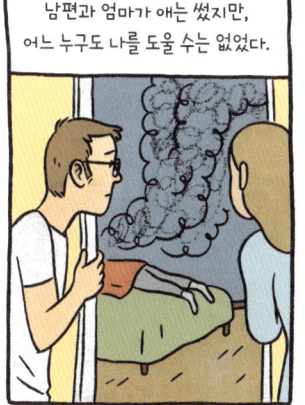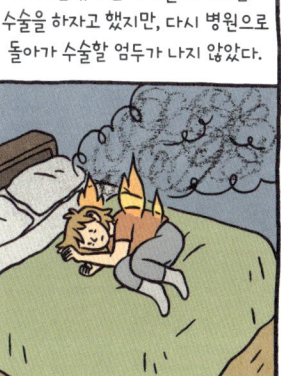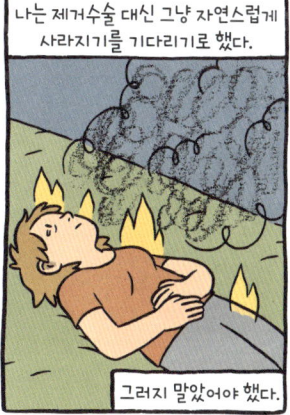

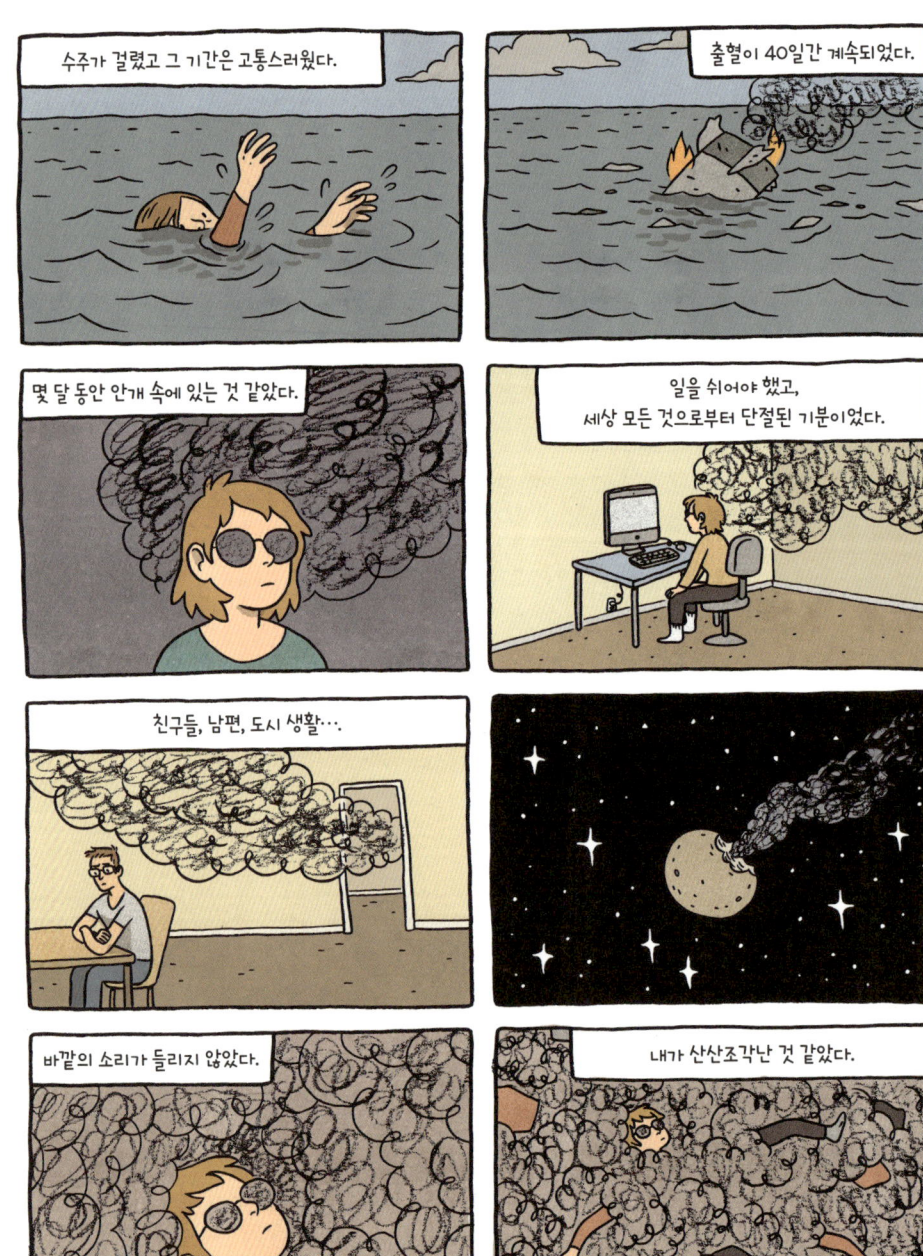

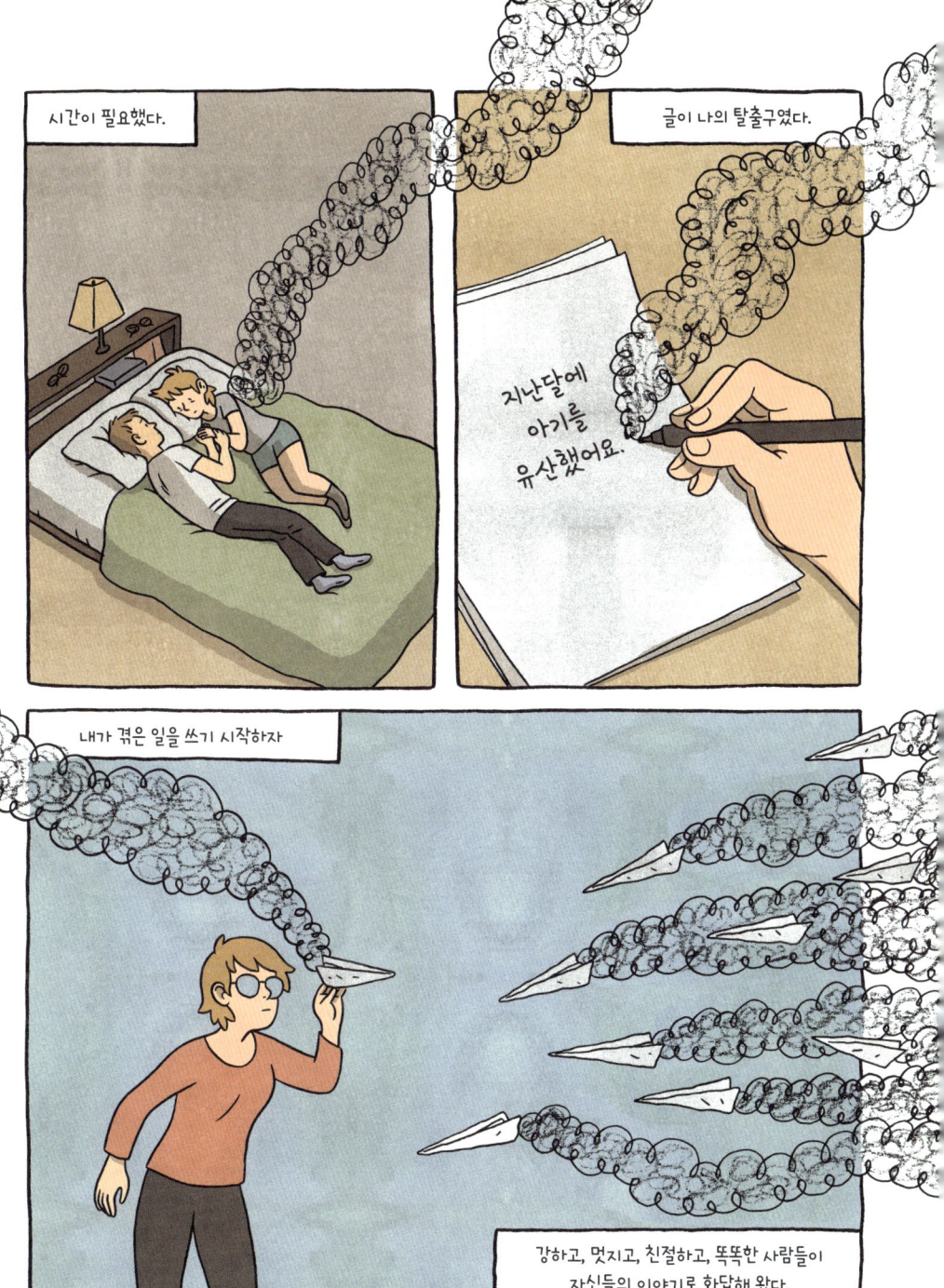

어떻게 그렇게 준비 없이 당했을까? 　　어릴 때 본 수많은 영화들은 왜 내가 겪을 상실을 이야기해 주지 않았을까?

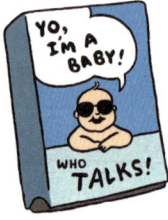 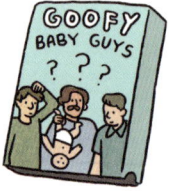 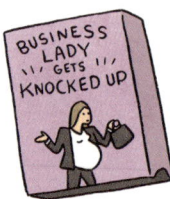 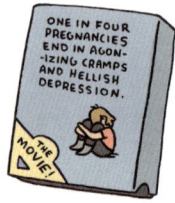

그 영화들 중 적어도 4분의 1은 이 말도 안 되는 현실을 미리 알려줬어야 하는 것 아닌가!

내가 읽은 그 많은 책들로도 모자랐나?

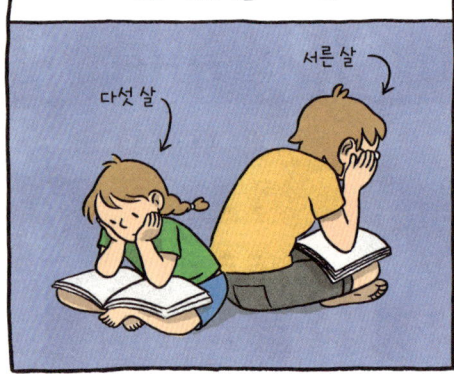

나는 책을 더 찾아 읽었다. 전과는 다른 책, 나처럼 이륙했다가 곤두박질 친 여자들에 관한 책들이었다.

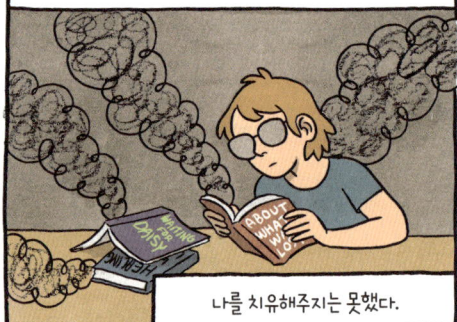

나를 치유해주지는 못했다.

유산에 관한 에세이를 모은 책에 이런 말이 있었다.

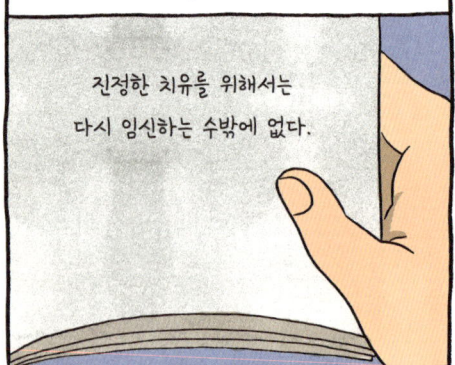

진정한 치유를 위해서는 다시 임신하는 수밖에 없다.

저주 같았다.

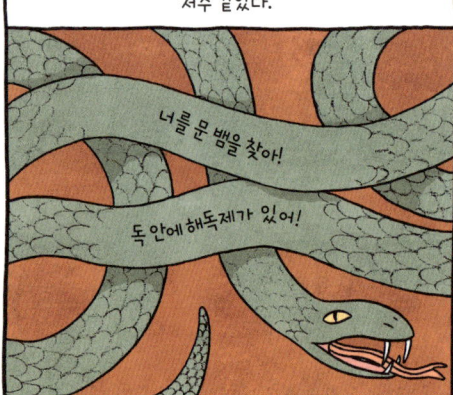

너를 문 뱀을 찾아!

독 안에 해독제가 있어!

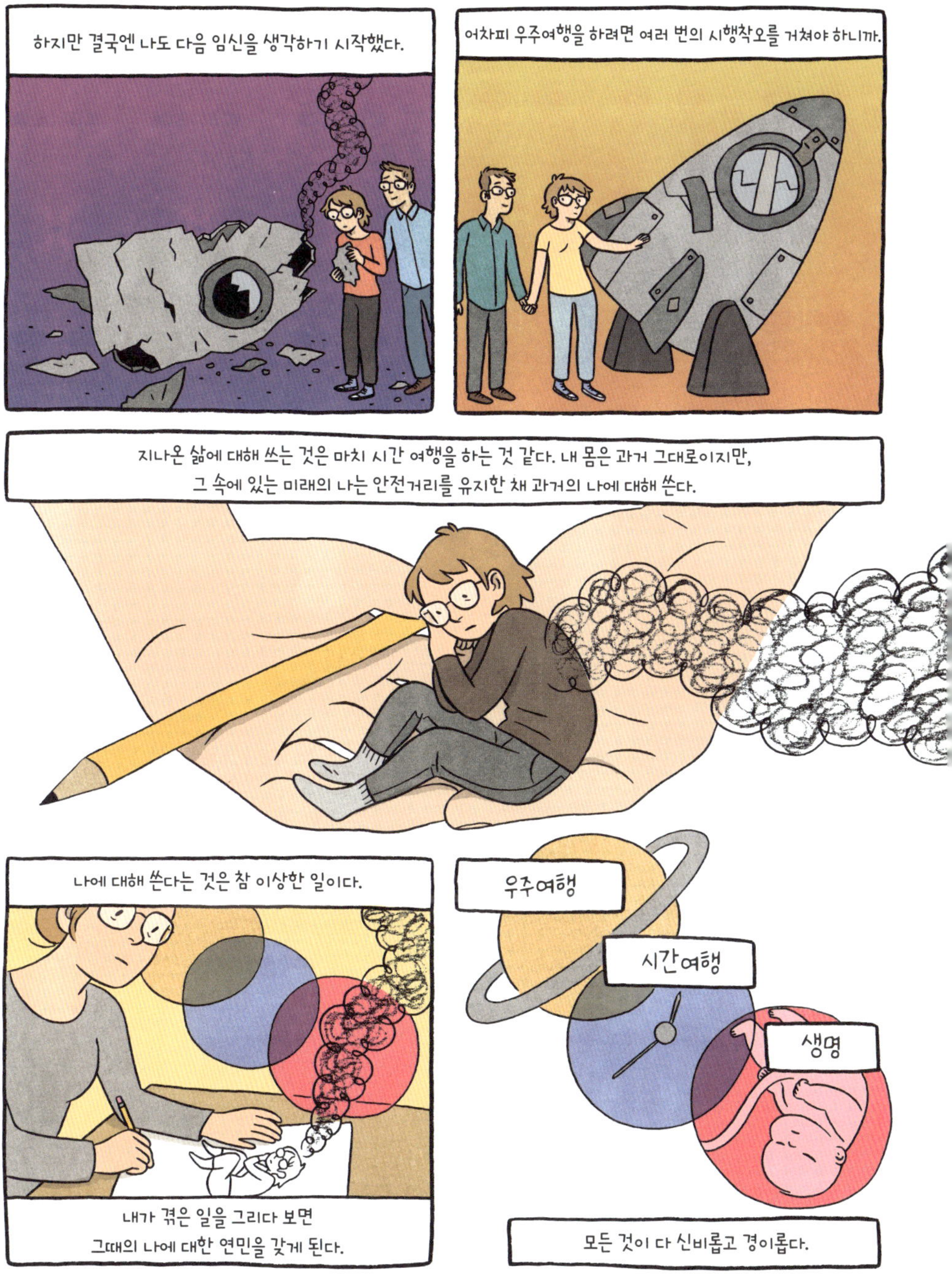

하지만 결국엔 나도 다음 임신을 생각하기 시작했다.

어차피 우주여행을 하려면 여러 번의 시행착오를 거쳐야 하니까.

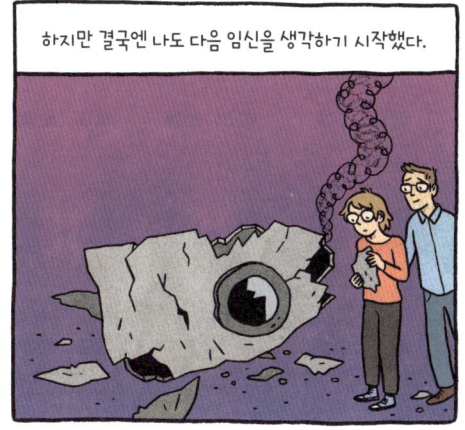
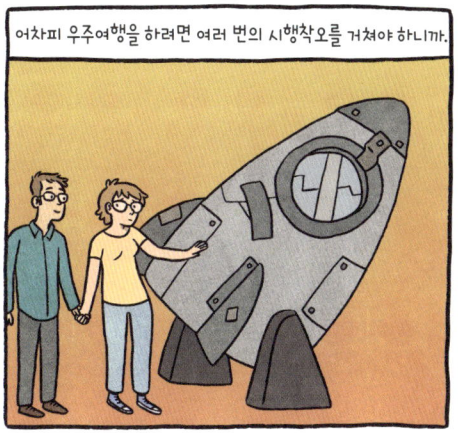

지나온 삶에 대해 쓰는 것은 마치 시간 여행을 하는 것 같다. 내 몸은 과거 그대로이지만, 그 속에 있는 미래의 나는 안전거리를 유지한 채 과거의 나에 대해 쓴다.

나에 대해 쓴다는 것은 참 이상한 일이다.

내가 겪은 일을 그리다 보면 그때의 나에 대한 연민을 갖게 된다.

우주여행

시간여행

생명

모든 것이 다 신비롭고 경이롭다.

널 위해
공부한 시간

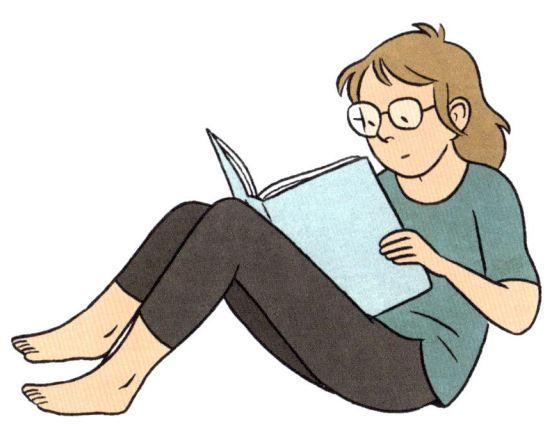

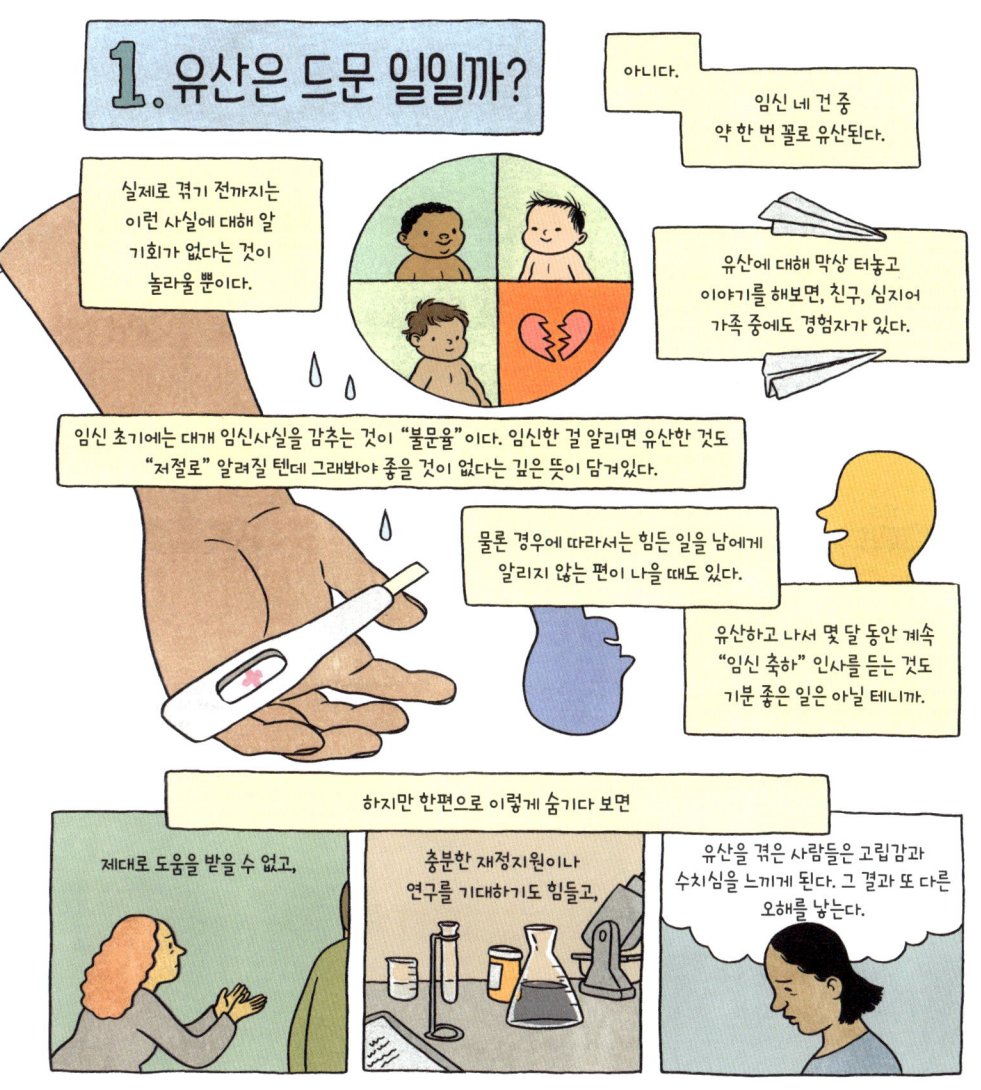

2. 임신부의 탓?

가장 흔한 반응이다. 임신에 관한 미신과 근거 없는 입소문이 넘쳐나다 보니 여성들이 스스로를 탓하는 것도 무리는 아니다. 하지만, 하나하나 따져보자.

1) 그때 술을 마셔서

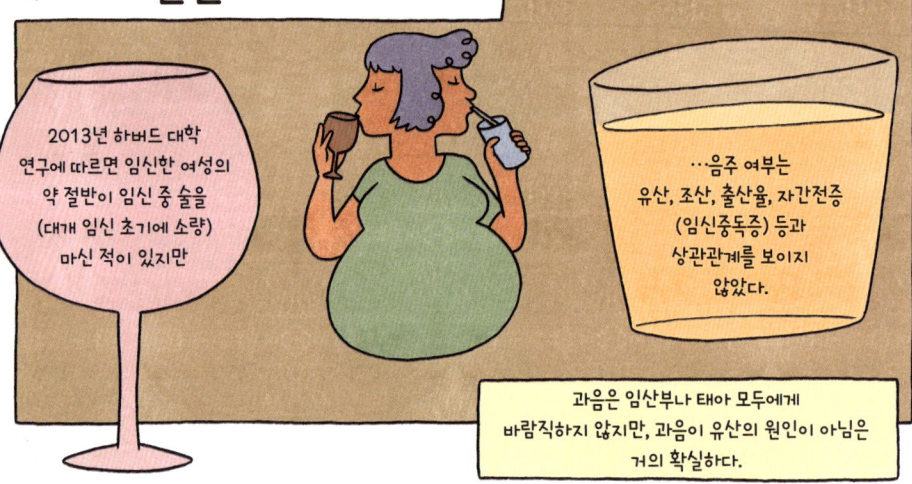

2) 피임을 너무 오래 해서

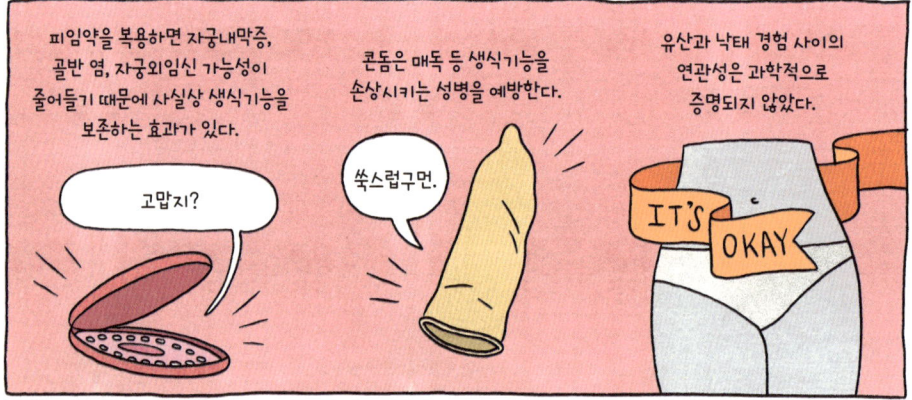

3) 아이를 원하는 마음이 부족해서

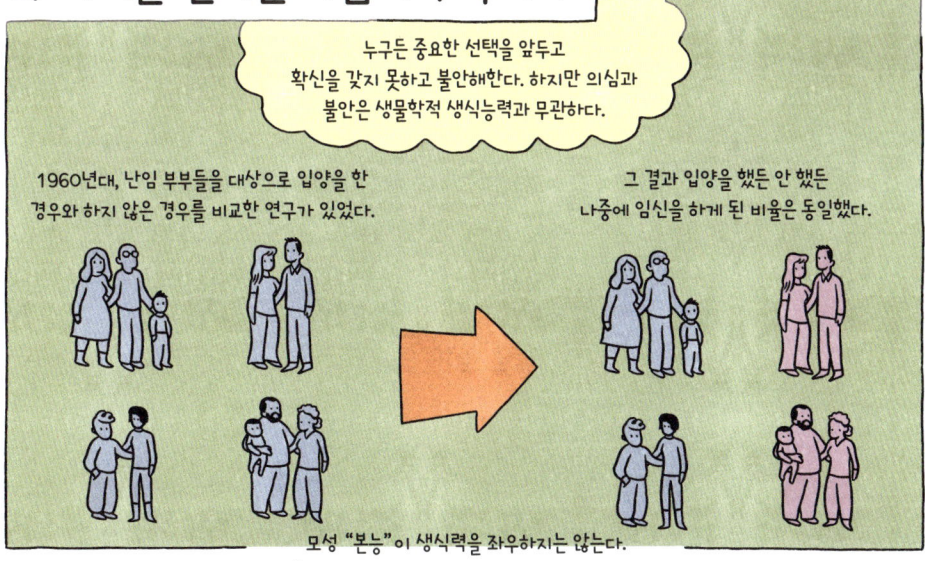

4) 무리한 신체 활동을 해서

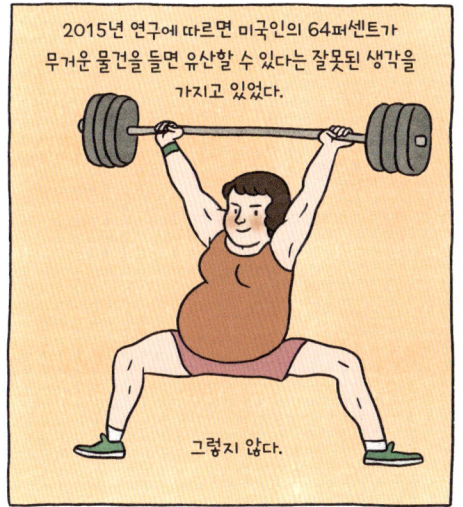

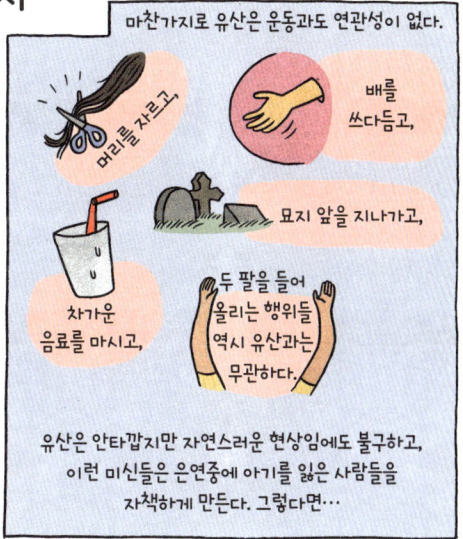

3. 스트레스 탓일까?

이스라엘 내 두 지역 여성들을 대상으로 한 연구가 있다.

한쪽 지역 여성들은 지극히 평범한 환경에서 생활했고,

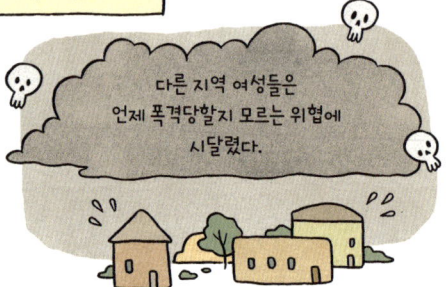

다른 지역 여성들은 언제 폭격당할지 모르는 위협에 시달렸다.

두 지역 여성이 유산한 비율의 차이는 2퍼센트밖에 되지 않았는데, 이 정도면 차이가 없는 것이나 마찬가지다.

임신부도 사람이라서 어느 정도는 스트레스를 받게 마련이다.

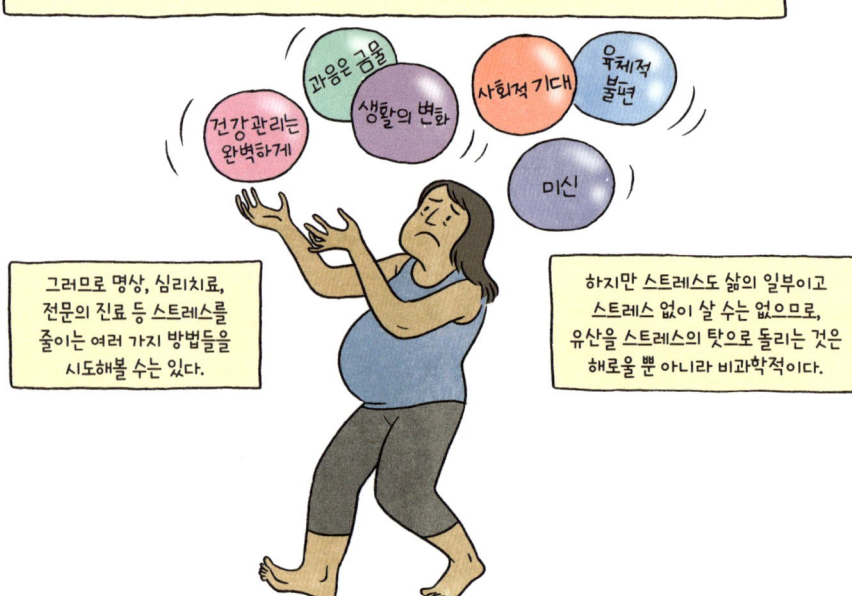

그러므로 명상, 심리치료, 전문의 진료 등 스트레스를 줄이는 여러 가지 방법들을 시도해볼 수는 있다.

하지만 스트레스도 삶의 일부이고 스트레스 없이 살 수는 없으므로, 유산을 스트레스의 탓으로 돌리는 것은 해로울 뿐 아니라 비과학적이다.

자간전증/임신중독증(pre-eclampsia): 임신 20주 전후에 고혈압과 단백뇨가 나타나는 질환. 제때에 발견하여 관리하지 않으면 산모, 태아 사망의 원인이 된다. 자간전증에 경련, 발작, 혼수 등이 함께 나타나는 경우를 자간증(eclampsia)이라고 한다.

4. 별일 아닐까?

"너무 초기였어."

"아직 사람이라고 할 수도 없지."

"별것 아닌 일로 너무 슬퍼하는 것도 옳지 않아."

내가 개개인의 감정적 경험을 모두 대변할 수는 없지만, 유산한 사람들이 느끼는 감정은 실망에서 절망까지 다양하다.

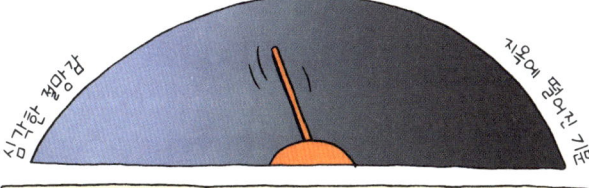

상심의 정도가 크든 적든, 상실에 따르는 감정을 무시하는 것은 해롭다.

대부분의 의사들은 유산한 사람들을 다루는 특별한 원칙도 없고, 그들을 상담하기 위한 훈련을 따로 받지도 않았다.

병원에서는 그들을 그저 산부인과 환자로 대하지만 그들은 일반 환자와는 다르다.

다행히 유산한 사람들을 돕는 단체, 카운슬러, 믿을 수 있는 친구들이 있고 전문적 도움을 줄 수 있는 의료인들도 있다.

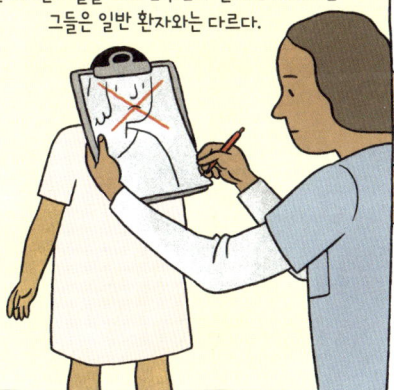
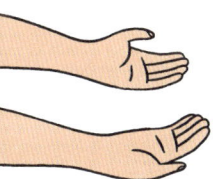
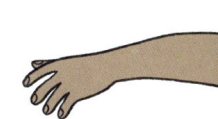

5. 피할 수 없는 일일까?

유산의 60퍼센트는 태아의 염색체 이상으로 인해 발생한다.

피할 수 없고,

자연스럽게 일어난다.

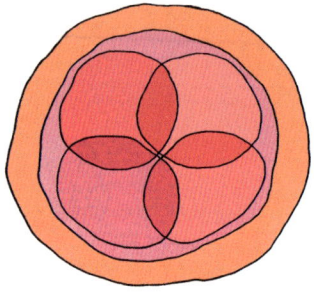

하지만 유산을 일으키는 나머지 잠재적 원인들은 치료가 가능하다.

갑상선을 비롯한 호르몬 이상의 경우 약물치료가 가능하다.

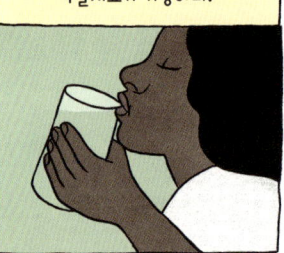

혈액응고 역시 약물로 해결할 수 있다.

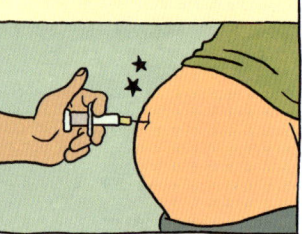

격막이나 섬유종 같은 조직이 자궁 내에 자라나는 경우 제거하면 된다.

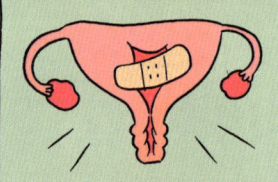

기억해 두자.

유산을 겪은 사람들 대다수가 건강하게 임신한다.

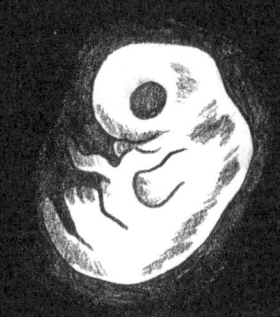

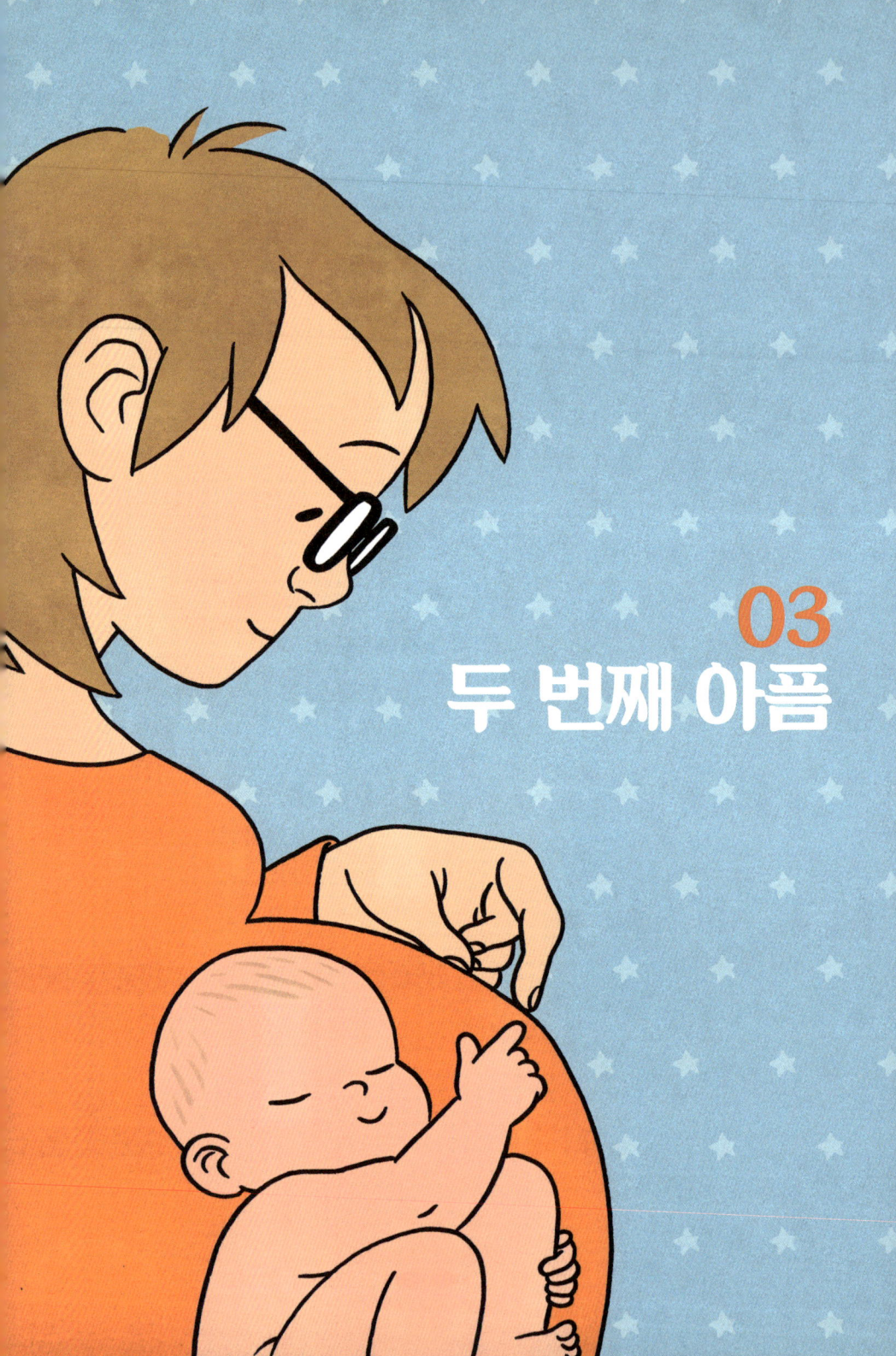

나를 안아주는 시간

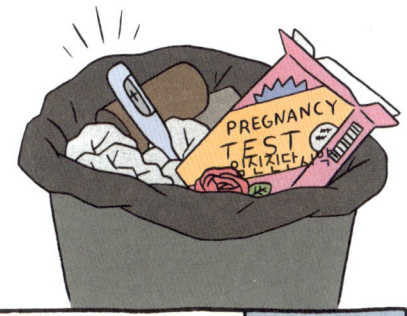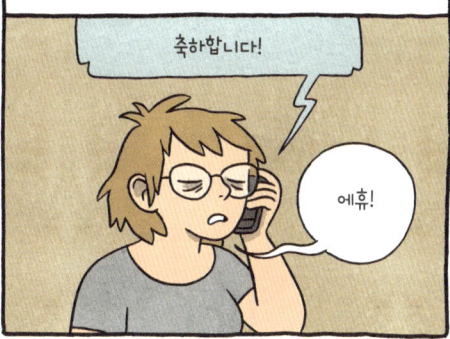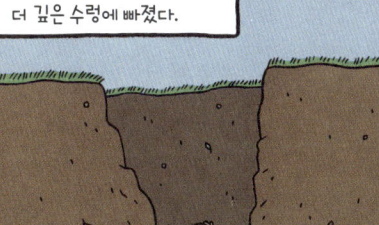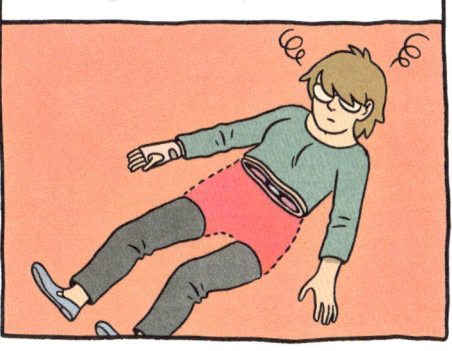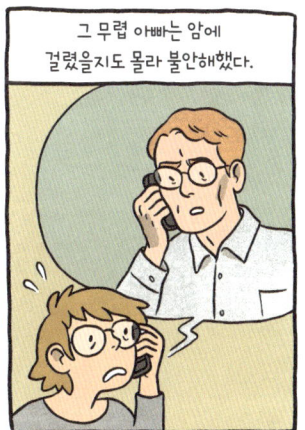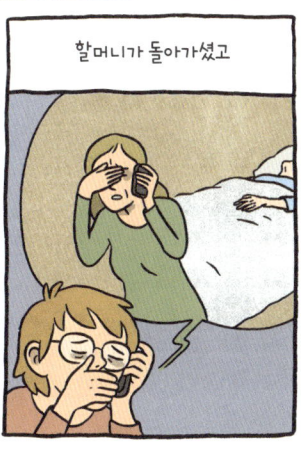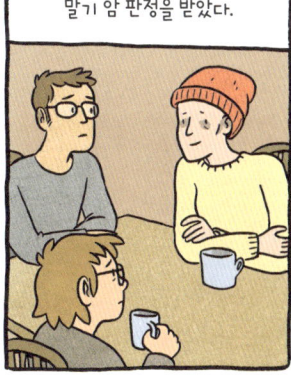

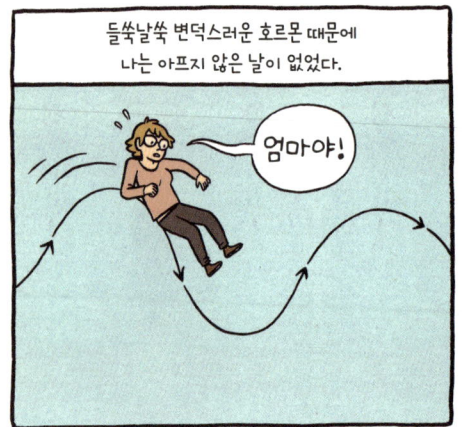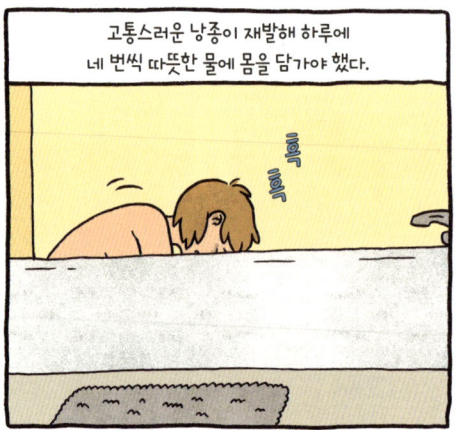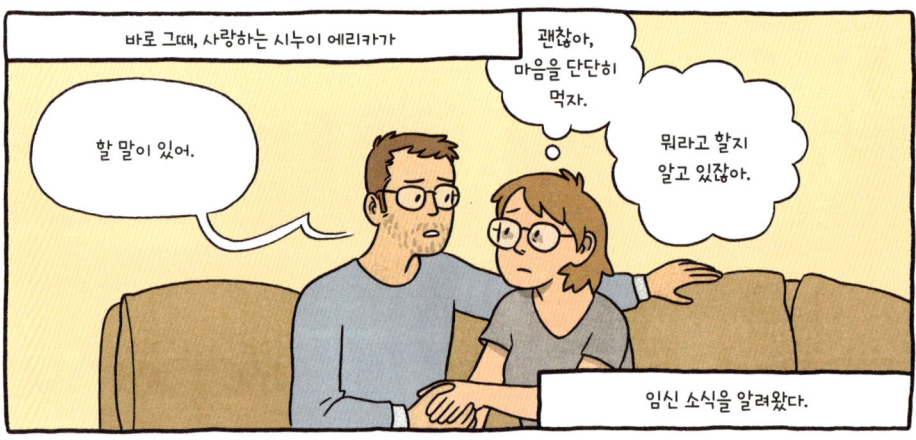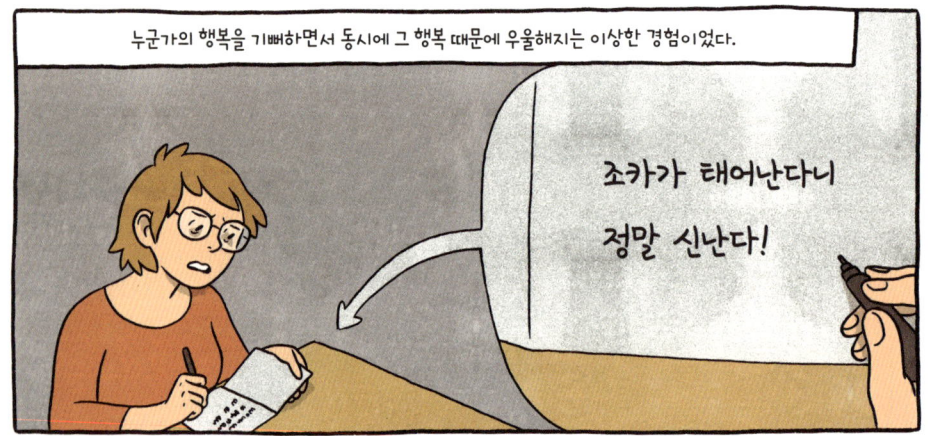

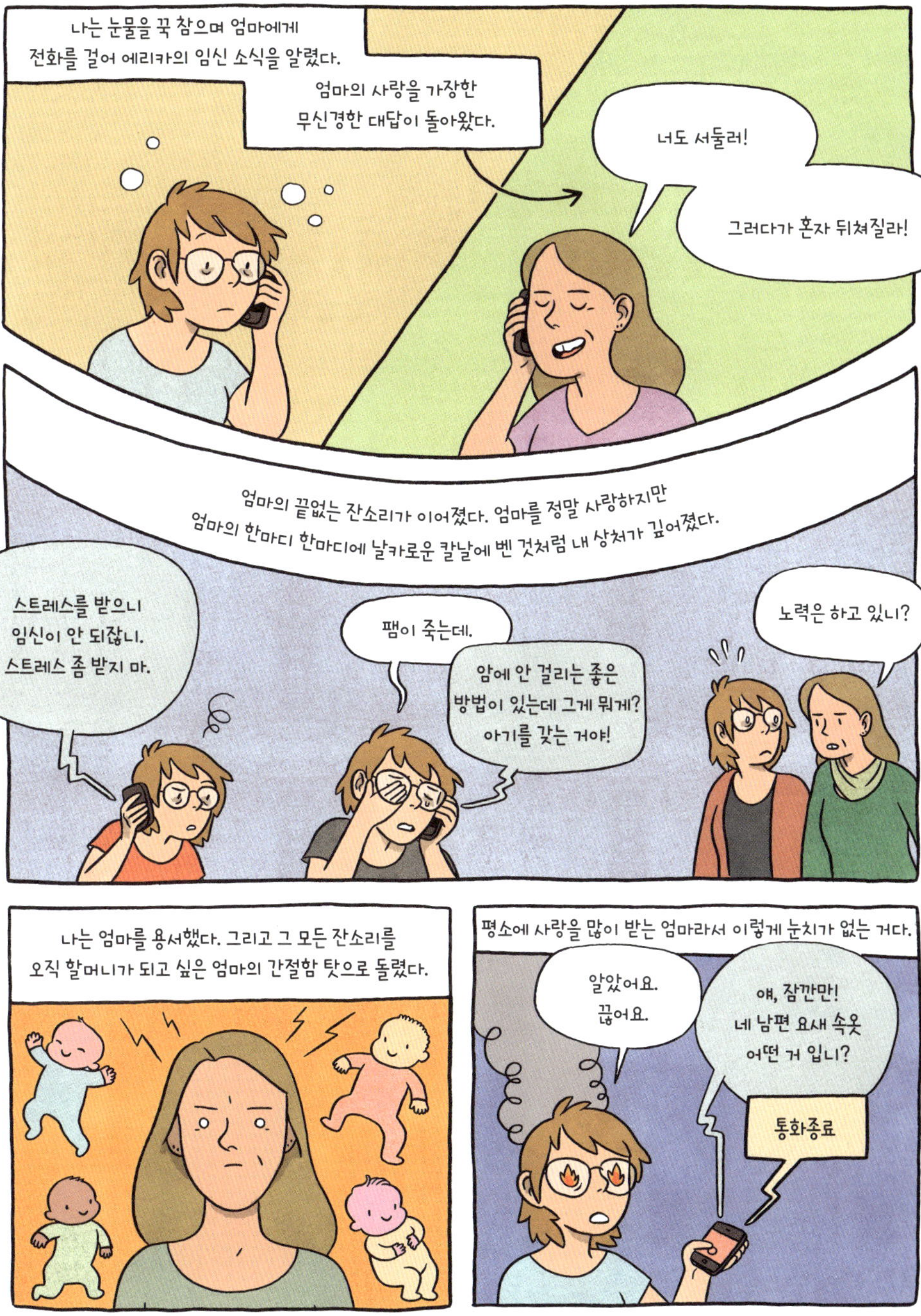

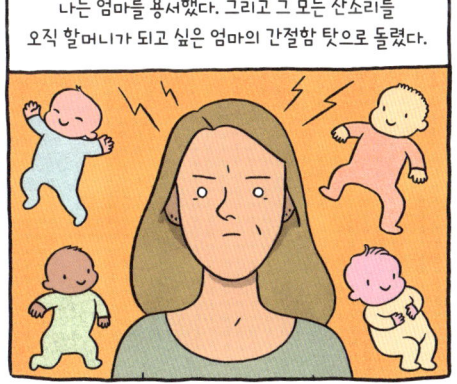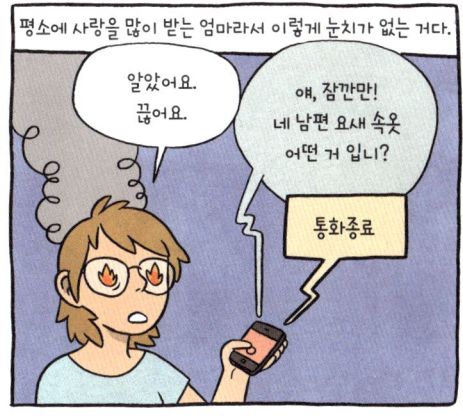

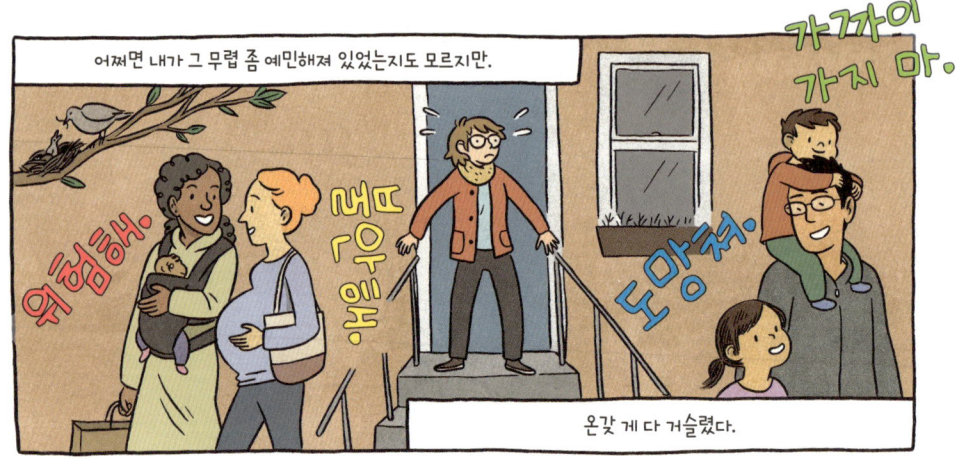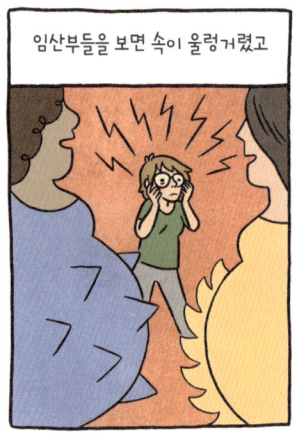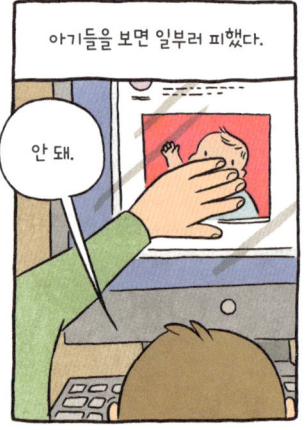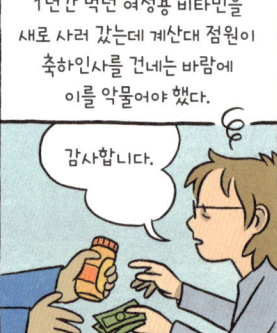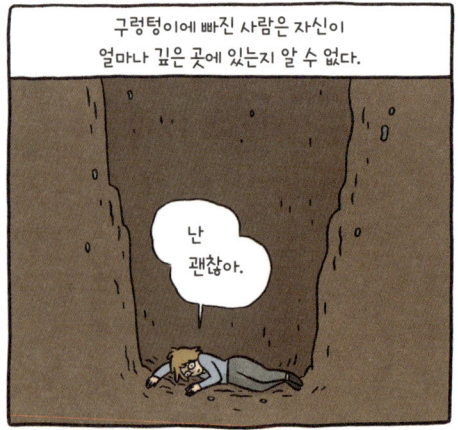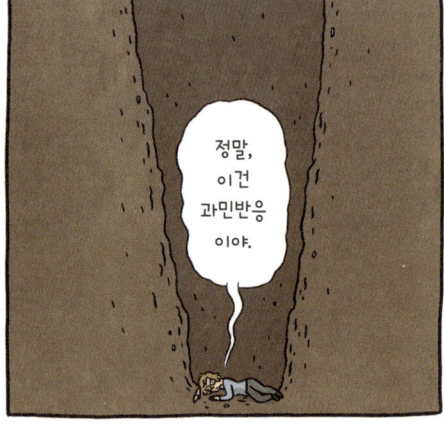

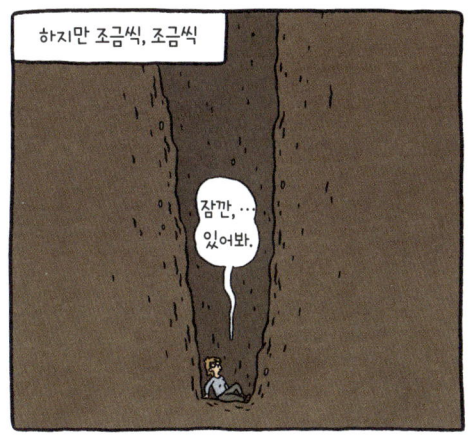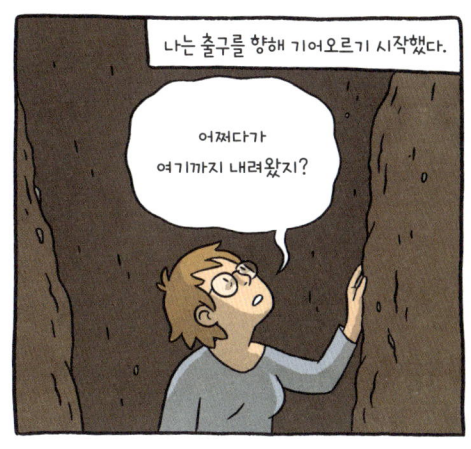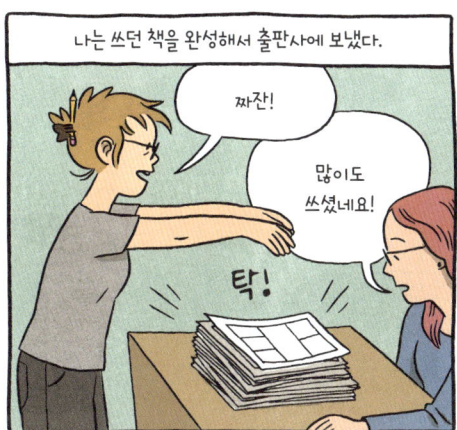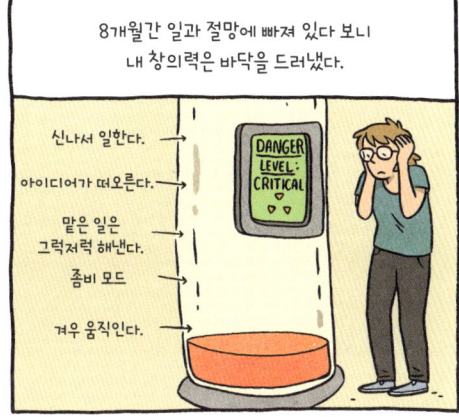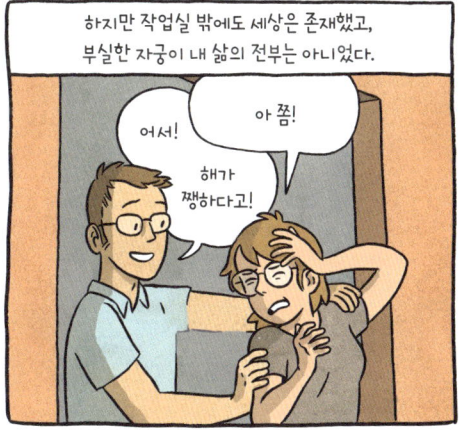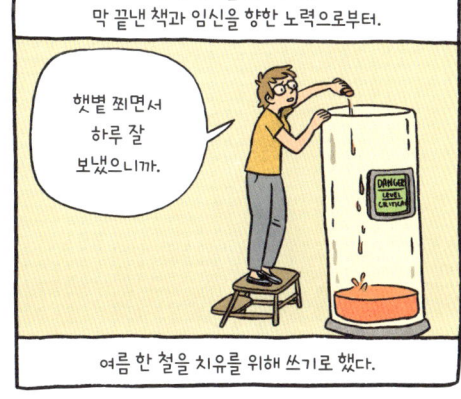

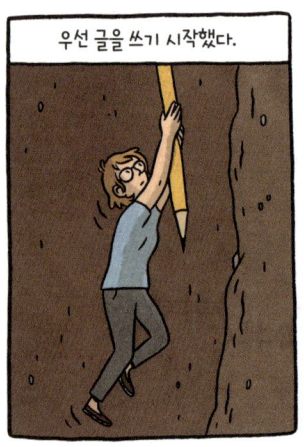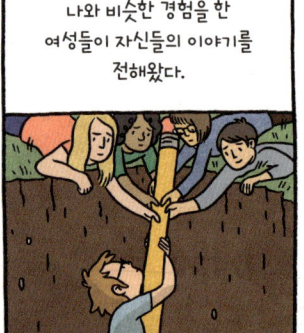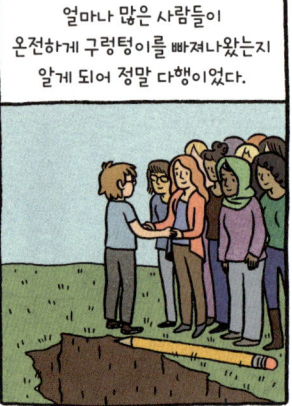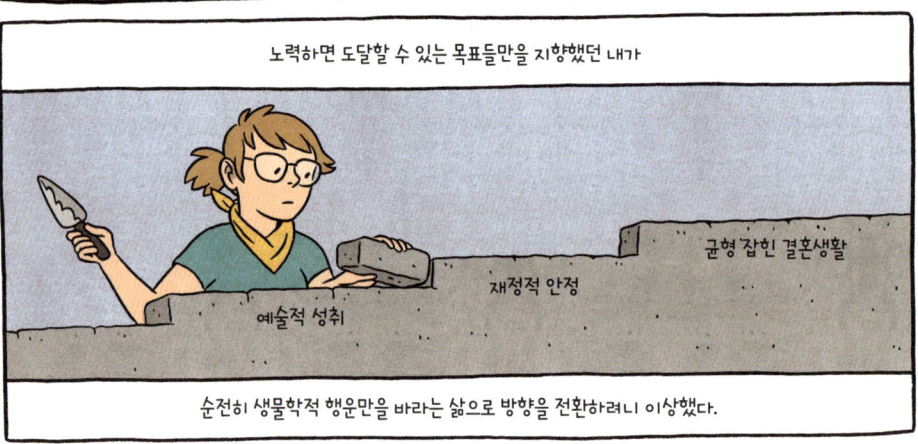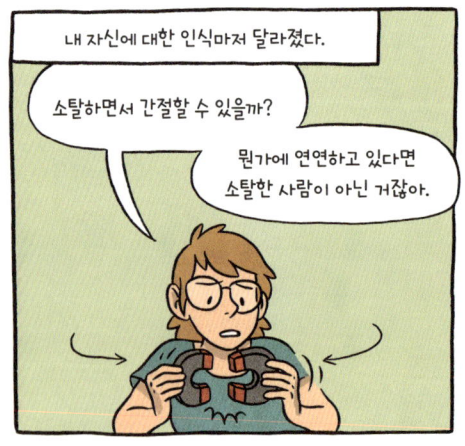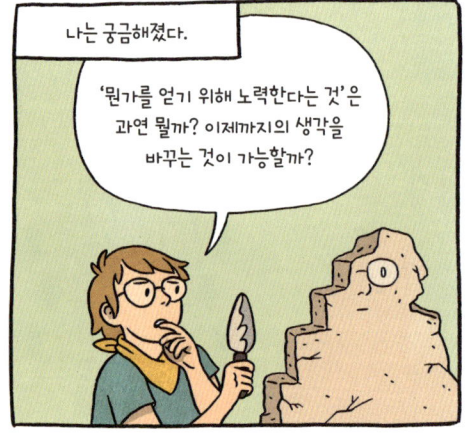

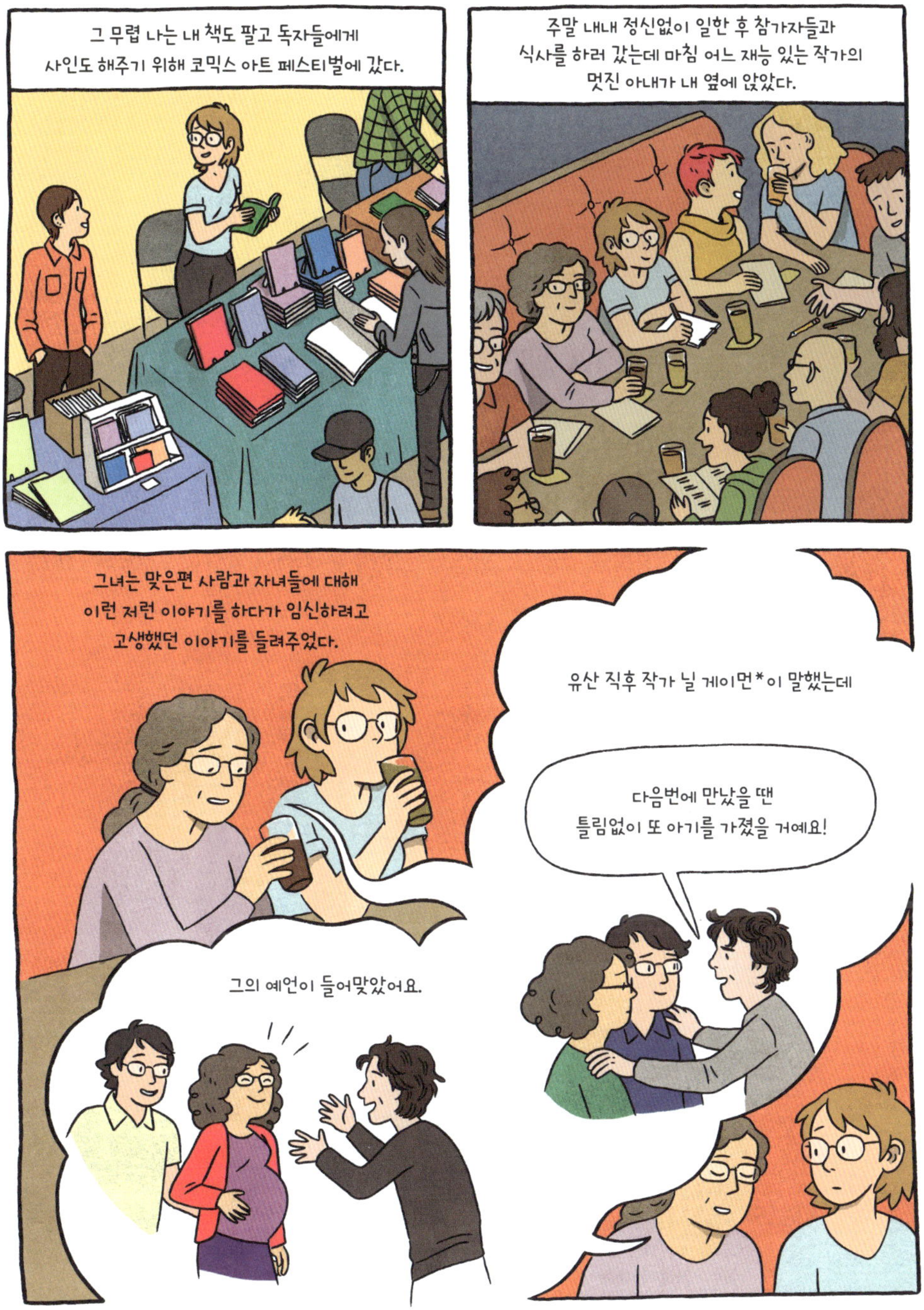

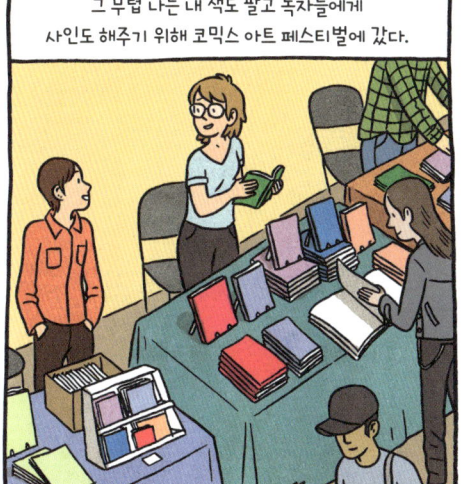
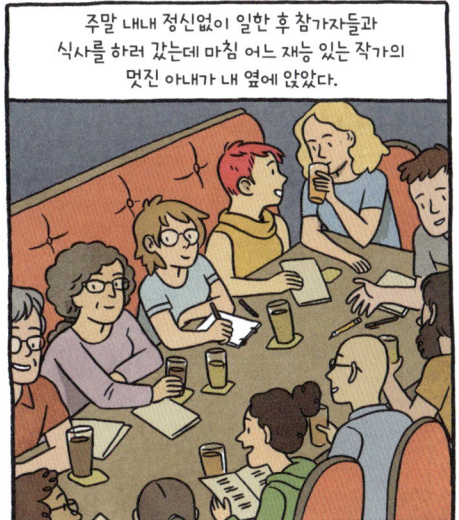

* 닐 게이먼(Neil Gaiman): 영국의 작가. 소설, 코믹스, 그래픽노블, 논픽션, 희곡 등 다양한 장르의 작품을 발표했다. 국내에는 북유럽 신화(나무의 철학, 2019), 샌드맨 시리즈 (시공사, 2009~), 신들의 전쟁(황금가지, 2008) 등이 소개되었다.

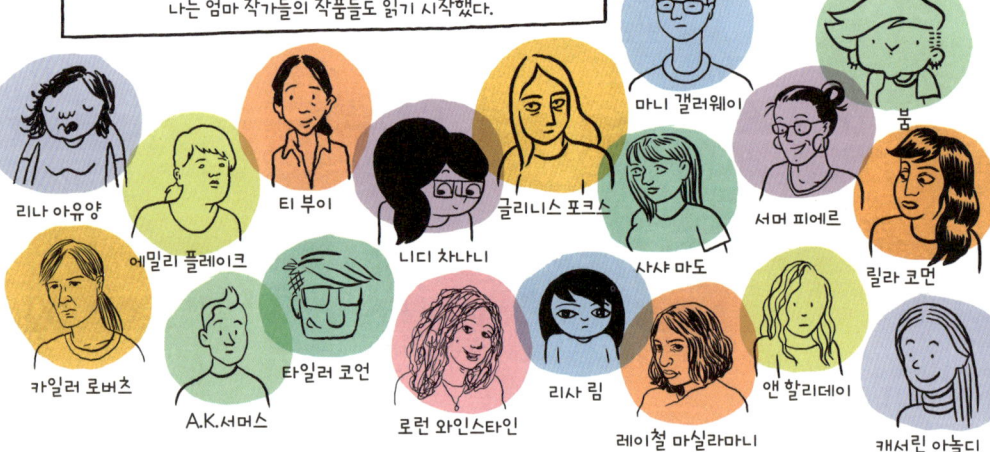

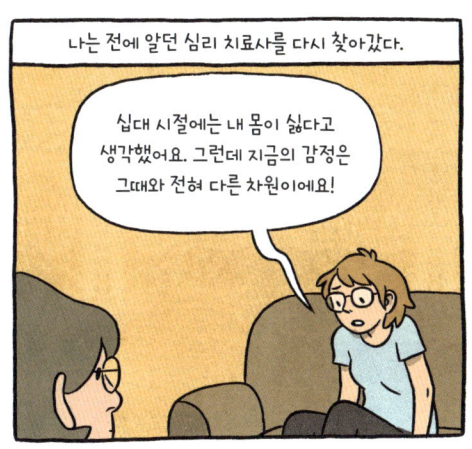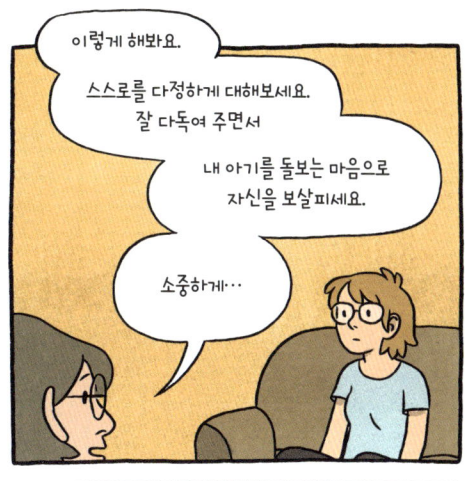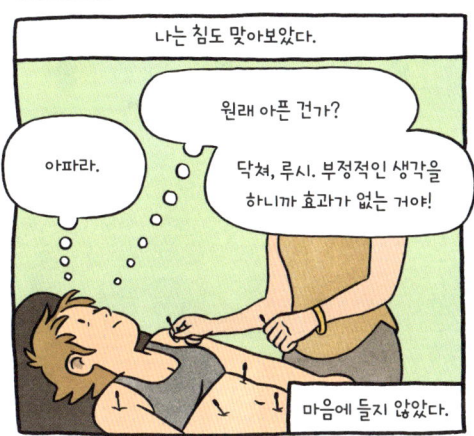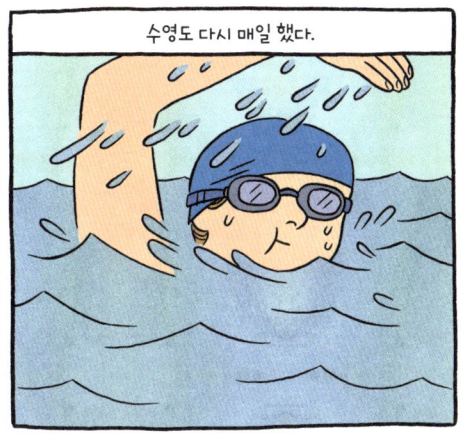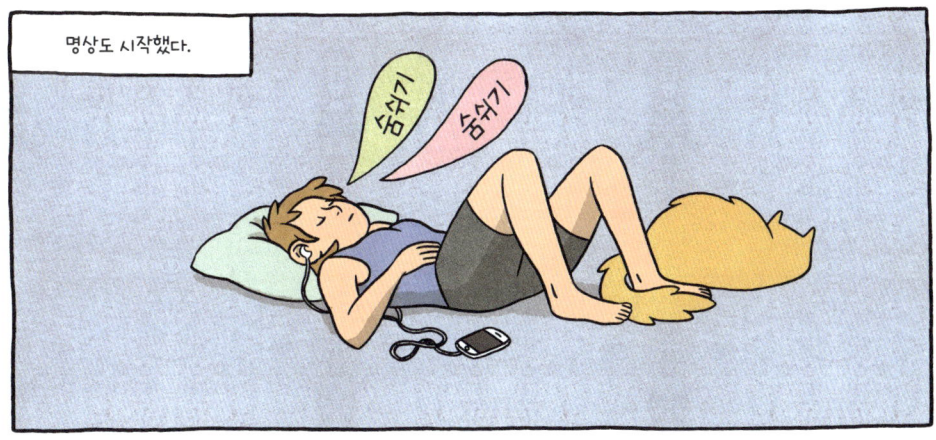

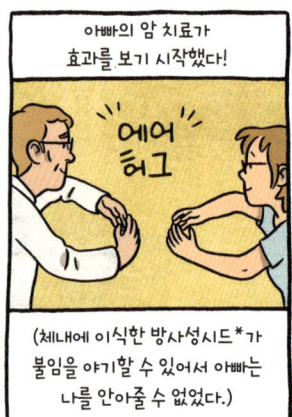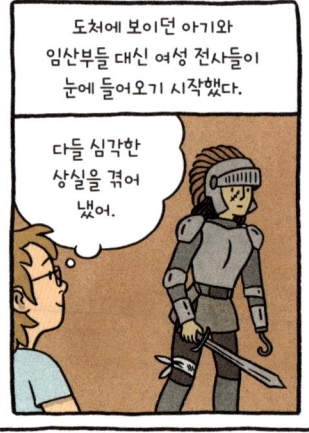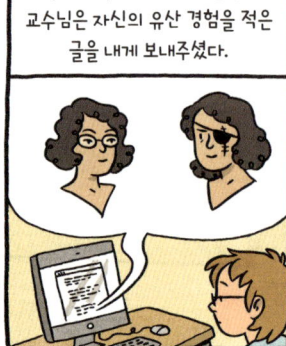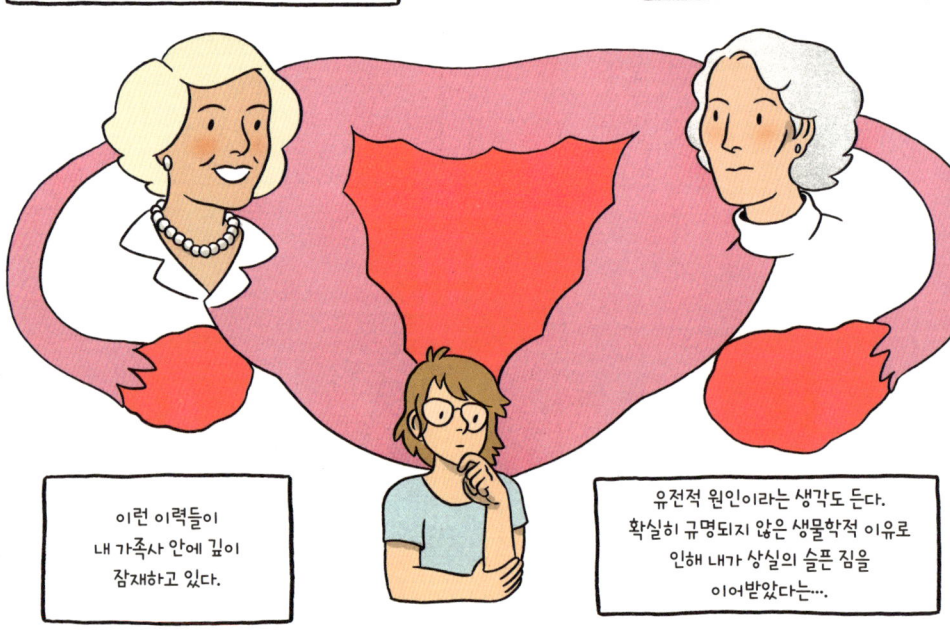

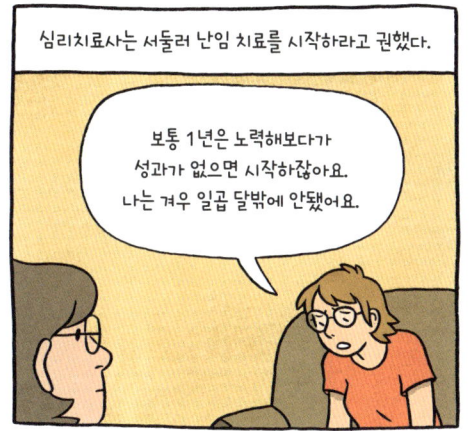
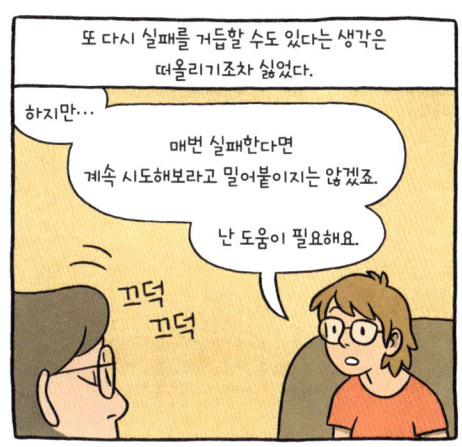
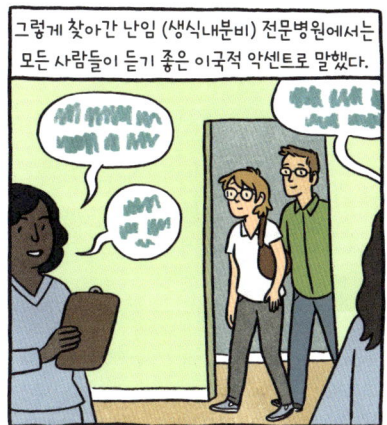
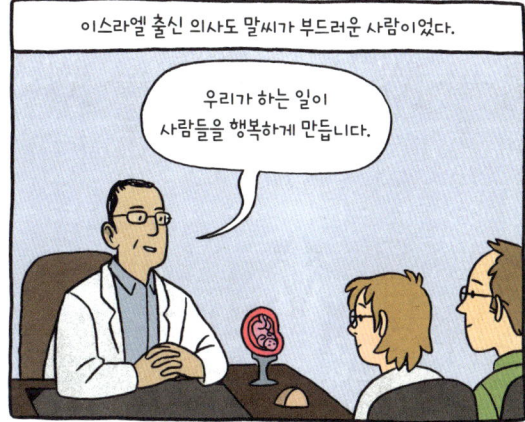
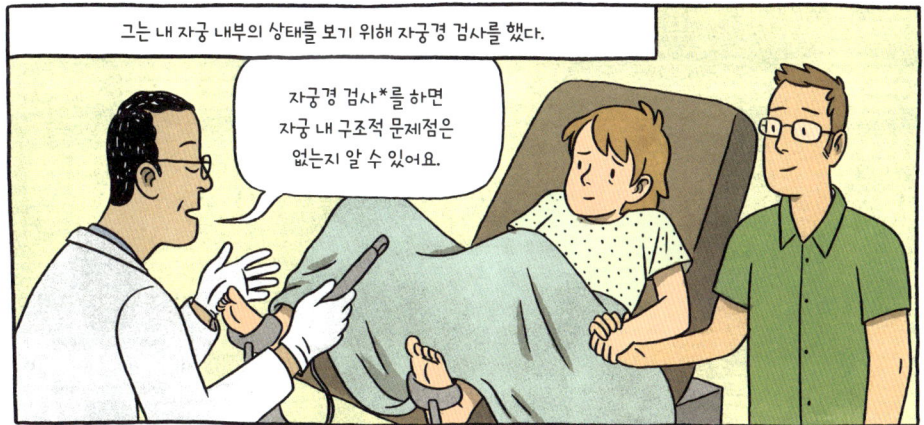

* 자궁경검사(hysteroscopy): 자궁 내부를 염료로 채운 뒤 작은 카메라로 문제가 있는지 살펴보는 검사

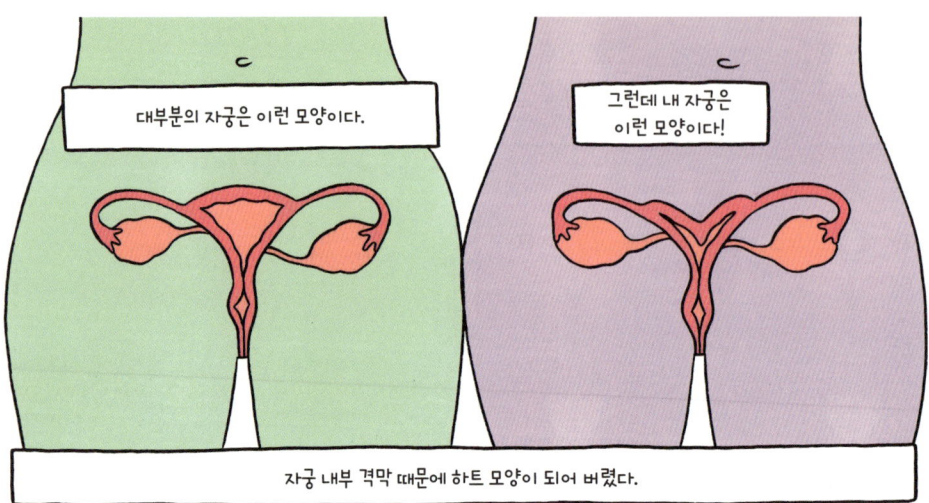

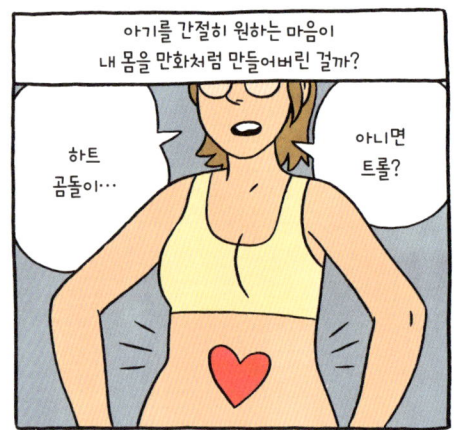

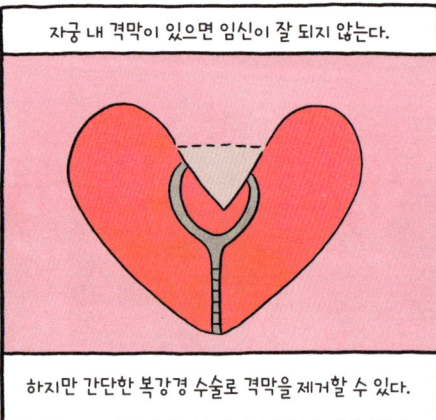

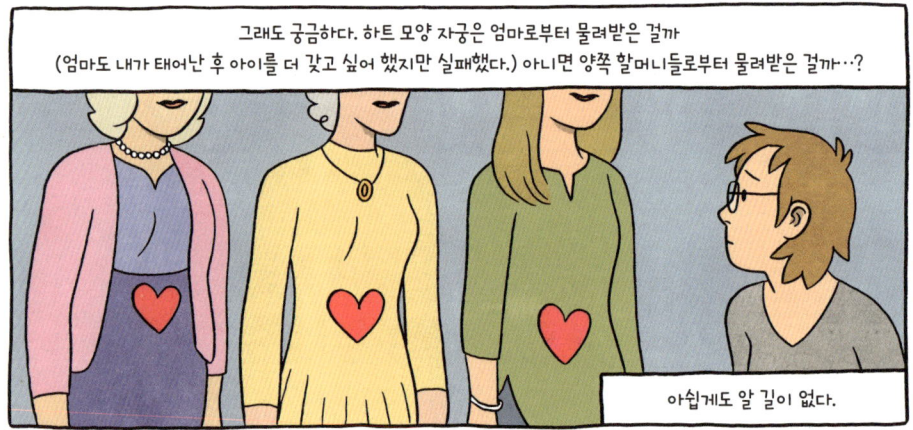

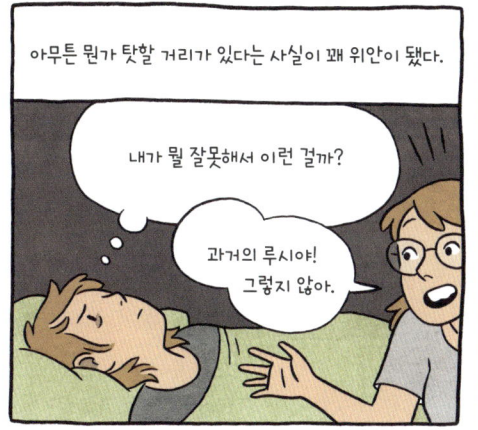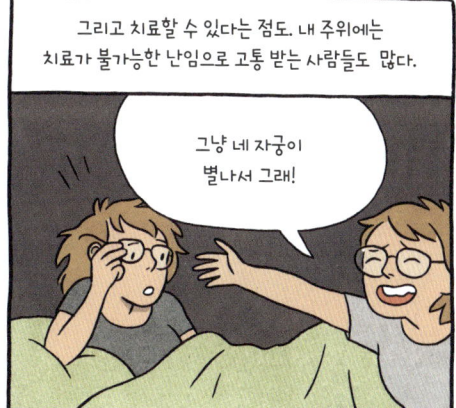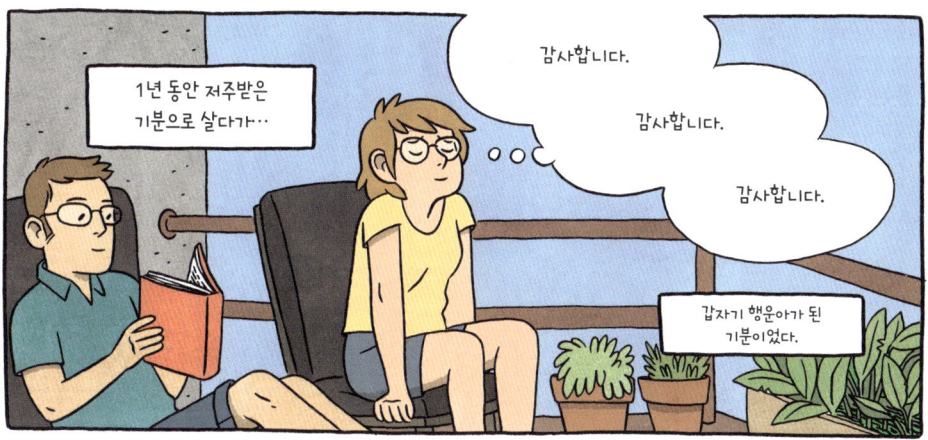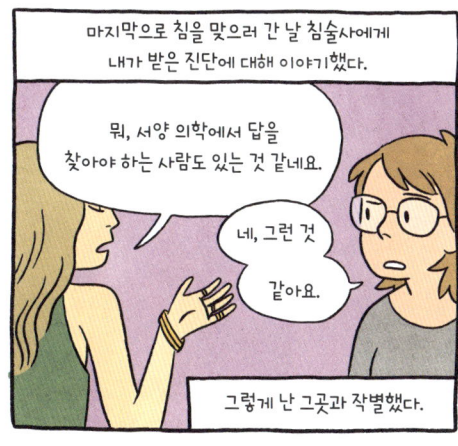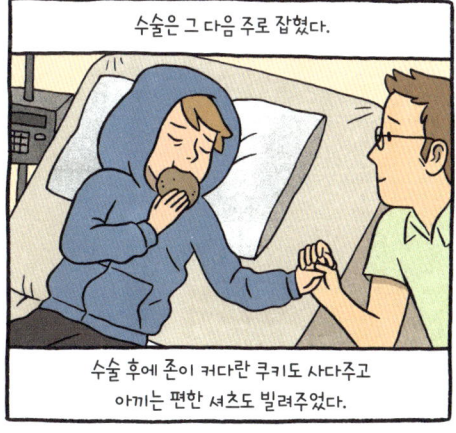

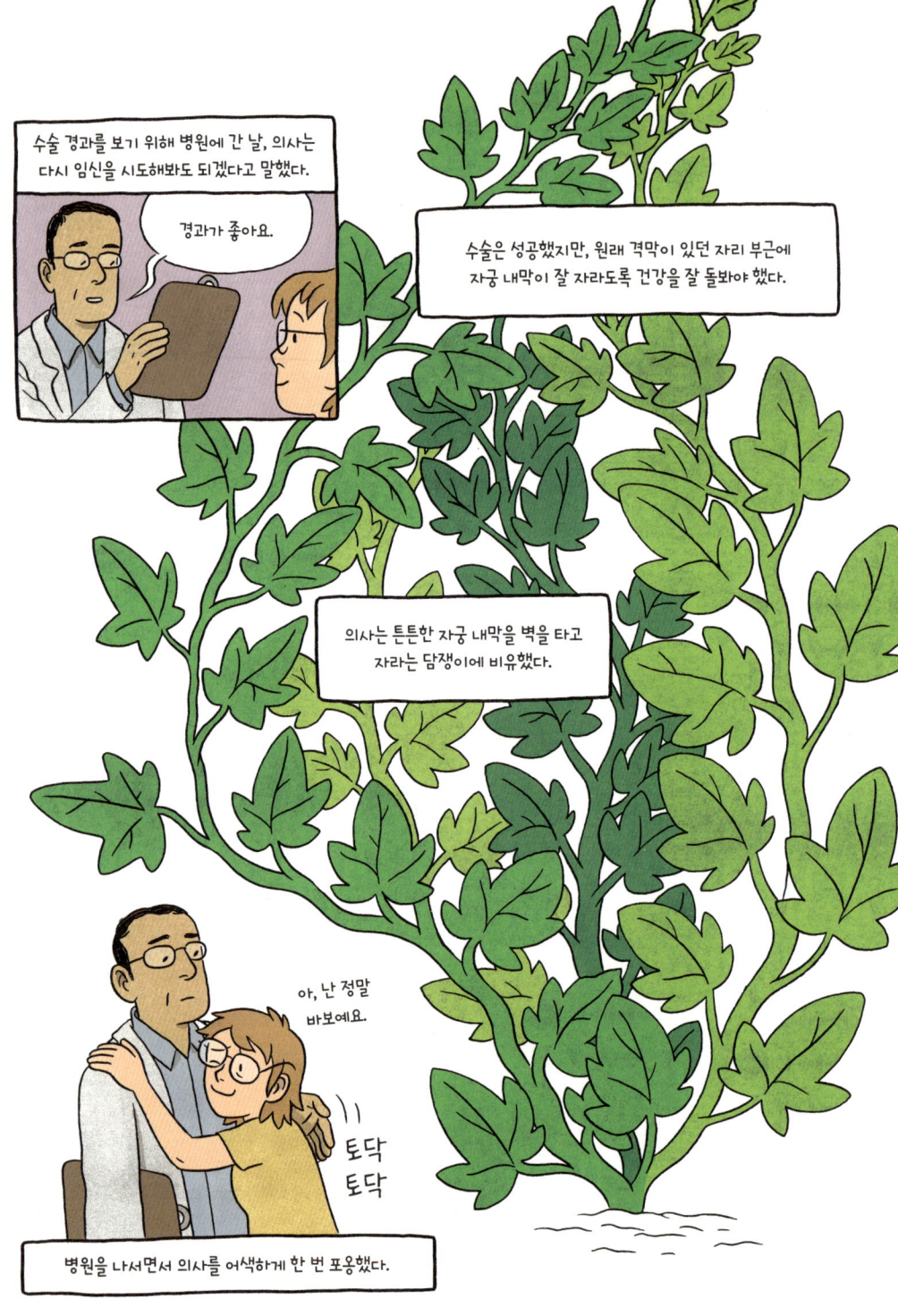

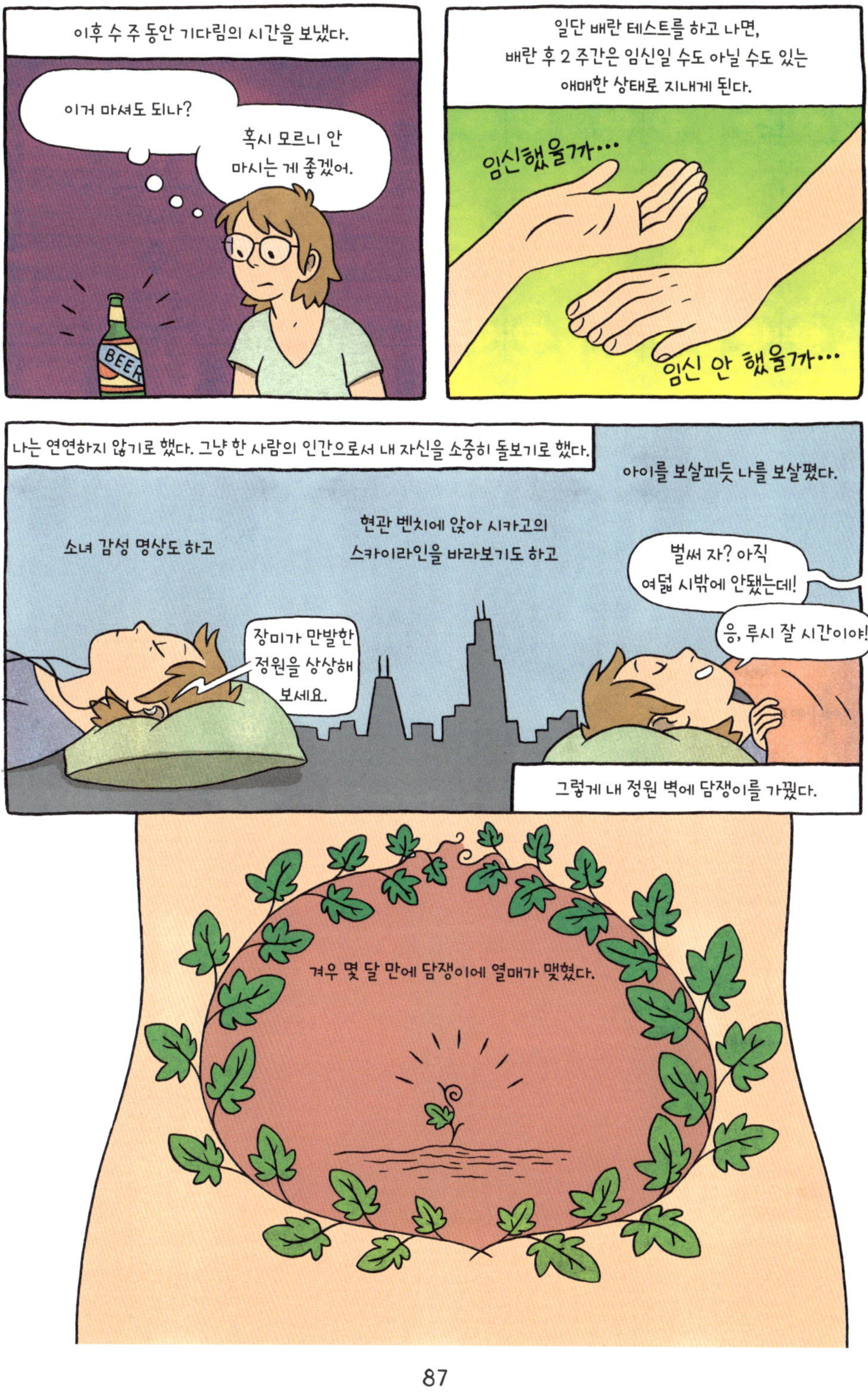

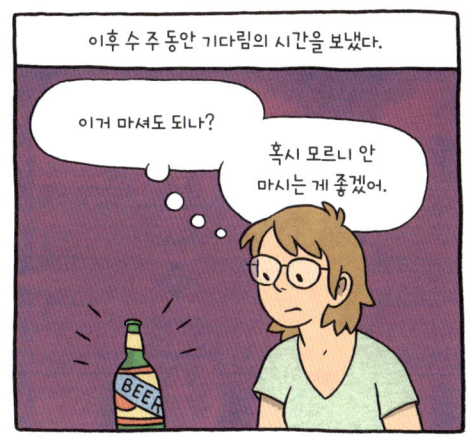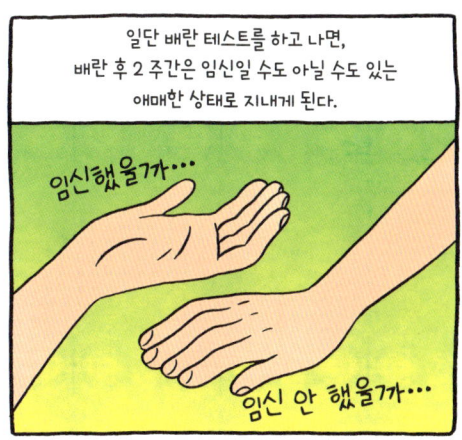

널 위해
공부한 시간

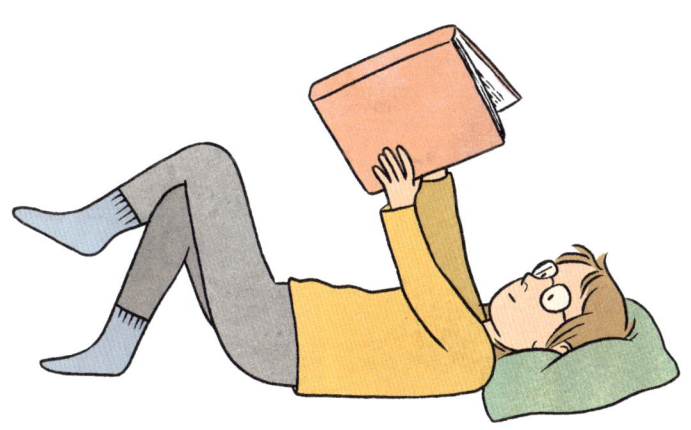

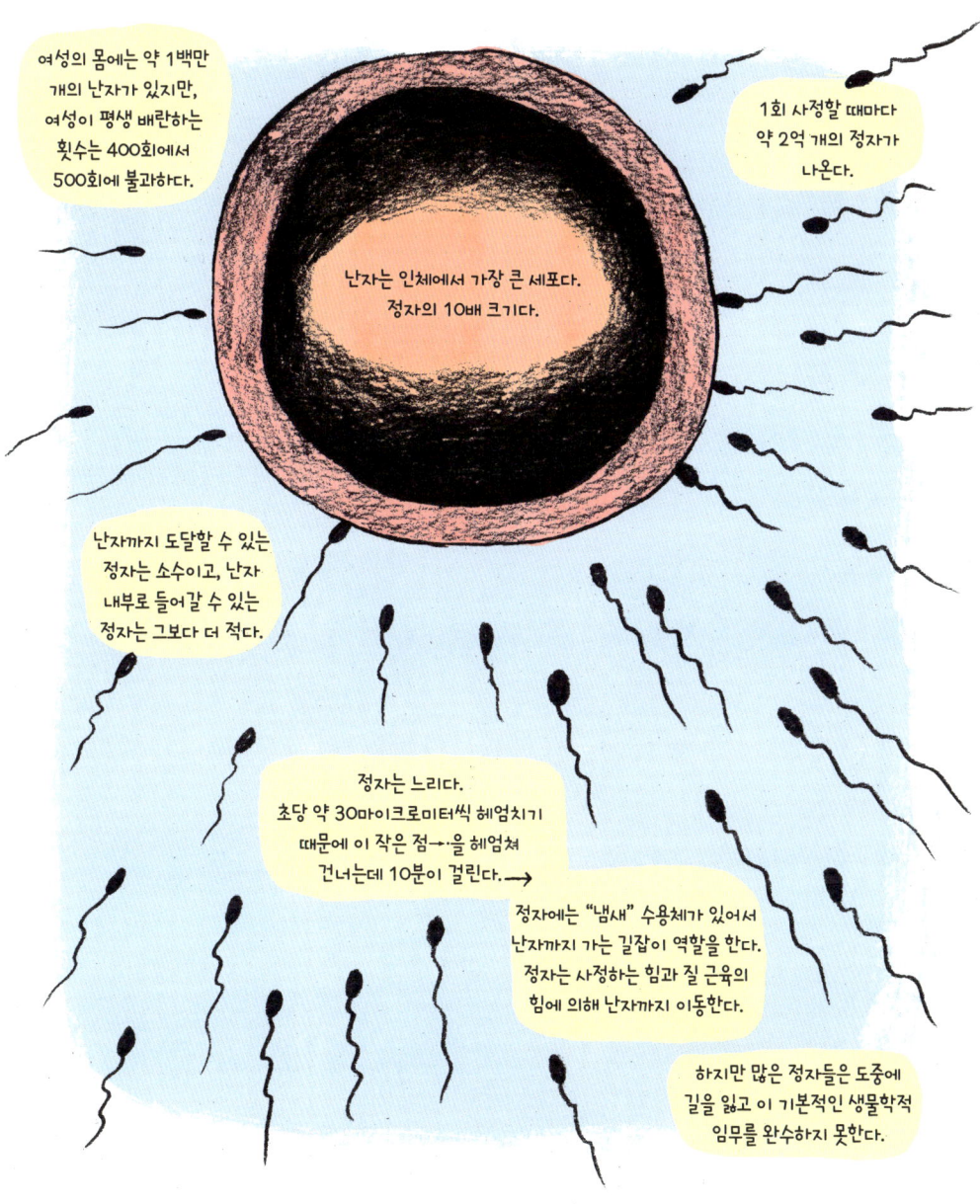

여성건강정보센터(the National Women's Health Resource Center)에 따르면 젊고, 건강한 이성애자 커플의 경우에도 매달 임신할 확률이 20에서 25퍼센트 밖에 되지 않는다.

미국질병통제예방센터는 커플 8쌍 중 1쌍이 임신에 어려움을 겪는다고 밝혔는데, 도움을 받아야만 아기를 가질 수 있는 수천 쌍의 동성애자 커플은 포함하지 않은 수치다.

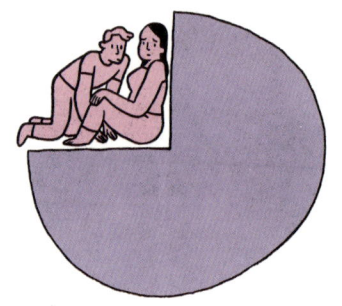
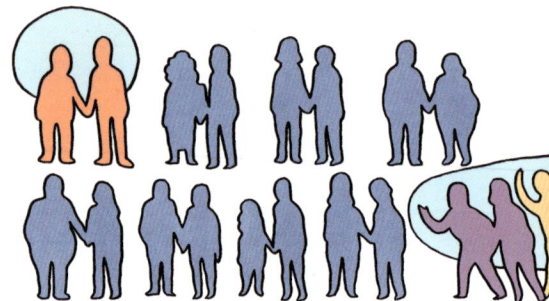

난임 치료비용은 수백 달러에서 수만 달러까지 다양하고, 업계는 큰돈을 벌기 위해서라면 사람들의 공포심을 이용하는 일도 주저하지 않는다.

흔히들 믿고 있는 통설을 예로 들어보자.

35세가 넘으면 가망 없대!

틀렸어!

이것은 사실이 아니다. 35세라는 수치는 시대에 뒤떨어진, 엉터리 과학에 근거한다.

하지만 난자동결 산업과 난임 치료 산업이 잘못된 통계를 이용해 공포를 조장하고 소비를 부추긴다.

난임 치료 산업의 역사는 임신하려는 인간의 노력만큼이나 오래되었다. 그런 노력에 편승한 사기꾼들의 역사 또한 유구하다. 16세기 프랑스의 왕비 카트린 드 메디시스에게 어느 민간치료사는 암말의 오줌을 마시고, 암소의 배설물에 수사슴 뿔을 갈아 넣은 혼합물에 "생명의 원천(여성의 질)"을 담그고 있으면 아기가 생긴다고 말했다.

그래도 그때보다는 상황이 (대체로) 좋아진 거겠지!?

현대 의료산업이 지난 십 년간 난임 치료 분야에서 보인 성과는 놀랍다.

하지만 슬프게도 난임 치료를 위한 보험과 정부 지원은 그 성과를 따라가지 못했다.

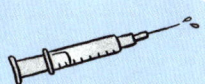

호르몬 주사: 월경 주기 당 배란되는 난자의 수를 늘려주는 고나도트로핀(생식선자극호르몬). (매월 1500~2000 달러)

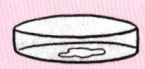

체외수정(IVF): 인위적으로 채취한 난자와 정자를 배양 접시에서 수정시킨 후 (복수의) 수정란을 자궁에 이식하는 방법 (1만 3천~1만 4천 달러)

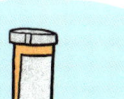

경구약물치료: 배란을 유도하는 클로미드, 페마라 (매월 500~700달러)

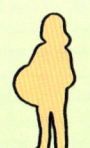

대리 임신 또는 대리모 (8만~10만 달러)

정자 공여 바이알(냉동보관용 유리용기) 당 500달러, 여기에 인공수정(IUI), 체외수정(IVF) 비용이 추가된다.

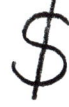

난자 공여 (주기 당 2만 4천~2만 5천 달러)

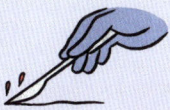

내가 경험한 자궁격막절제술을 포함한 외과적 시술 비용은 3천~4천 달러, 혹은 더 들 수도 있다.

미국 주 정부 가운데 보험회사들로 하여금 난임 치료를 보험적용대상에 포함시키도록 법으로 요구하고 있는 곳은 열다섯 군데뿐이다. 결국 막대한 비용을 부담할 수 있는 사람들만이 난임 치료를 받을 수 있다는 뜻이다.

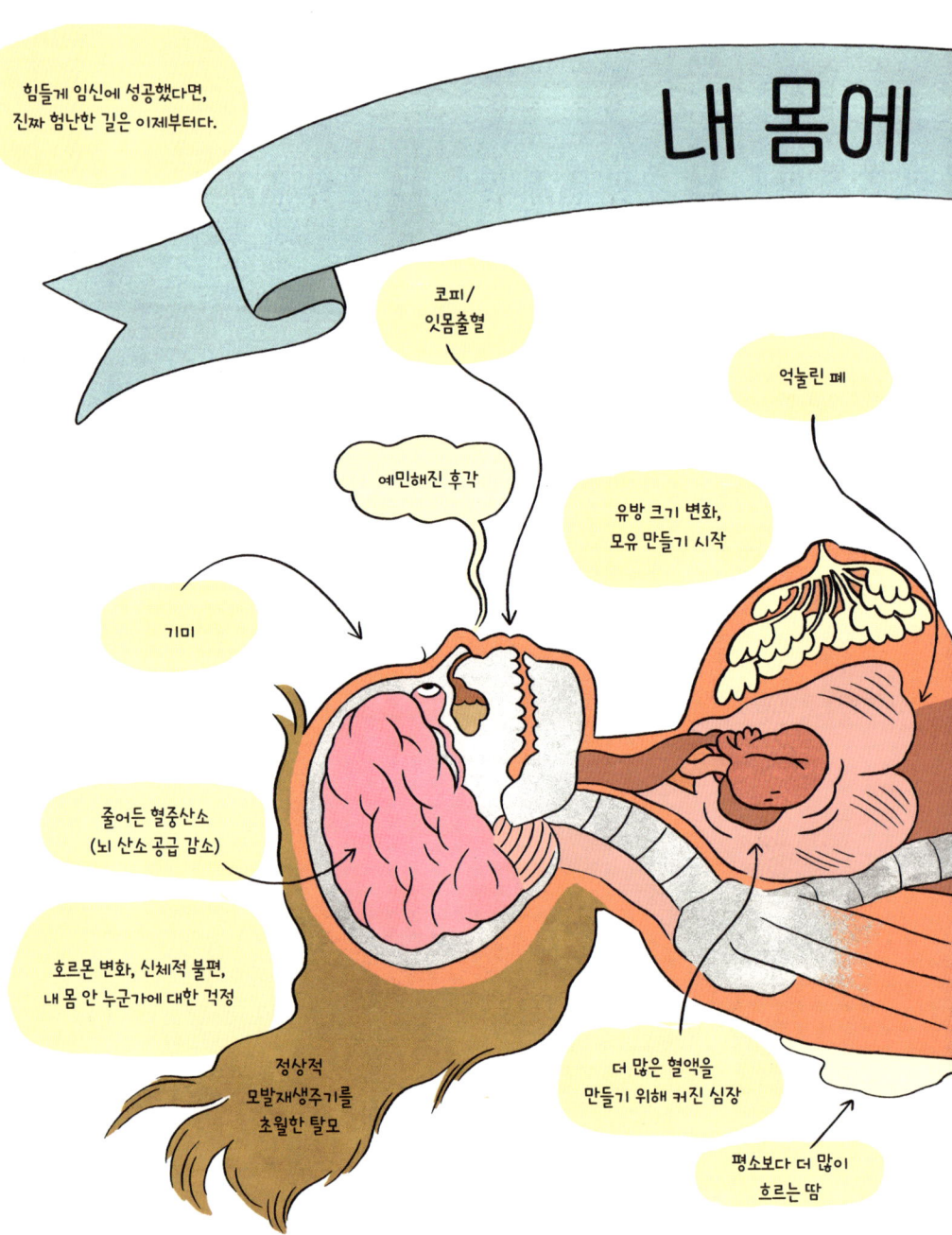

무슨 일이?

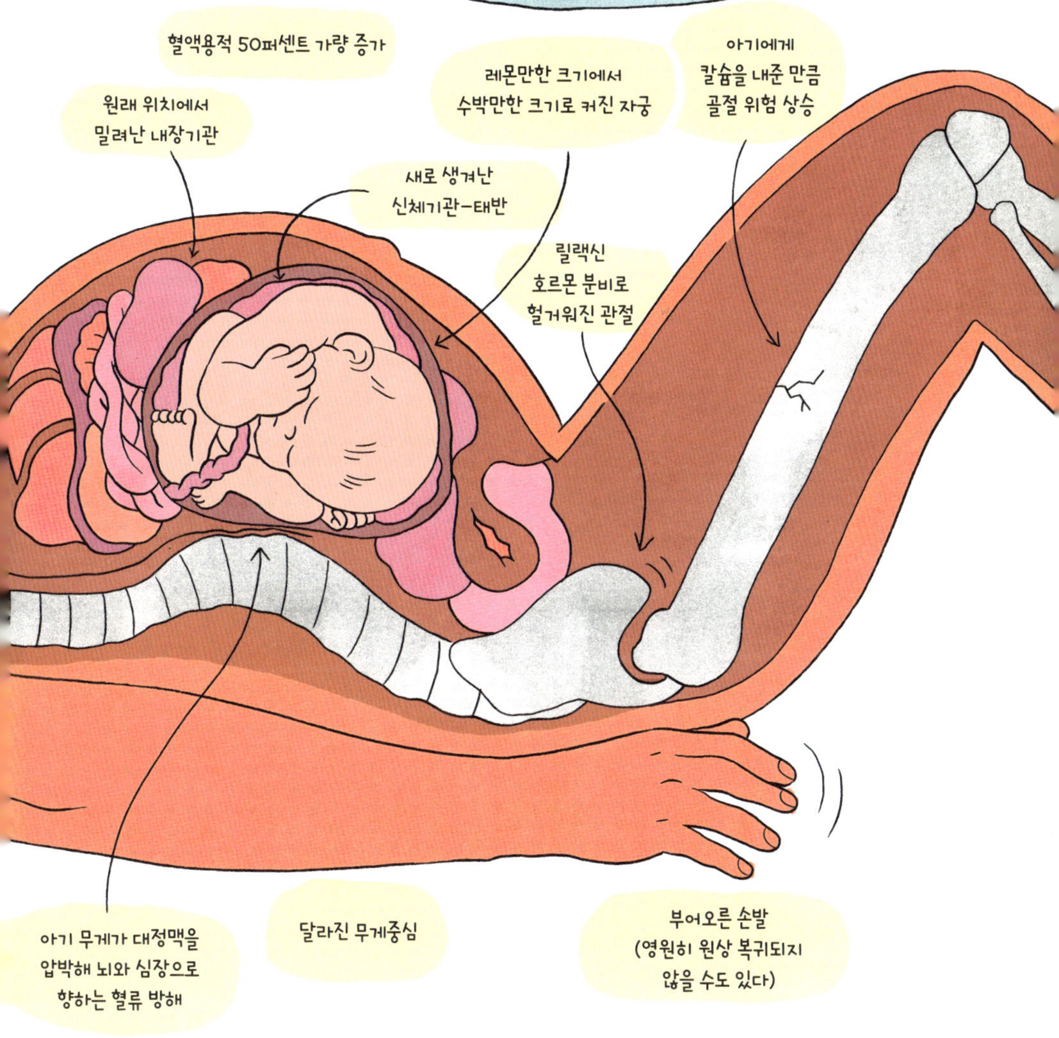

혈액용적 50퍼센트 가량 증가

원래 위치에서 밀려난 내장기관

레몬만한 크기에서 수박만한 크기로 커진 자궁

아기에게 칼슘을 내준 만큼 골절 위험 상승

새로 생겨난 신체기관—태반

릴랙신 호르몬 분비로 헐거워진 관절

아기 무게가 대정맥을 압박해 뇌와 심장으로 향하는 혈류 방해

달라진 무게중심

부어오른 손발
(영원히 원상 복귀되지 않을 수도 있다)

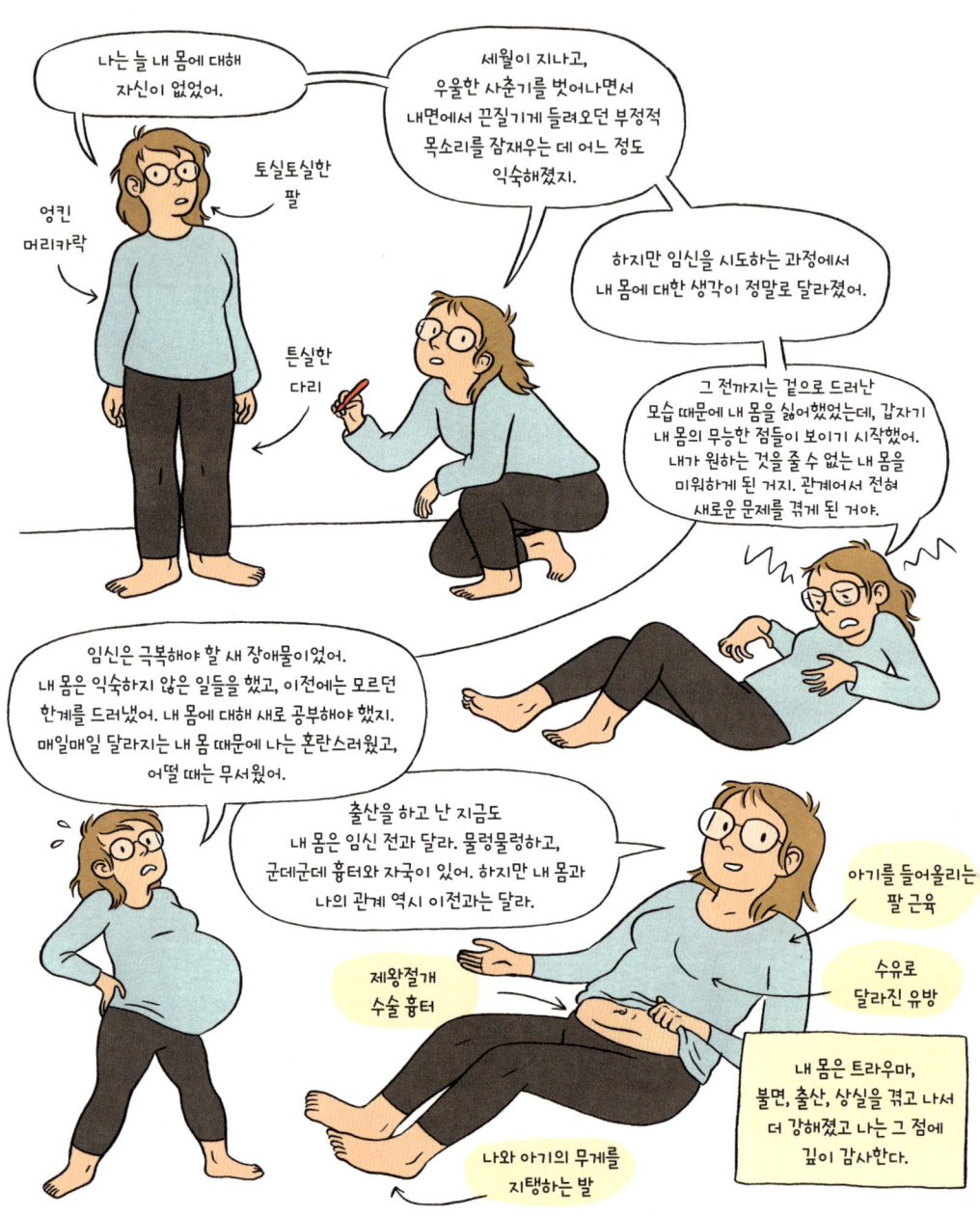

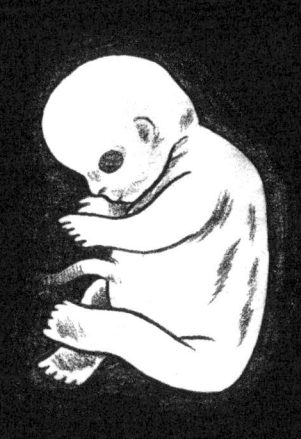

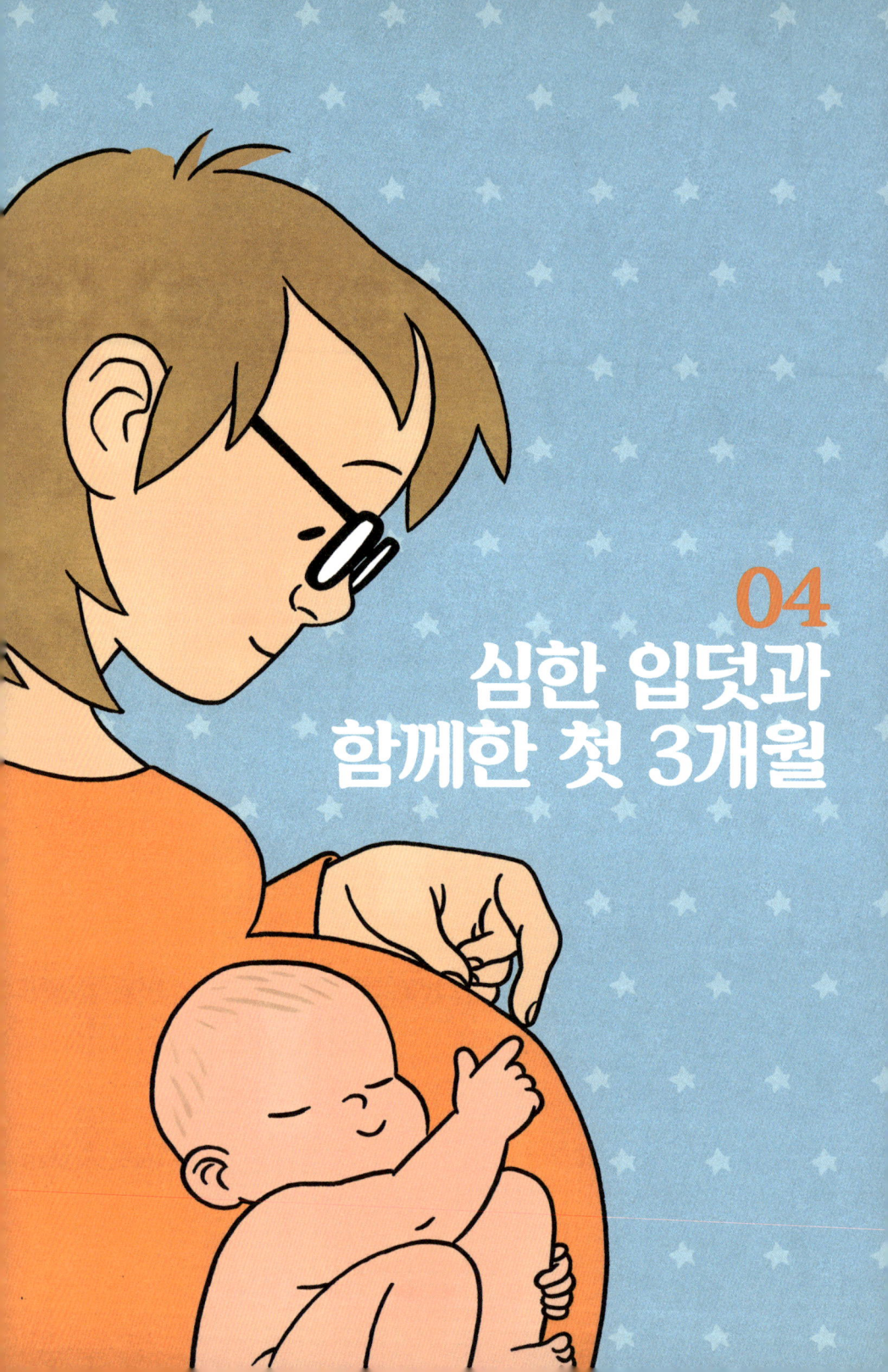

내게로 와줘서 고마워.

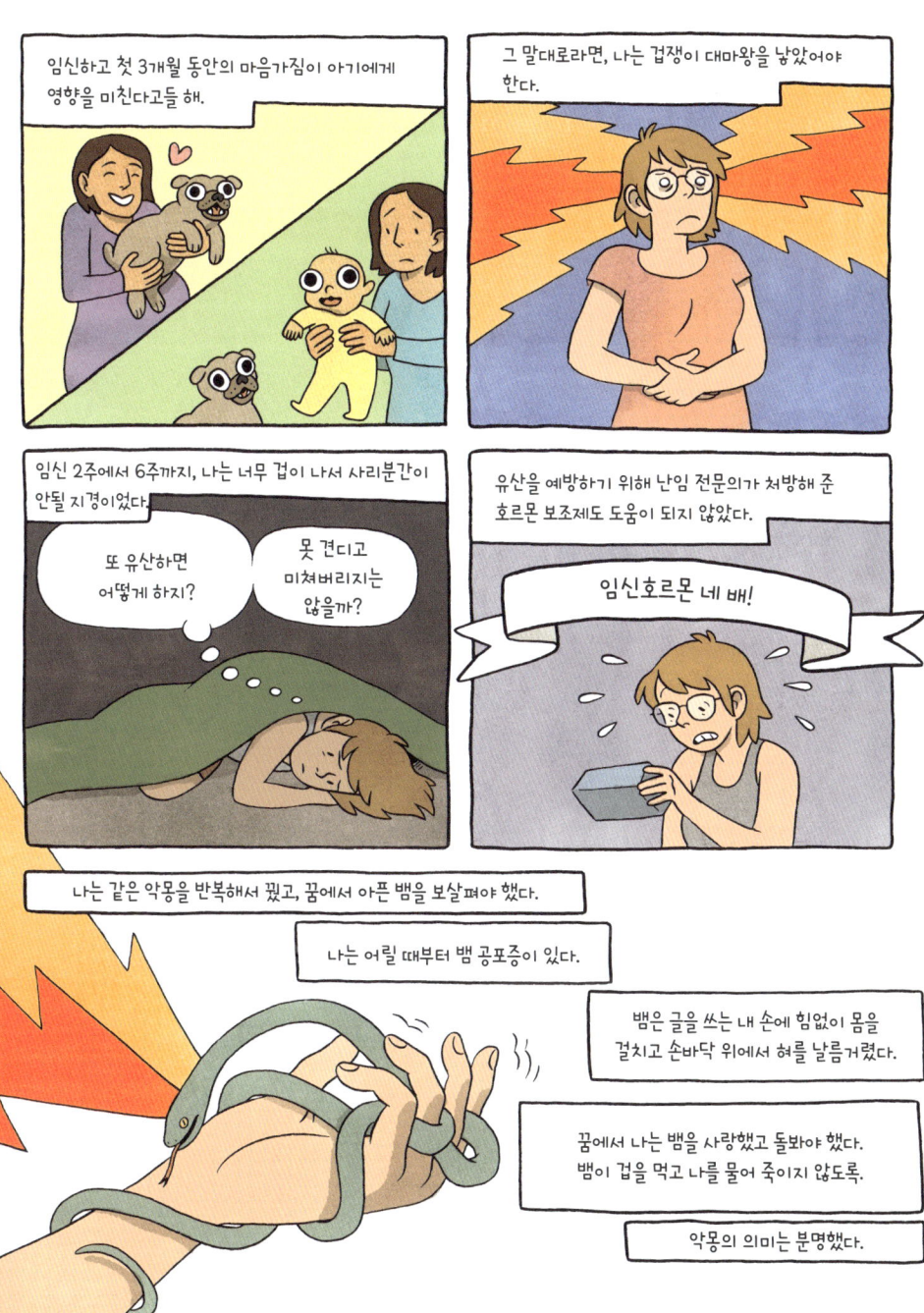

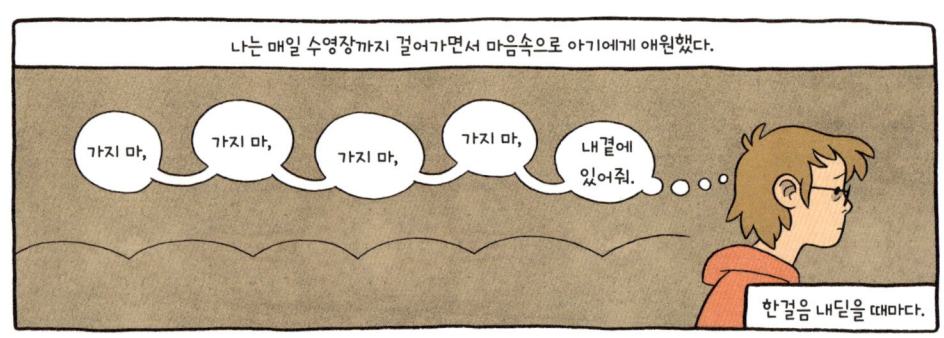

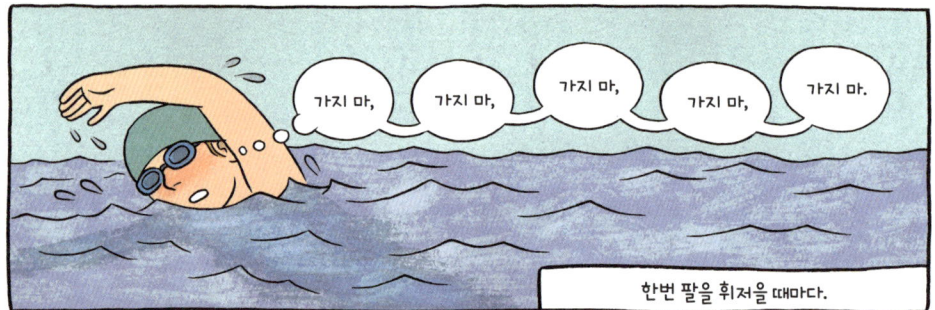

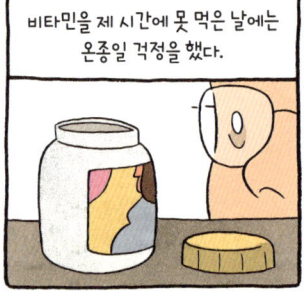
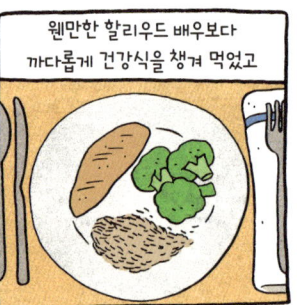
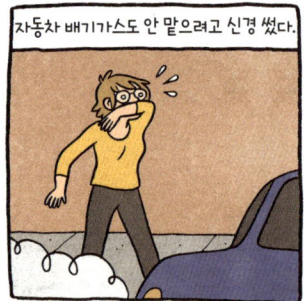

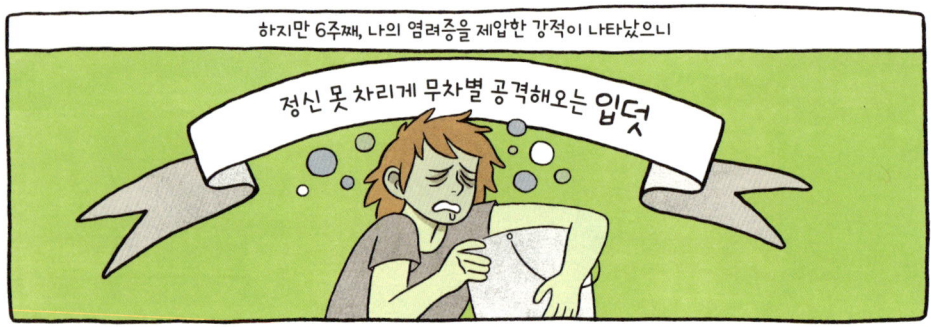

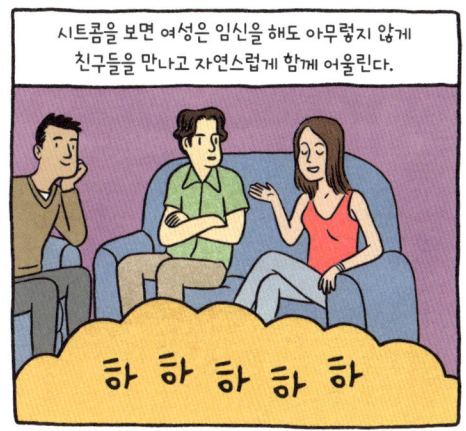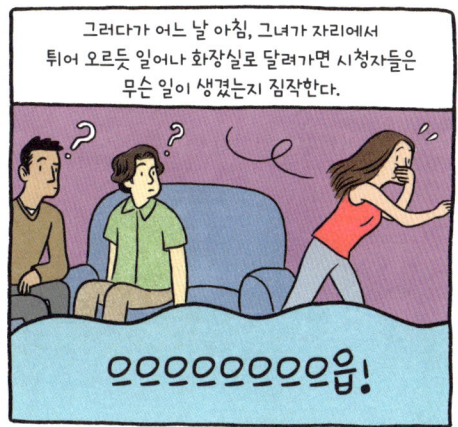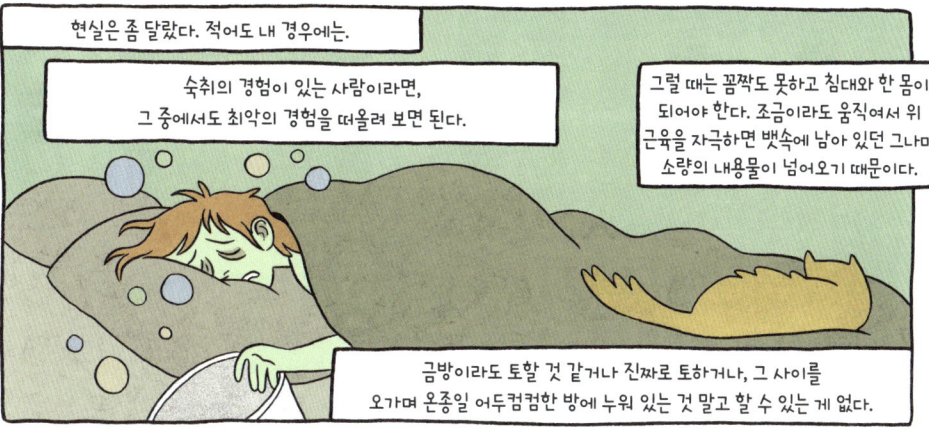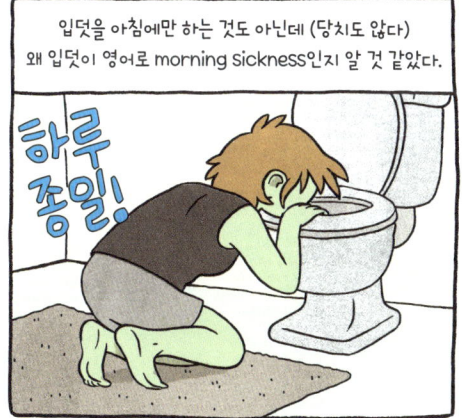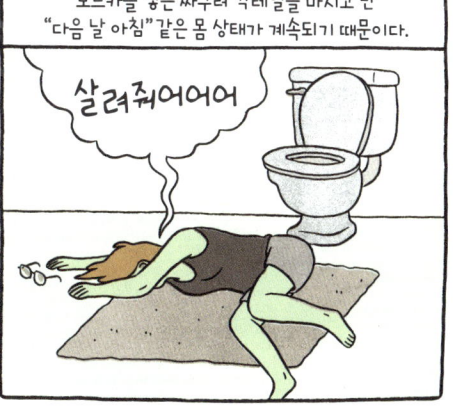

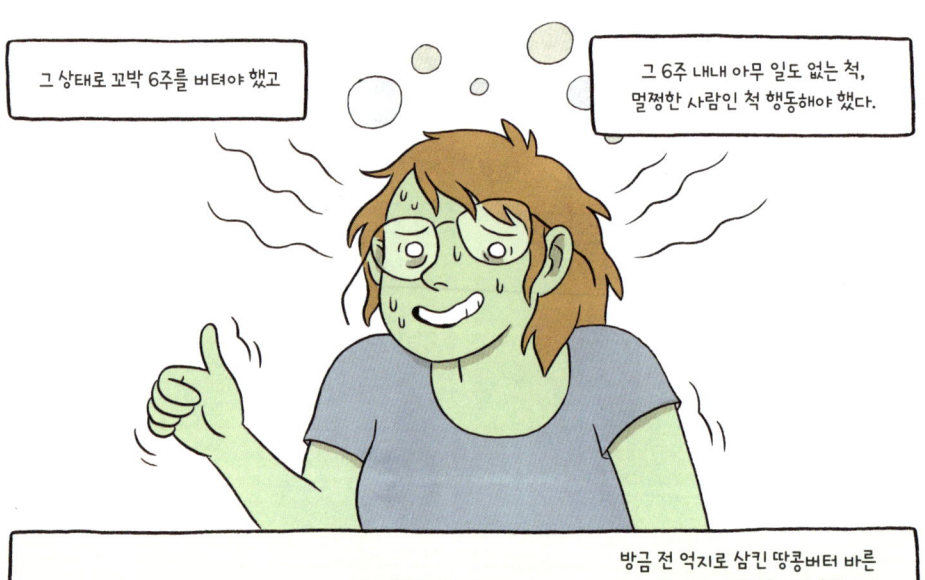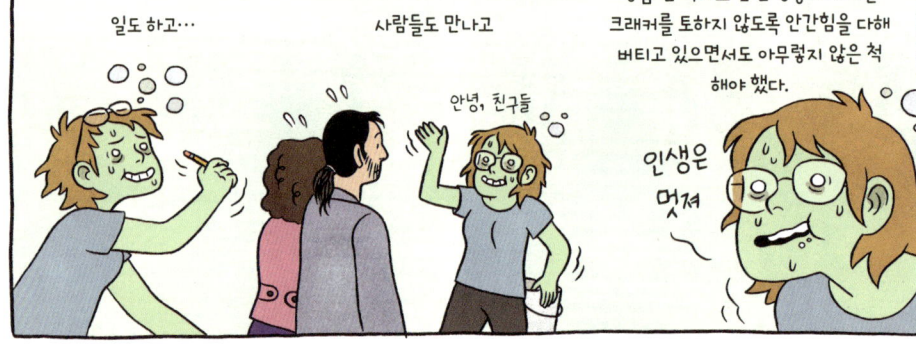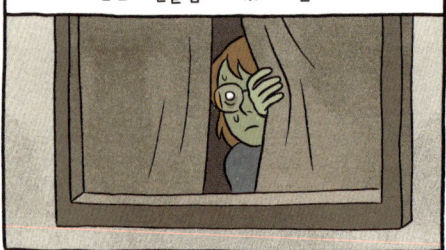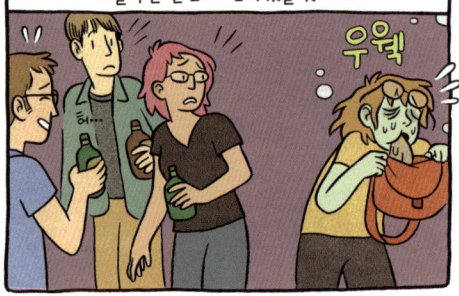

입덧이 잠깐 가라앉은 틈을 타서 인터넷을 검색해보니, 작가 샬럿 브론테는 실제로 입덧 때문에 사망했다고 한다.

샬럿 브론테가 살았던 시대에는 입덧이 매우 부끄러운 일이었다. 당시에는 입덧이 어머니가 되기를 원하지 않는 "정신이 올바르지 않은 여성"에게 생긴 정신장애로 여겨졌기 때문이다.

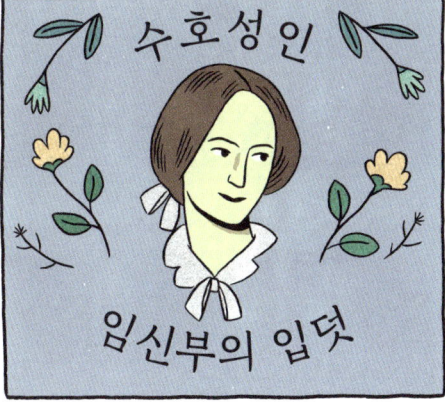

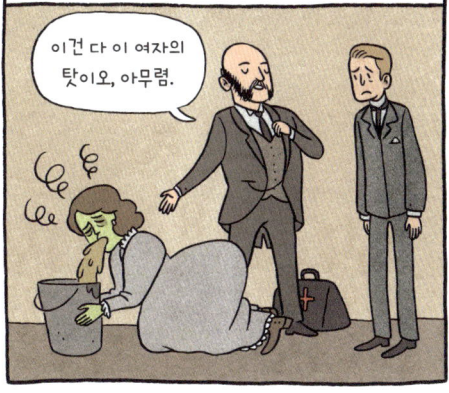

입덧을 완화하기 위해 내가 시도한 몇 가지 방식들은 모두 효과가 없었다.

끊임없이 먹기:
나는 크래커와 (다들 좋다길래) 요거트를 화장실에 두고 한밤중에 몰래 가서 억지로 음식을 쑤셔 넘겼다

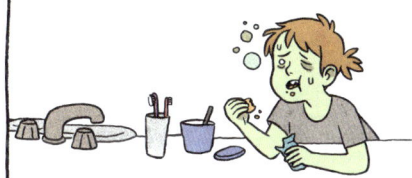

많이 자기:
금방이라도 토할 것 같다가 진짜 토하기를 반복하던 중 잠깐이라도 틈이 나면 잠을 잤다. 너무 지쳐서 금방 잠이 들었지만, 의식을 완전히 잃을 정도로 깊은 잠에 빠질 수 있었다는 것 말고 몸 상태가 나아지는 데는 전혀 도움이 되지 않았다.

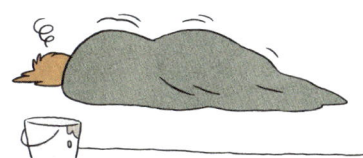

난임 전문의가 처방해 준 약, 과거에 킴 카다시안이 인스타그램에 올리면서 경고문을 함께 올리지 않아 네티즌들 사이에서 구설수에 올랐던 바로 그 약: 남들은 잠이 쏟아진다던데 나는 그냥 토하는 좀비가 되어버렸다.

입덧 완화 사탕:
이것도 무용지물, 그냥 여러 가지 향을 되새김질하면서 토했다.

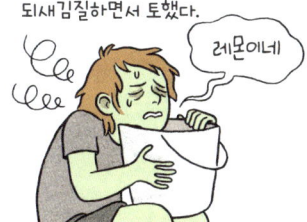

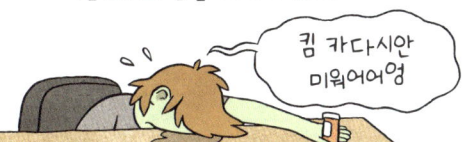

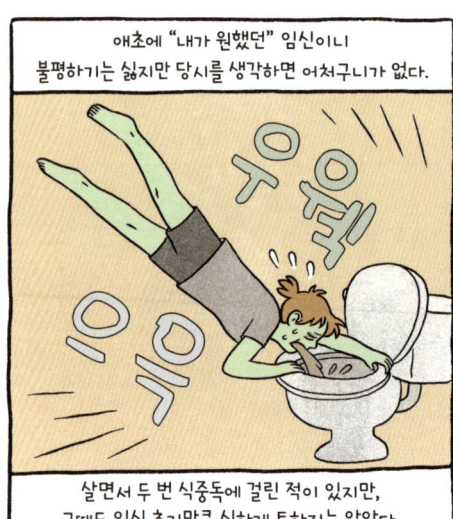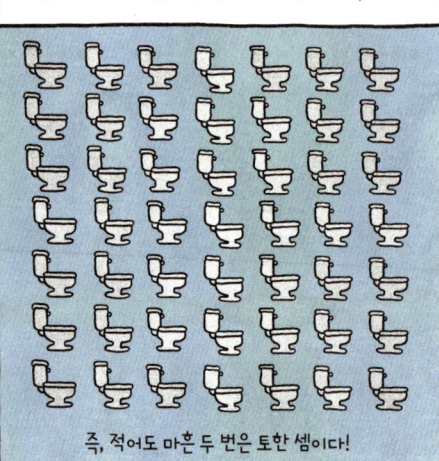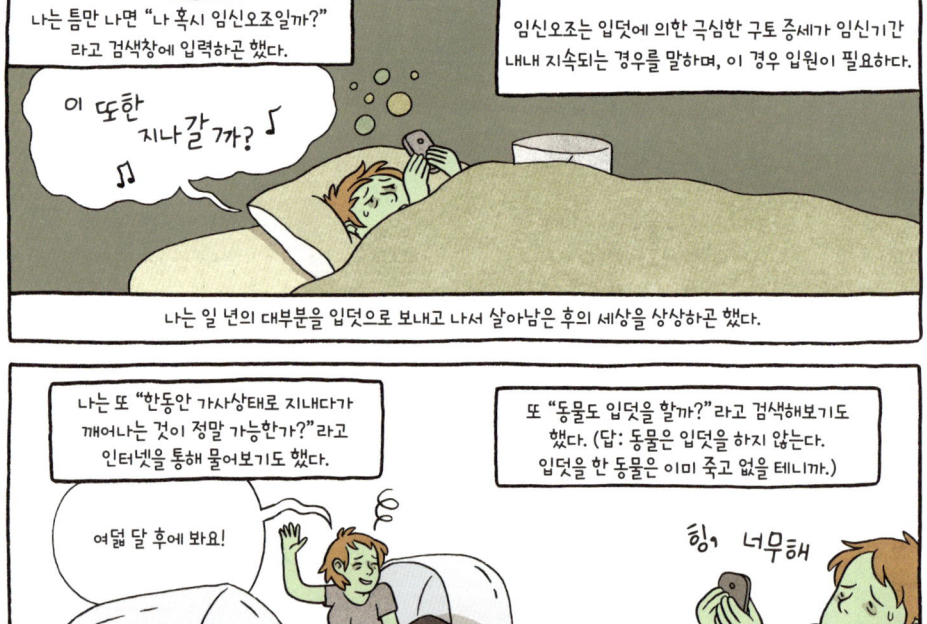

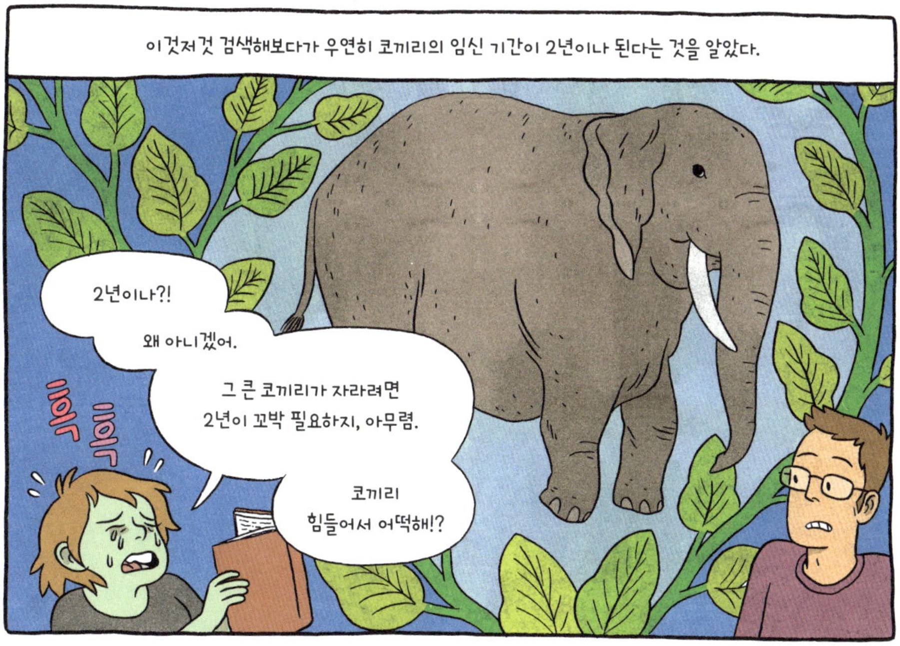

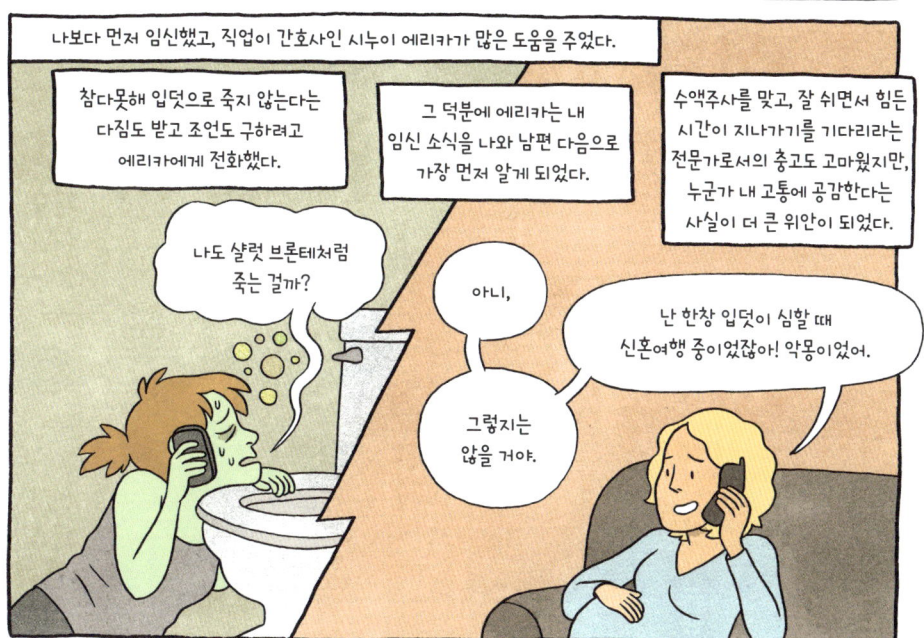

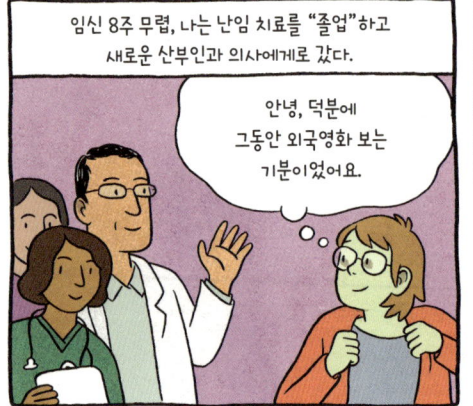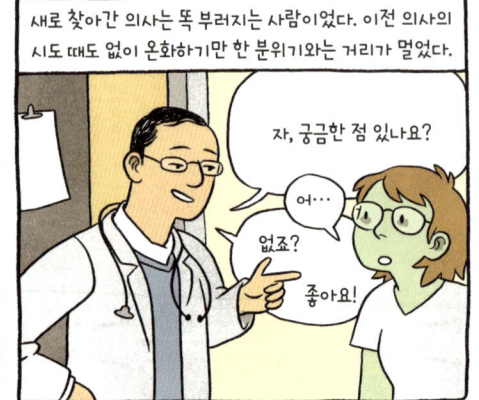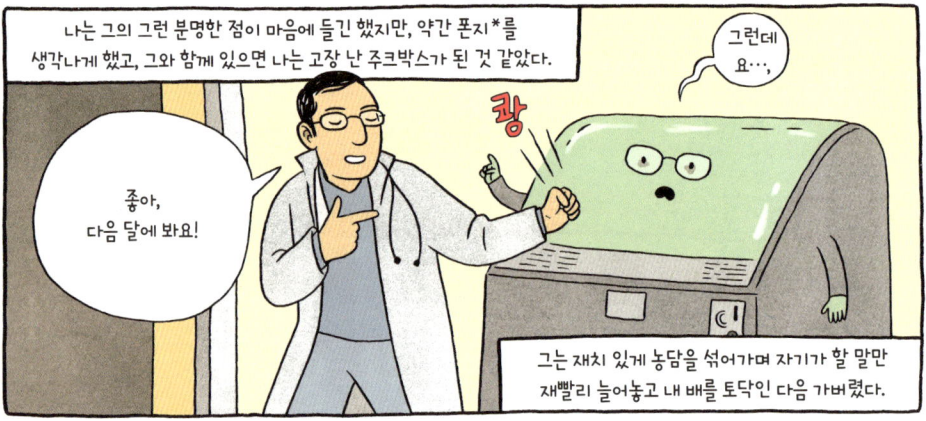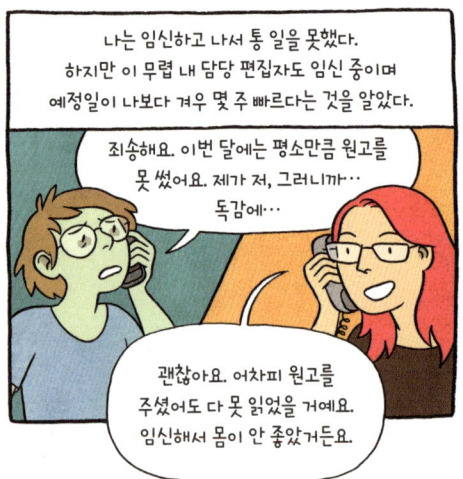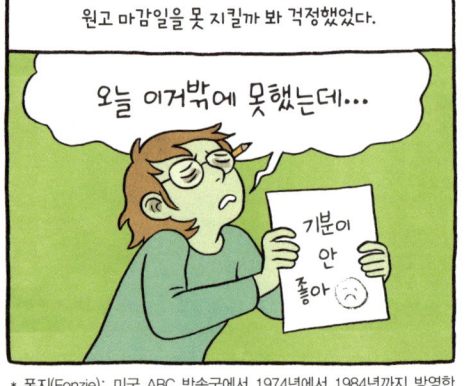

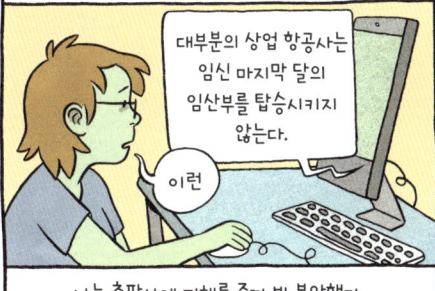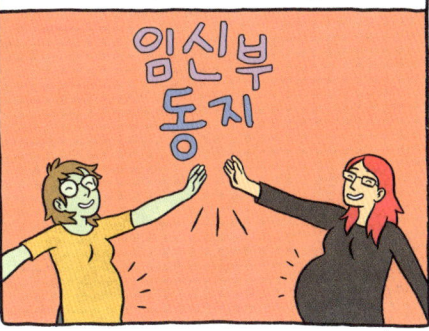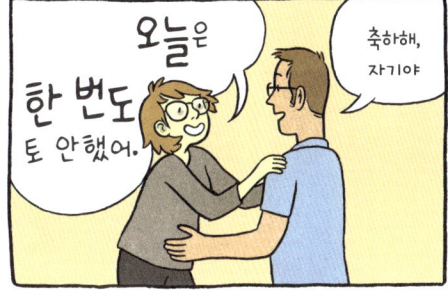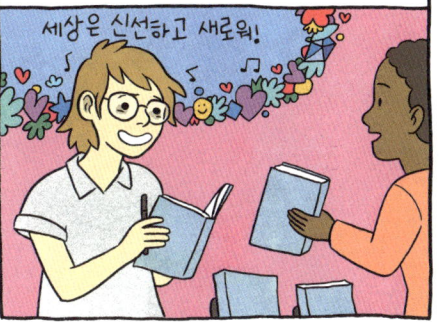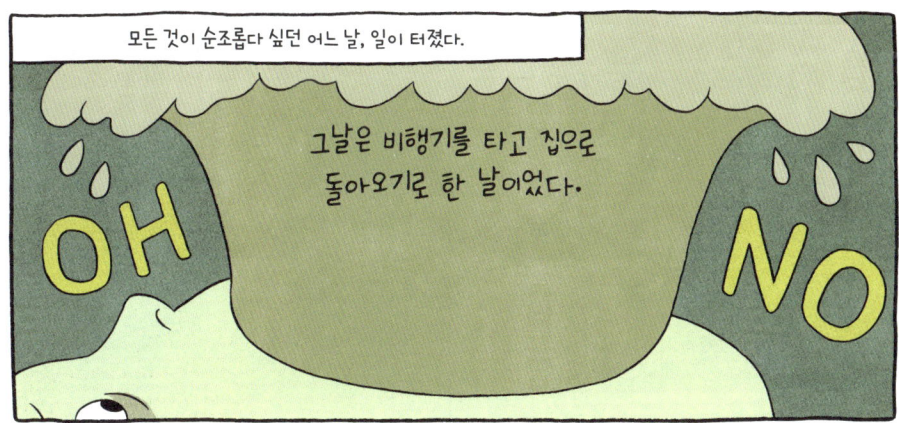

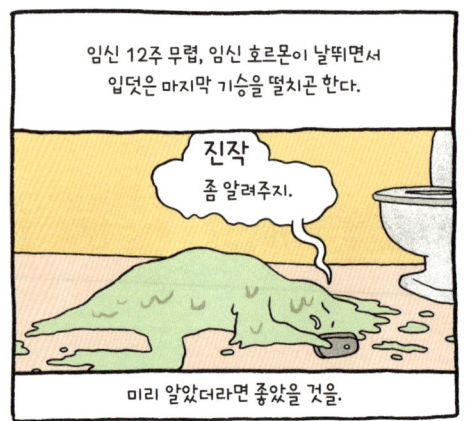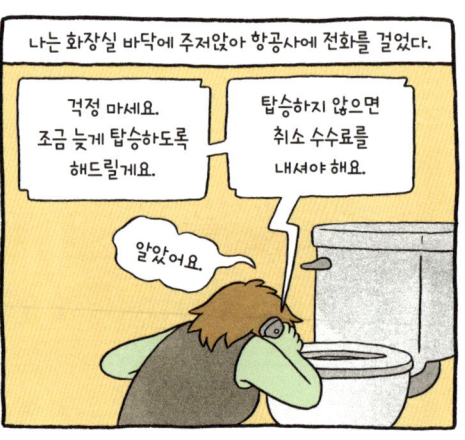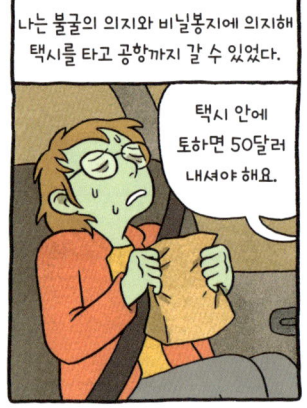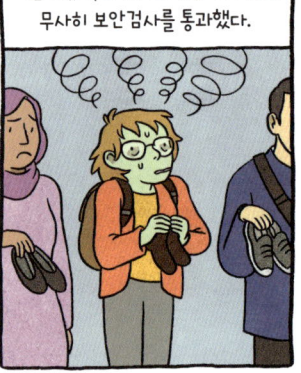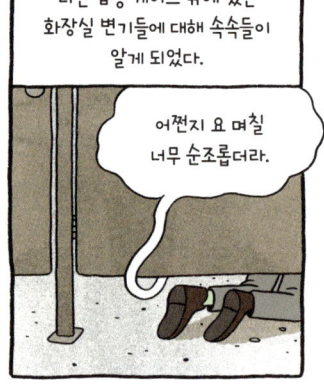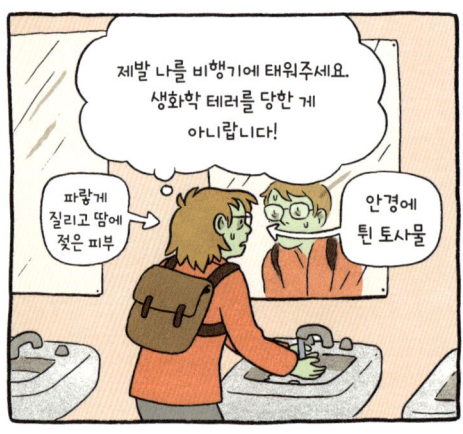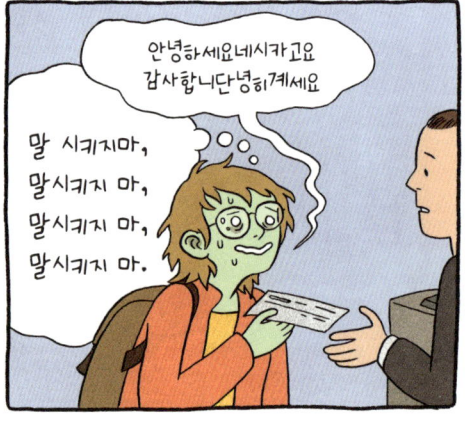

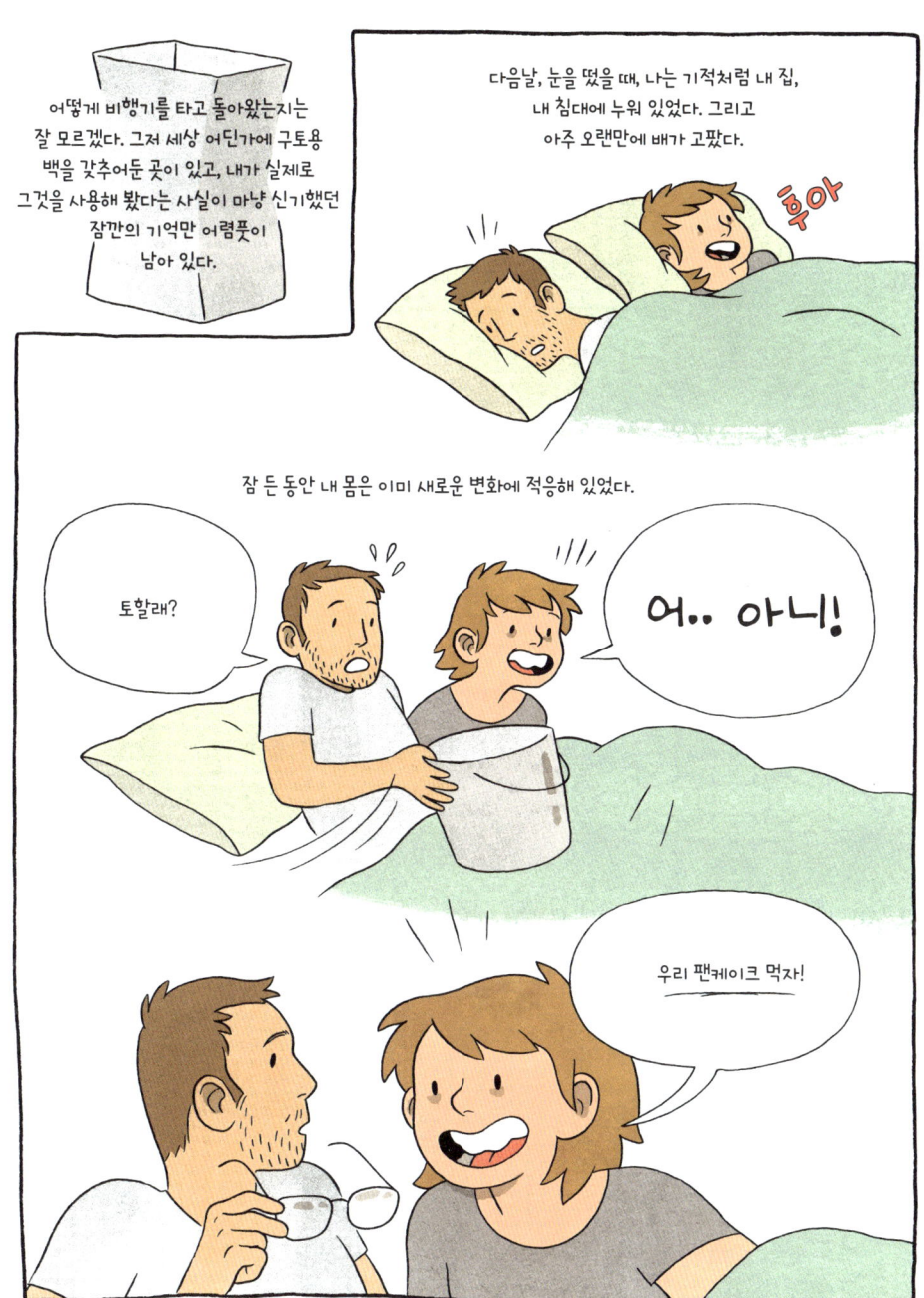

널 위해
공부한 시간

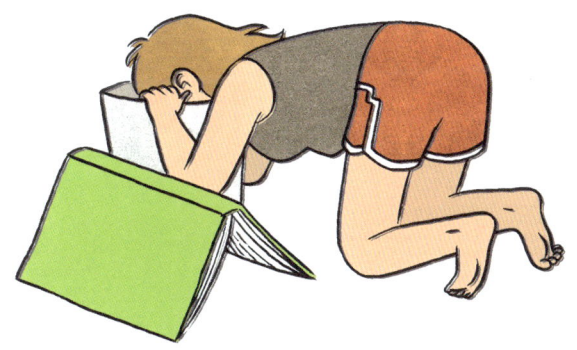

사람은 중대한 결과를 기다릴 땐 뭐든 믿고 싶어 해.

불확실하지만 인생에 중대한 영향을 미치는 결과를 기다릴 때, 사람들은 뭐라도 믿고 싶어 하는 경향이 있다.

웨스턴 켄터키 대학에서 민속학 강의를 하는 에리카 브래디 박사님의 말씀

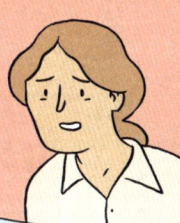

임신에 관한 미신 중에서 재미있는 것들만 몇 개 추려 봤다.

임신부가 달을 보면 아기가 미치거나 몽유병에 걸린다. 열쇠를 지니고 다니면 열쇠가 아기를 지켜준다.

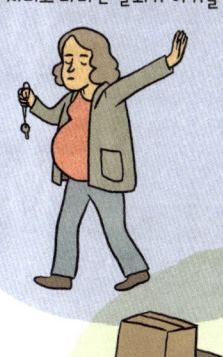

뜨겁거나 차가운 음료는 금물. 아기가 얼거나 덴다.

추워!

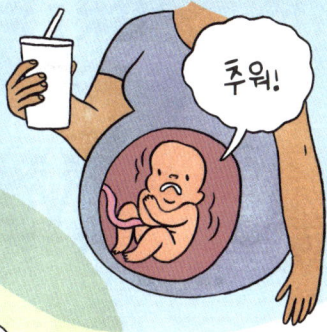

머리 위로 양팔을 올리면 안 된다. 아기 숨이 막힌다.

캑!

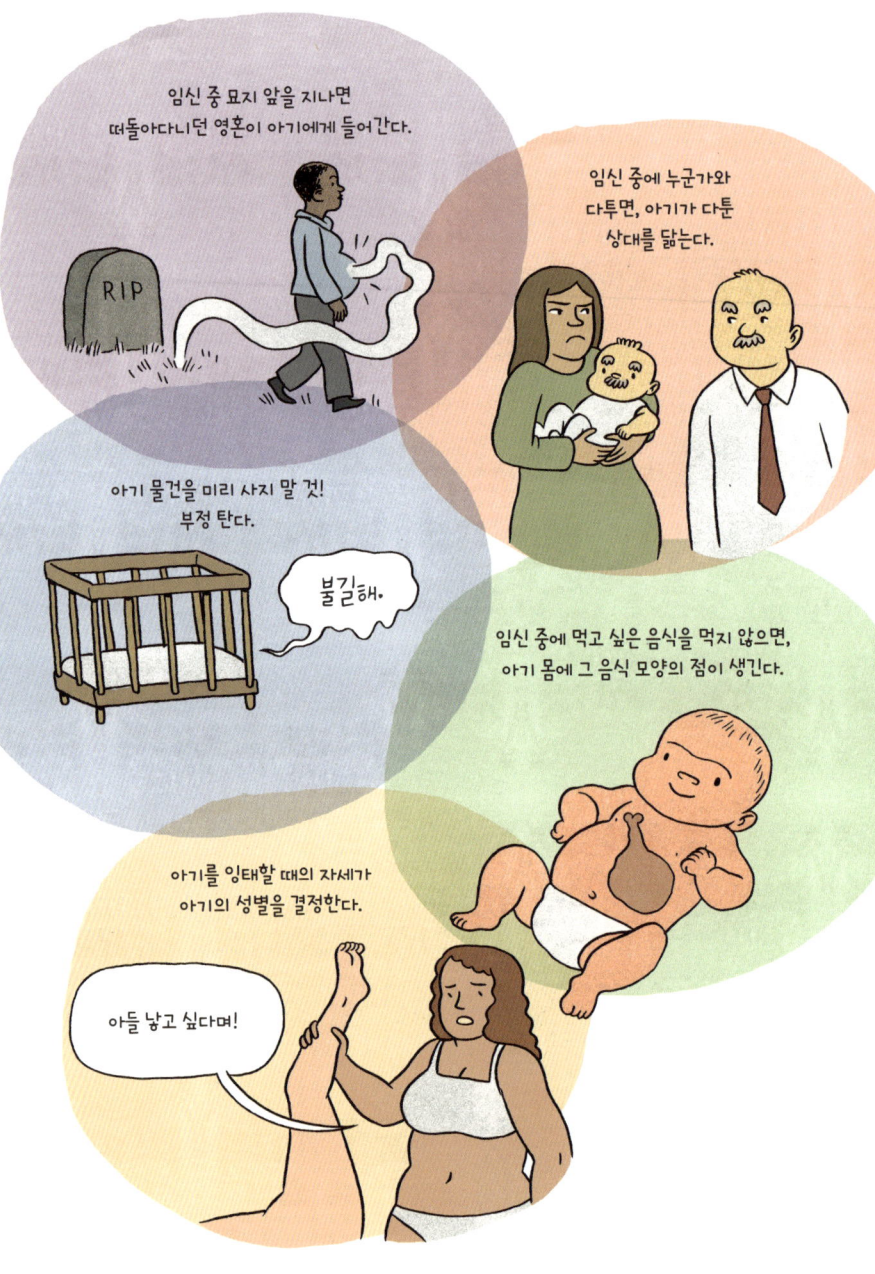

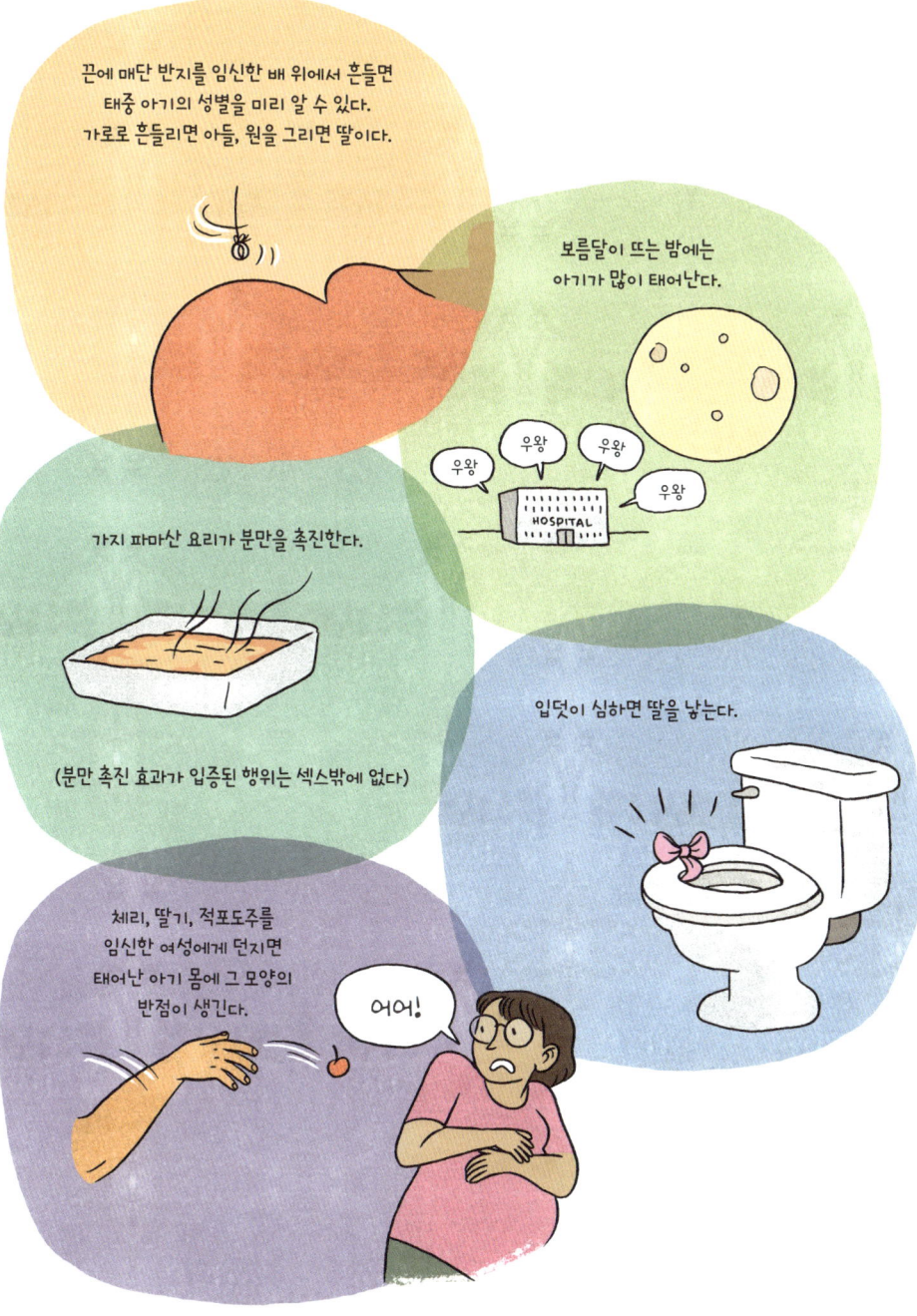

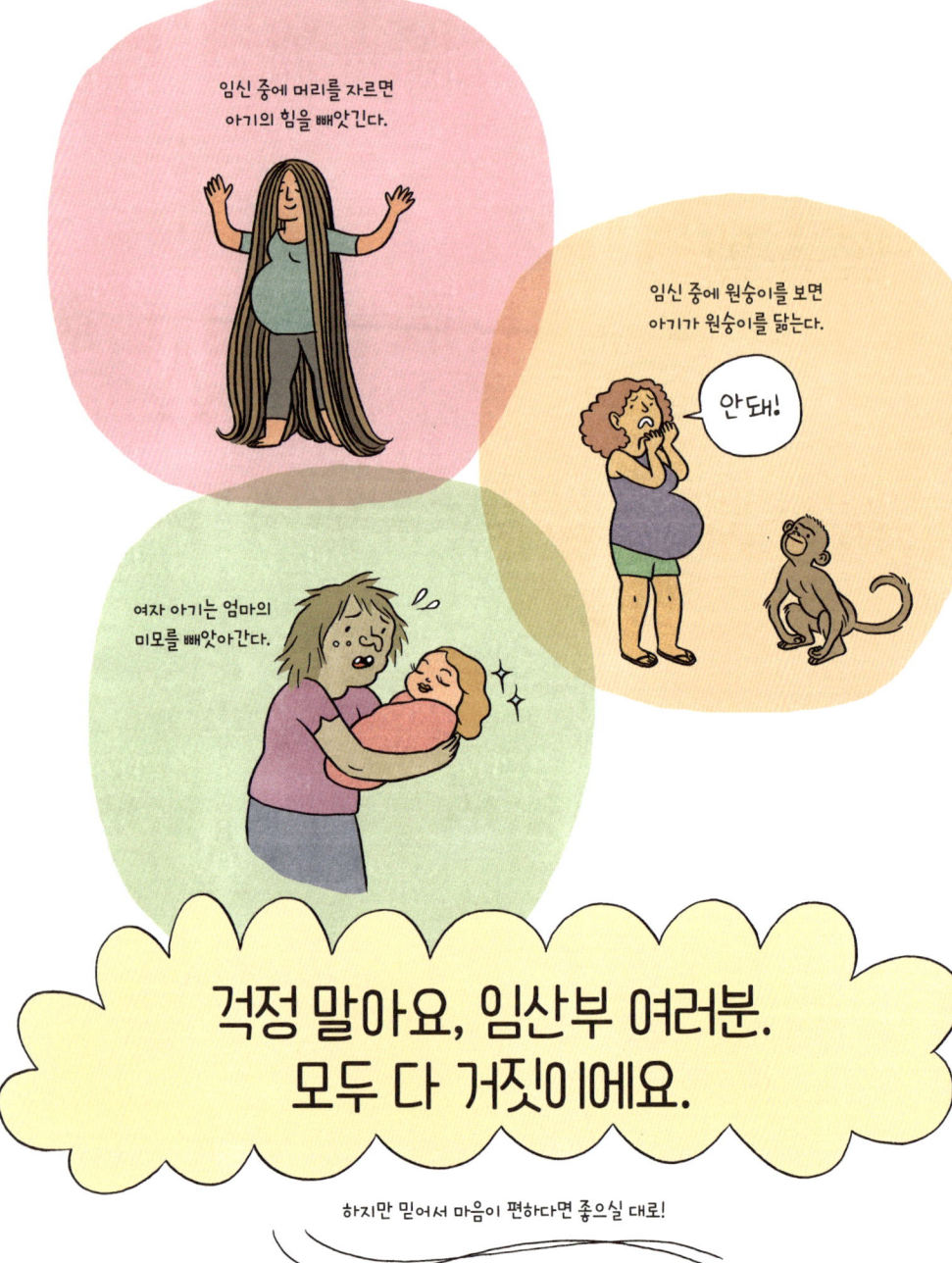

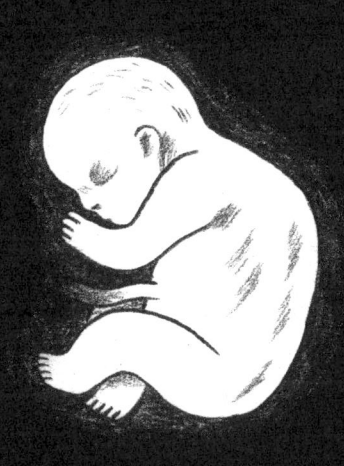

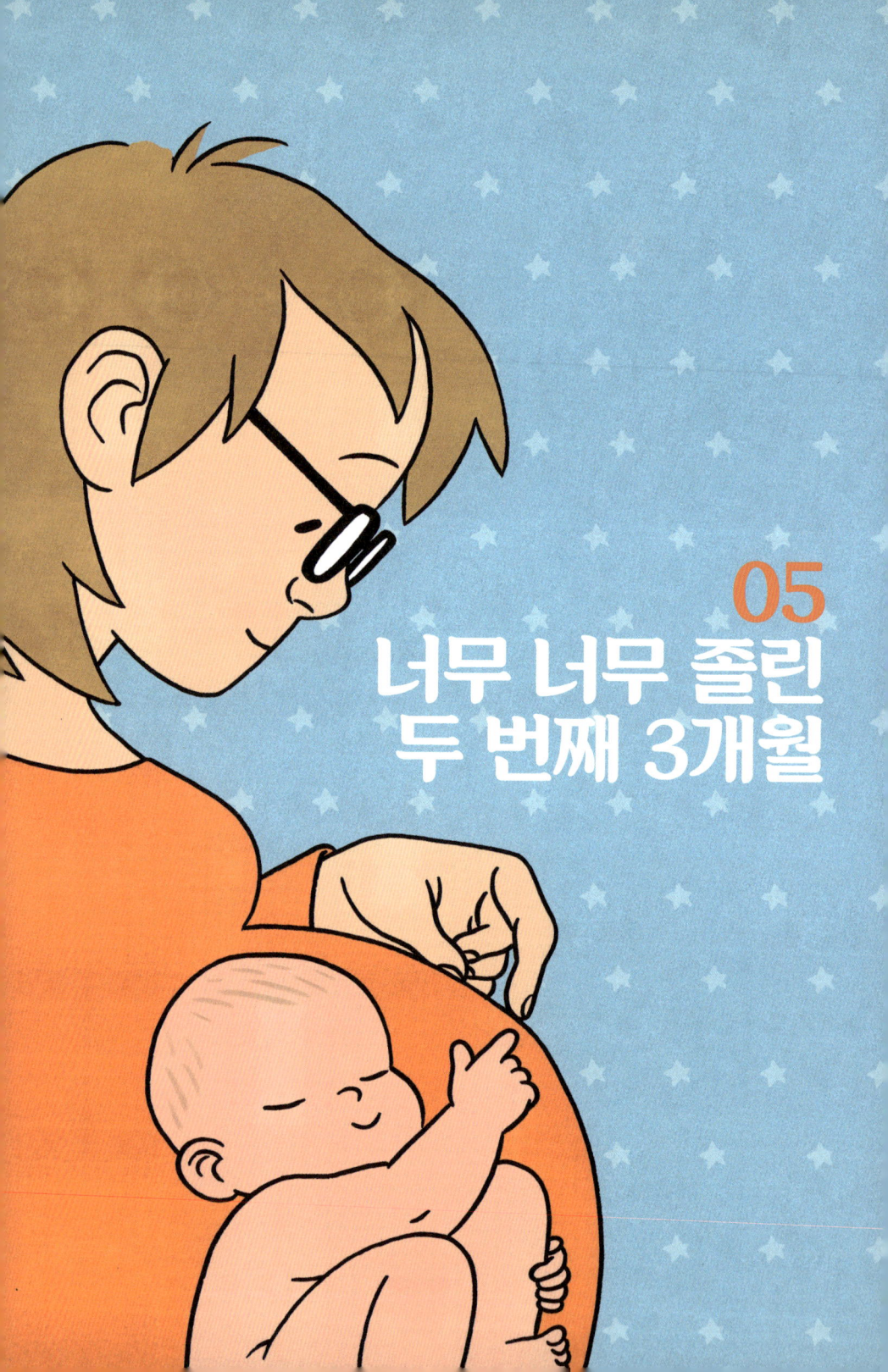

네가 움직이는 걸 느껴.

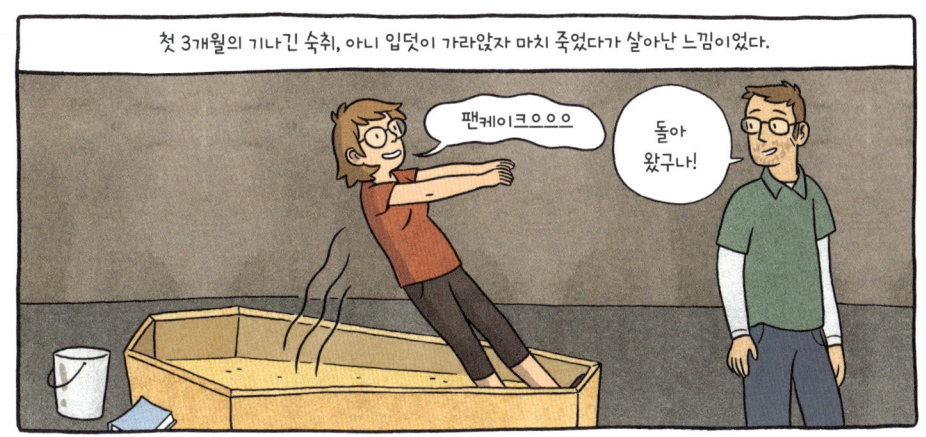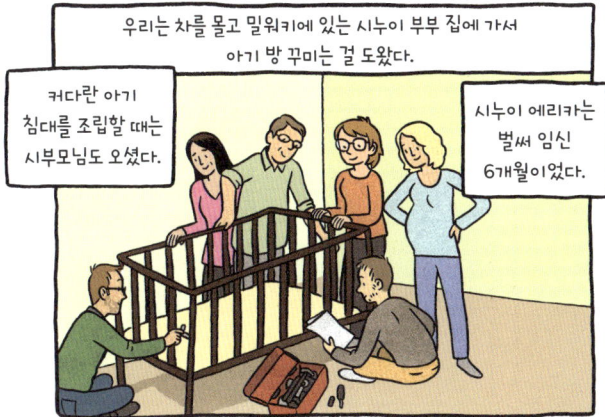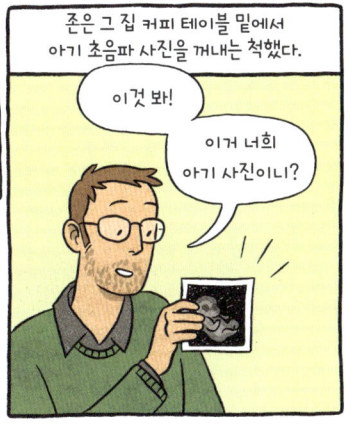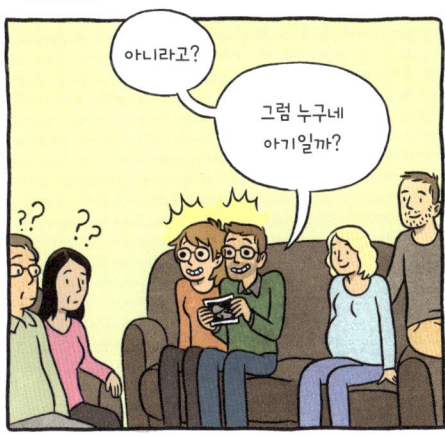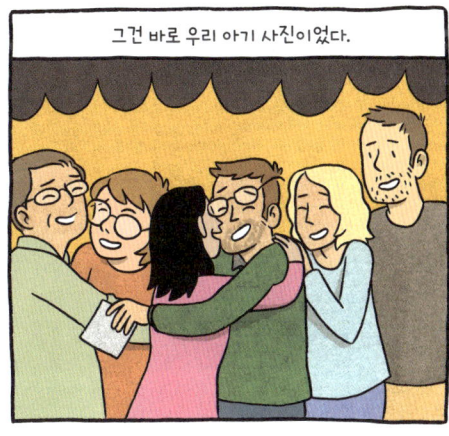

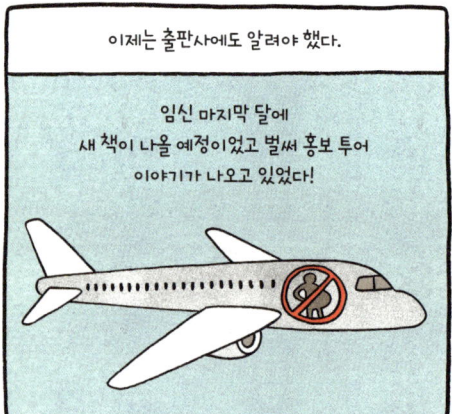
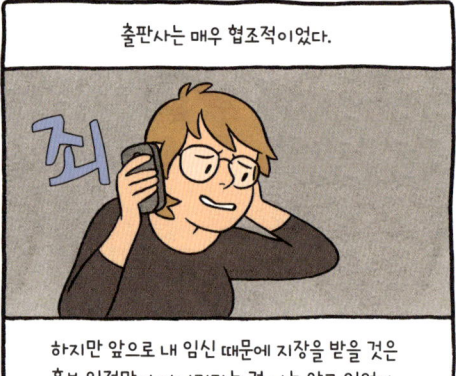
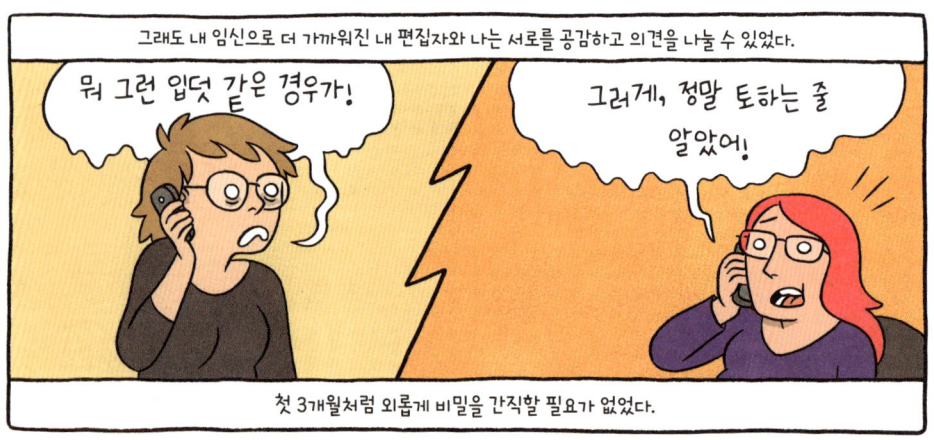

* 엔칠라다(enchilada): 또띠아에 고기, 치즈를 얹고 돌돌 말아 칠리소스를 뿌려 먹는 멕시코 요리.

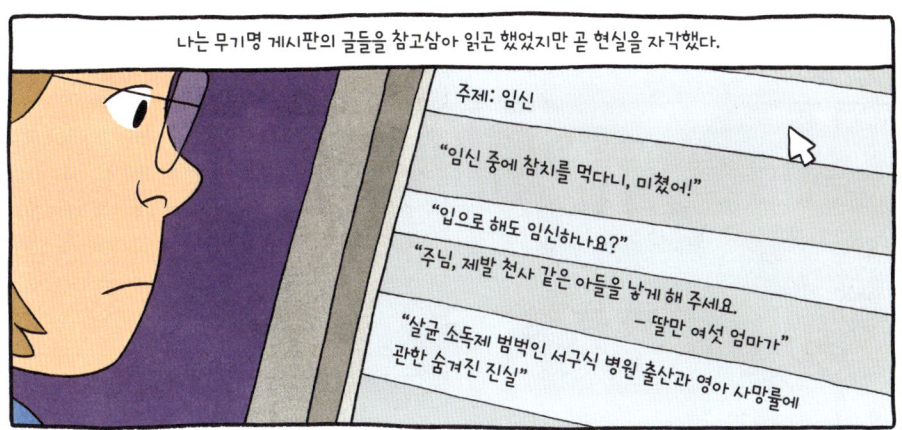

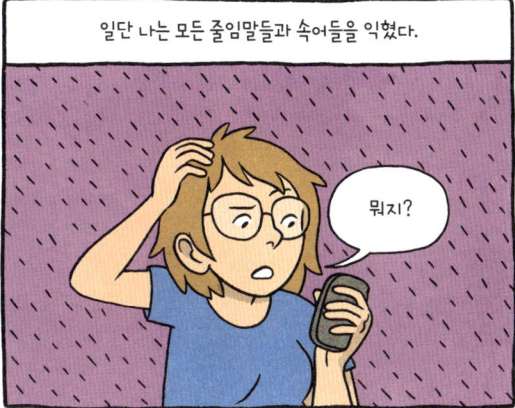

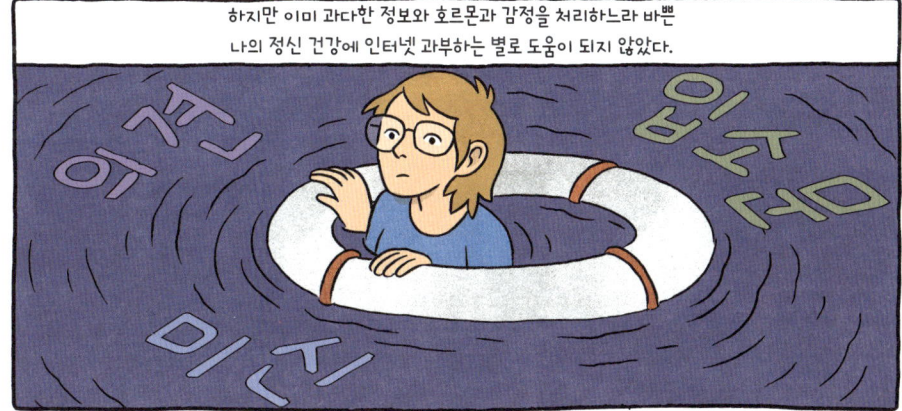

* 레딧(Reddit): 미국의 소셜 뉴스 웹사이트(reddit.com). 주제별 커뮤니티(subreddit)에 회원들이 콘텐츠(링크, 이미지, 텍스트 등)와 댓글을 게시하는 방식으로 운영된다.
** 베이비범프스(https://www.reddit.com/r/BabyBumps/): 예비 부모들이 정보를 교환하는 레딧 커뮤니티.

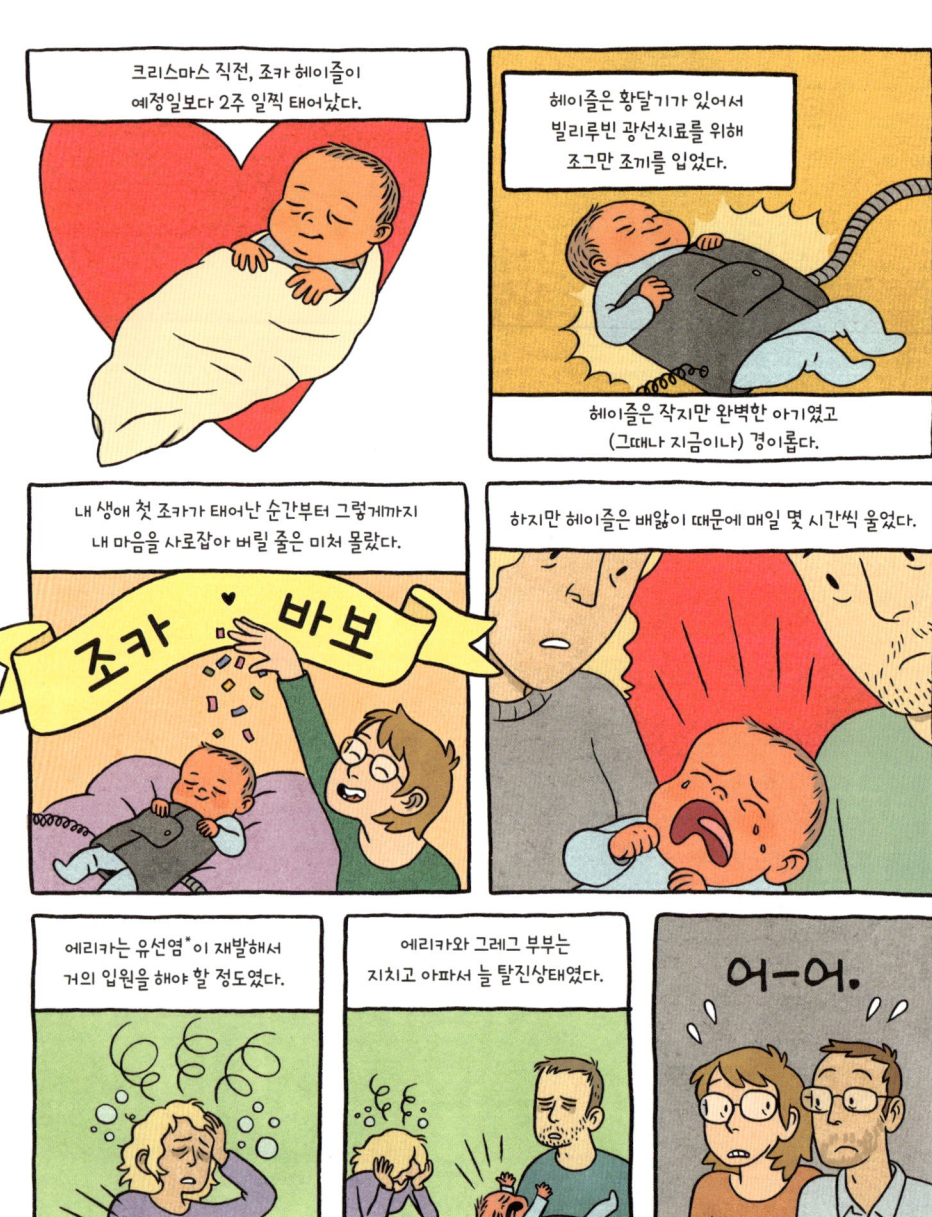

*유선염(mastitis): 유선이 막혀서 유방 조직에 나타나는 감염증으로 심한 통증을 유발한다.

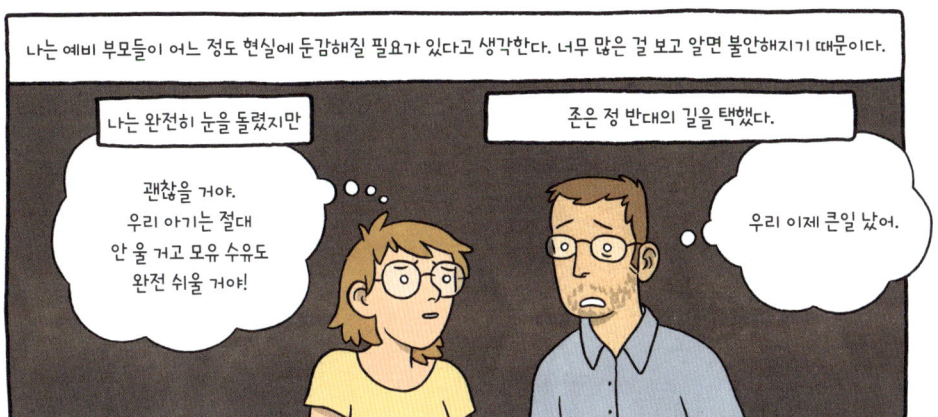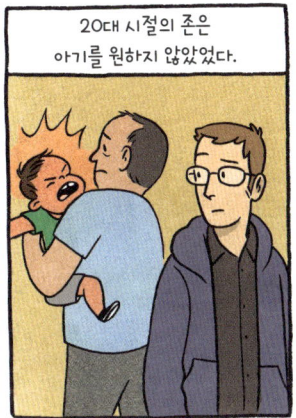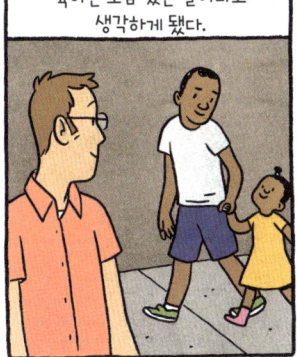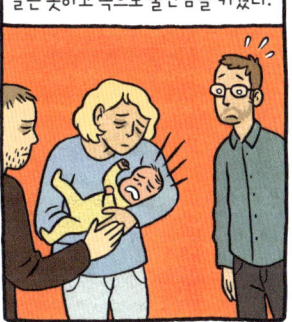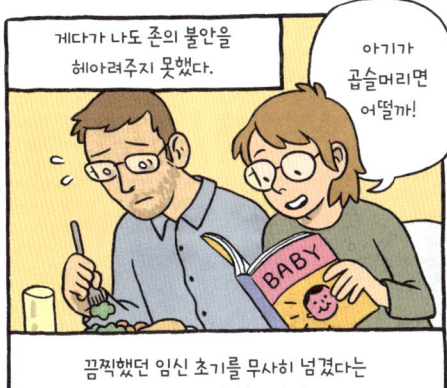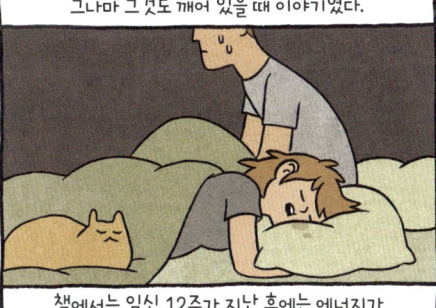

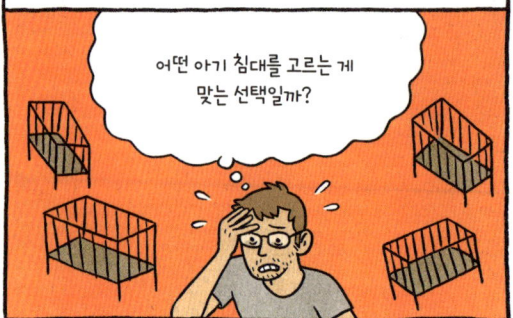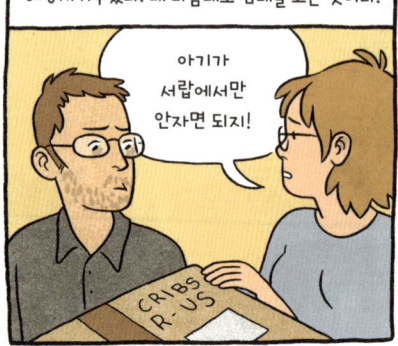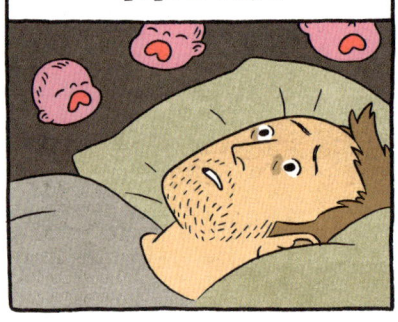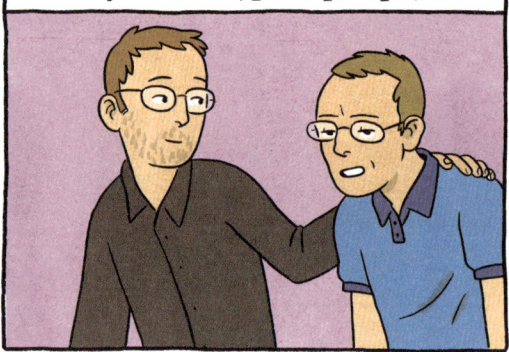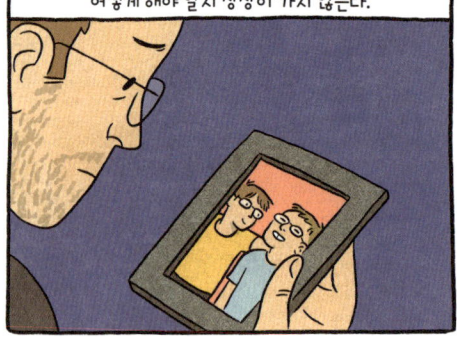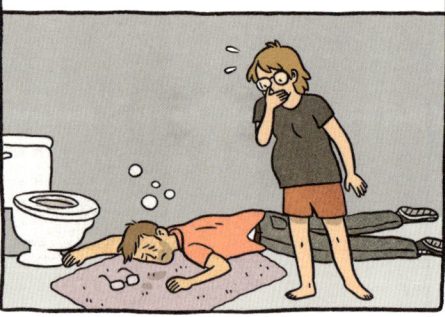

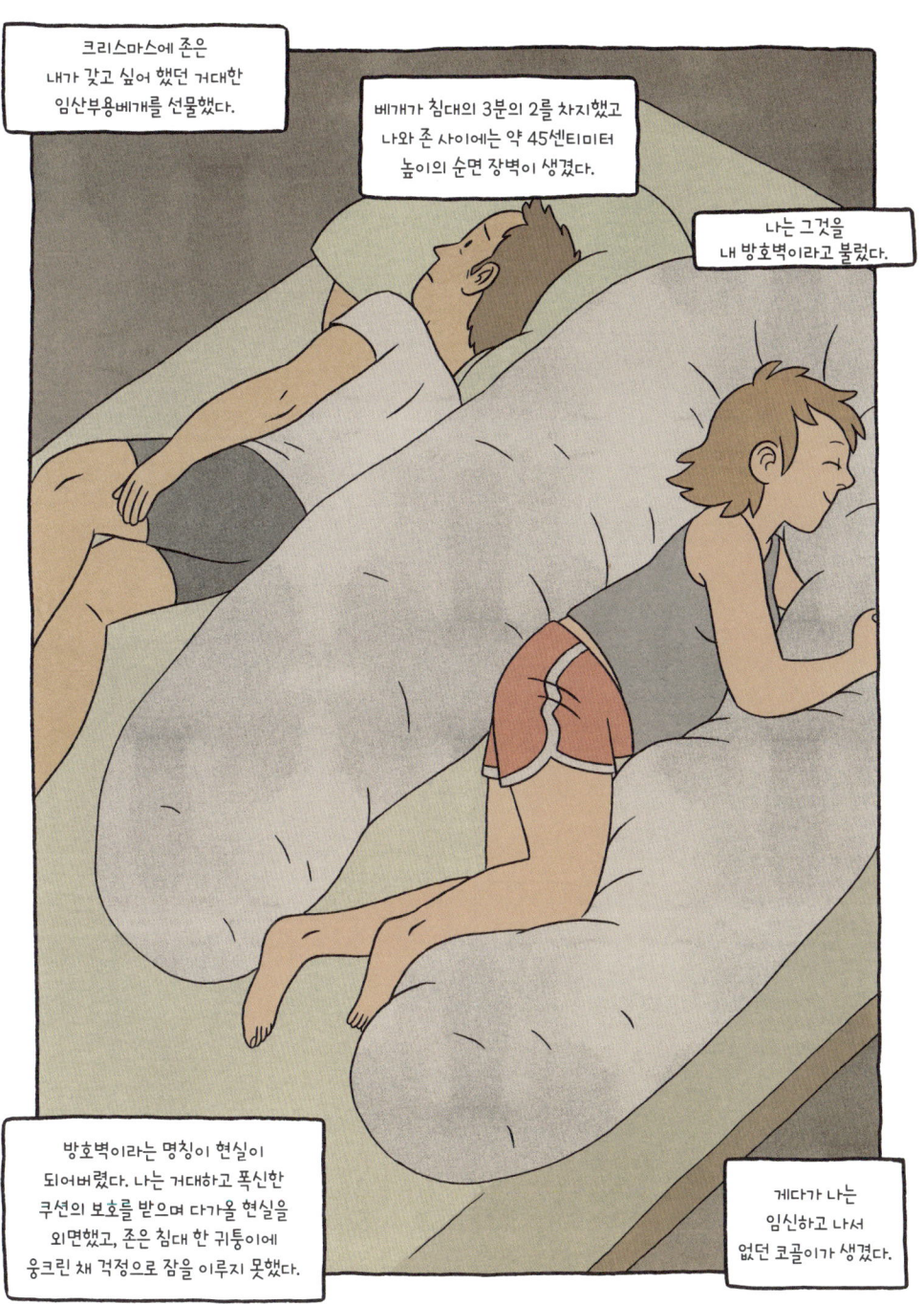

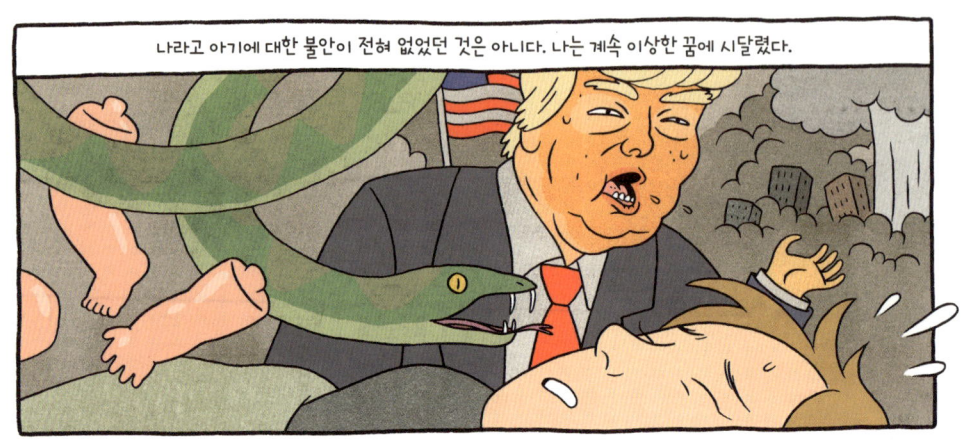

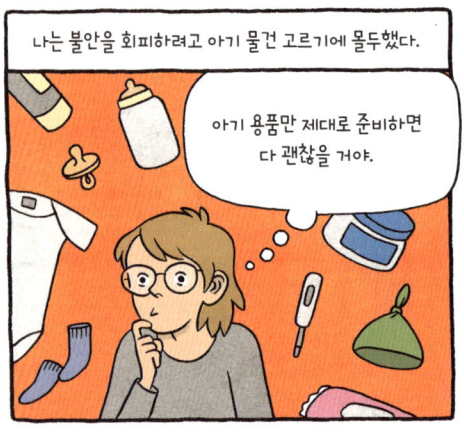

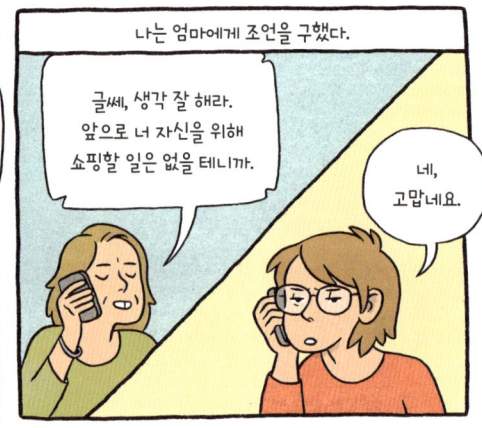

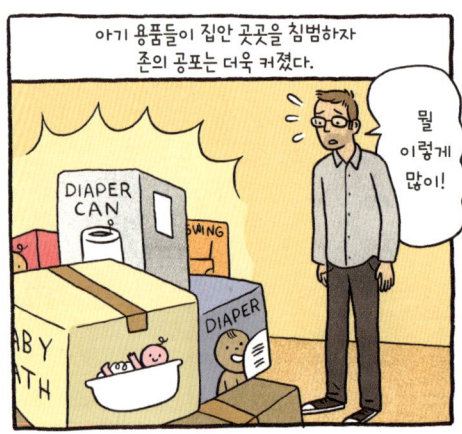

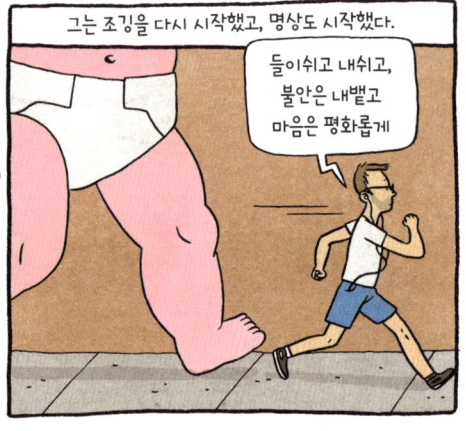

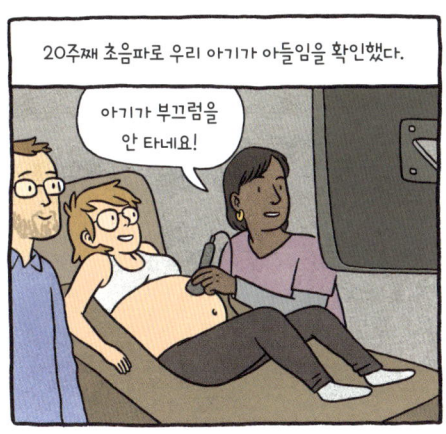
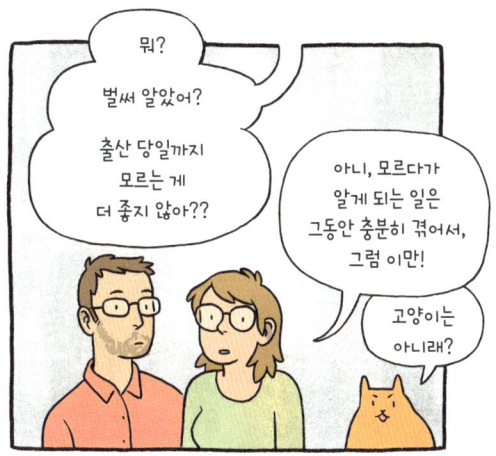
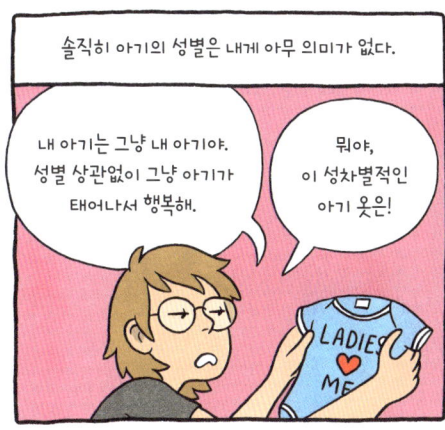
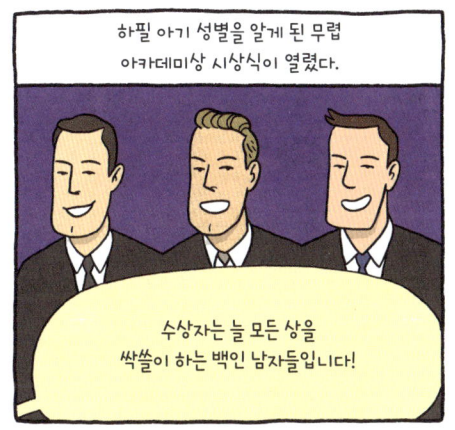
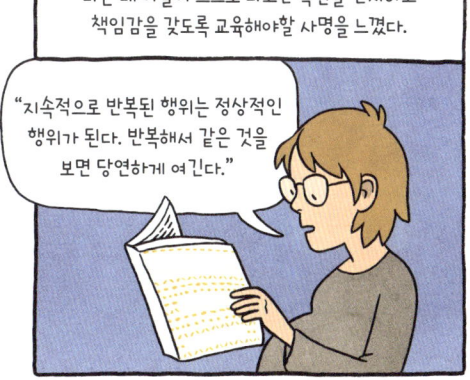
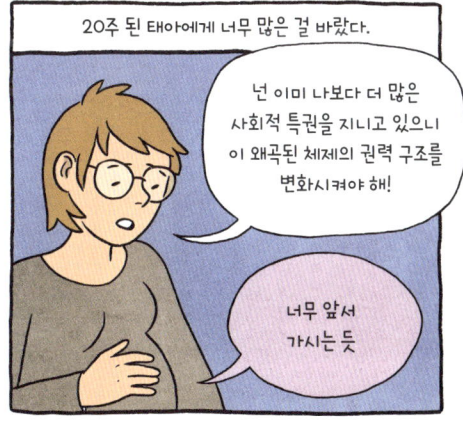

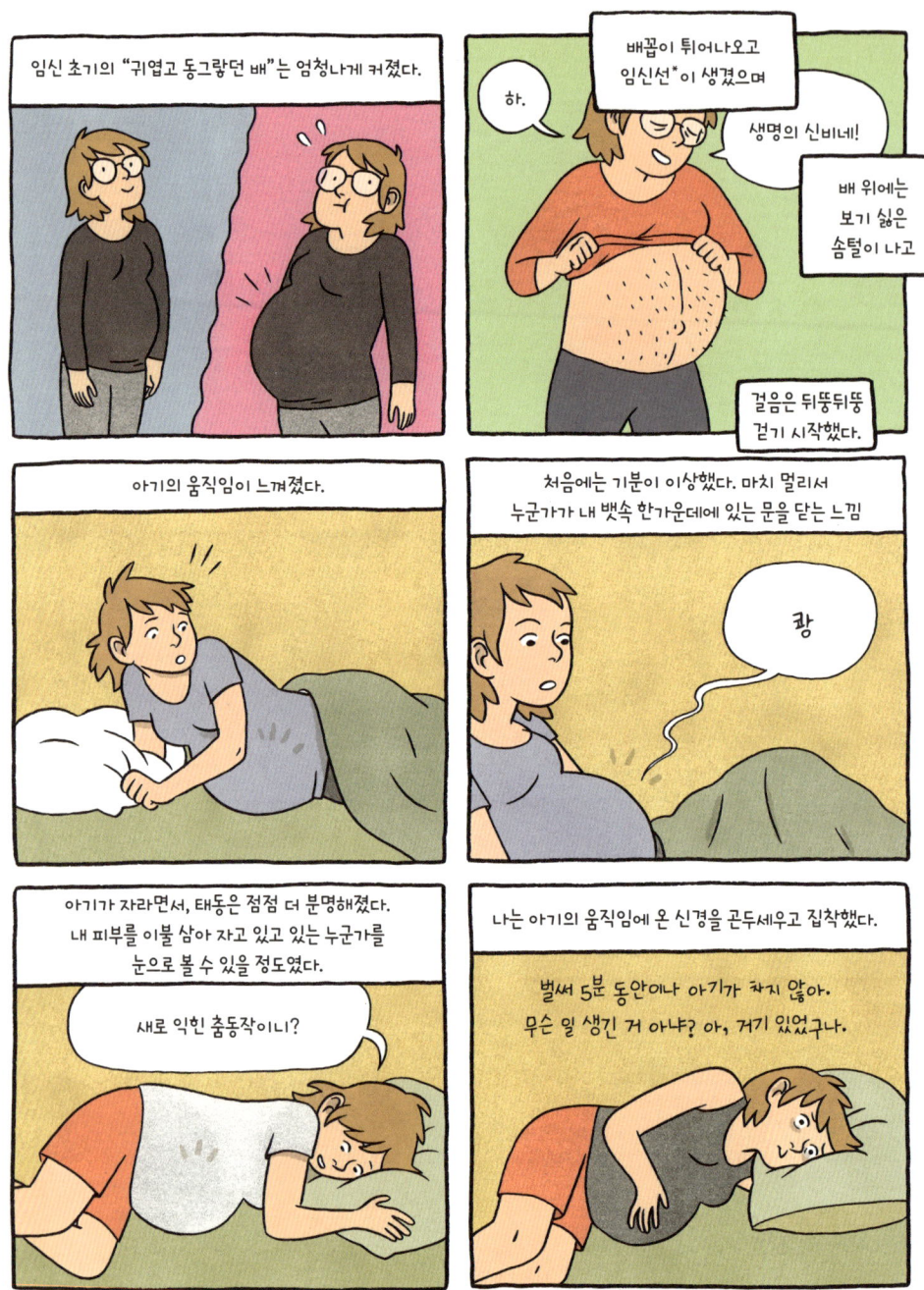

* 임신선(linea nigra 라틴어로 검은 선이라는 뜻): 색소의 과다 침착으로 임산부의 배에 세로 방향으로 생기는 선.

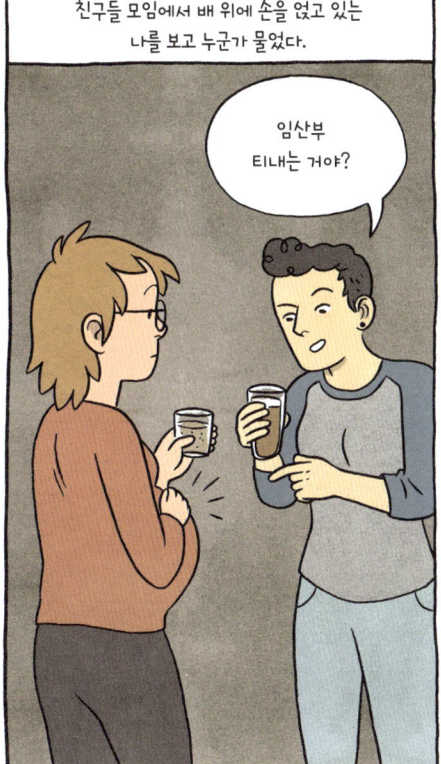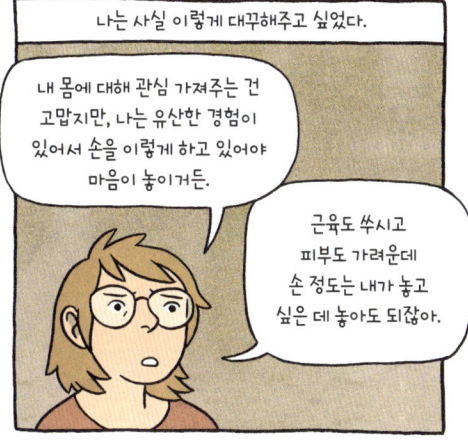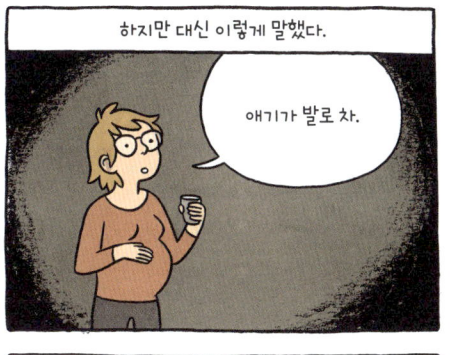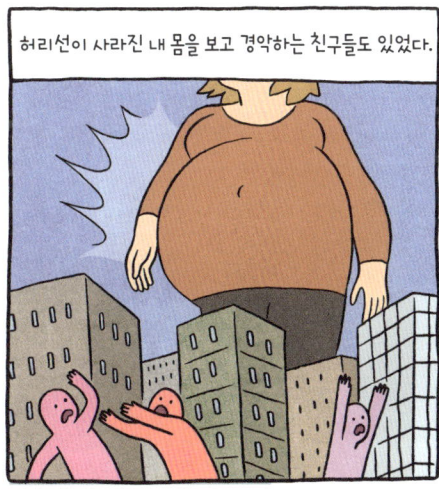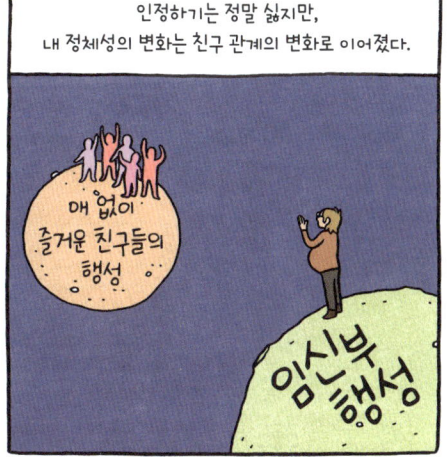

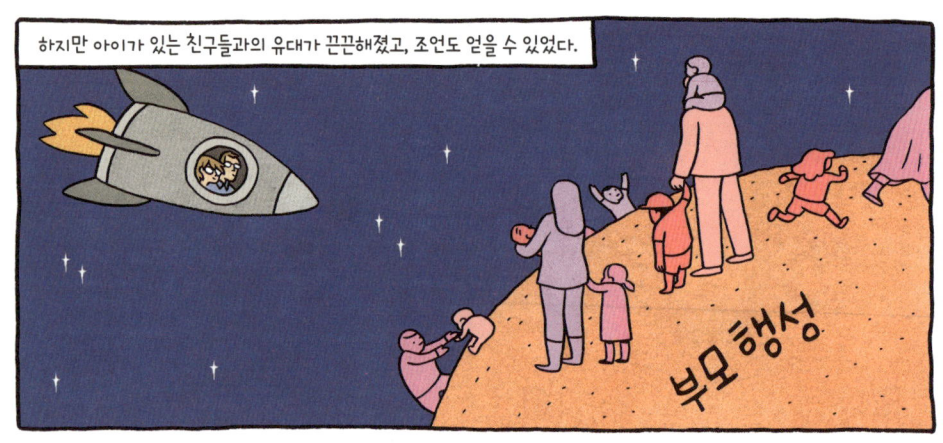

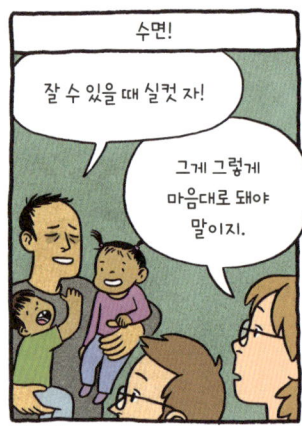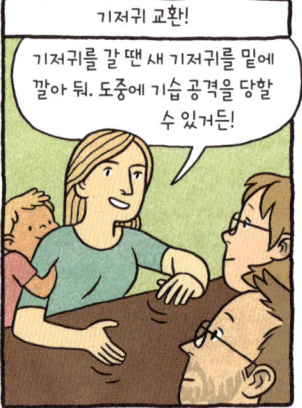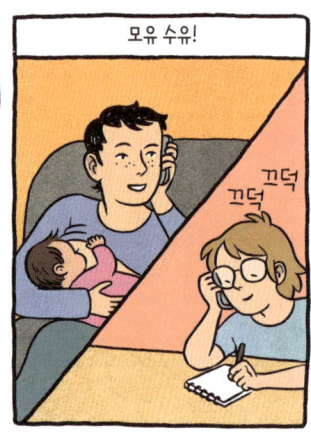

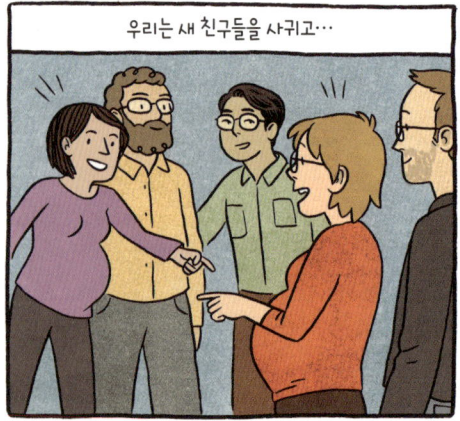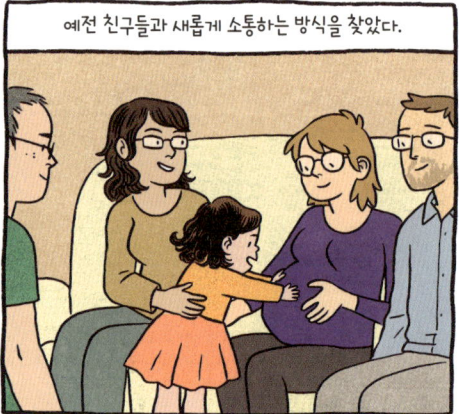

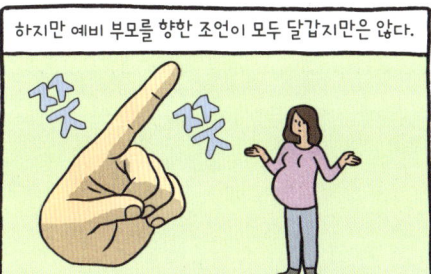

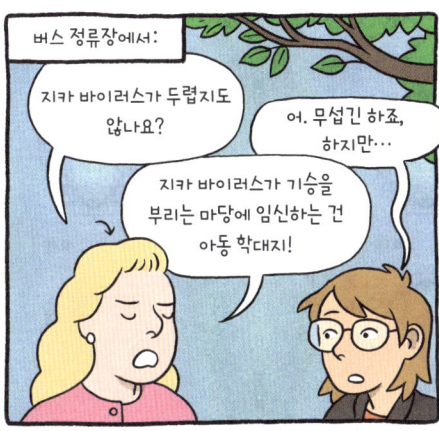

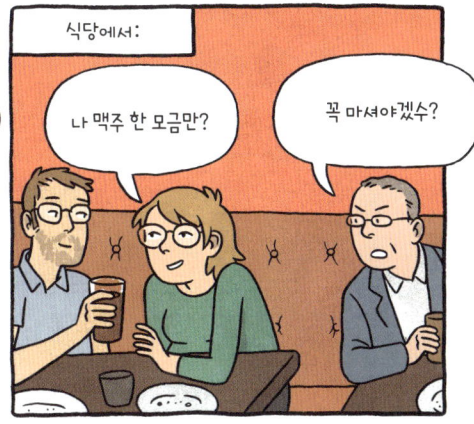

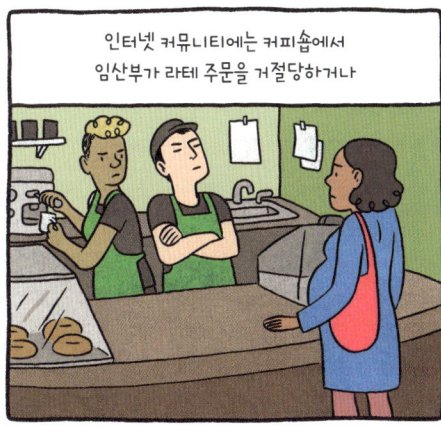

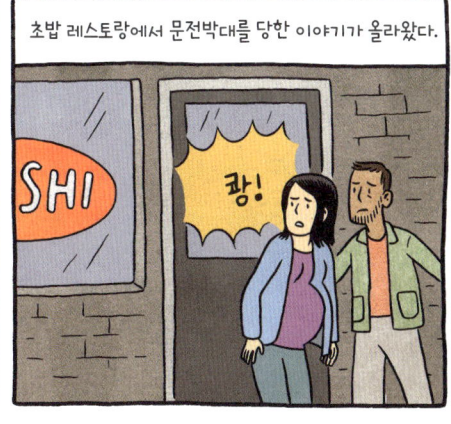

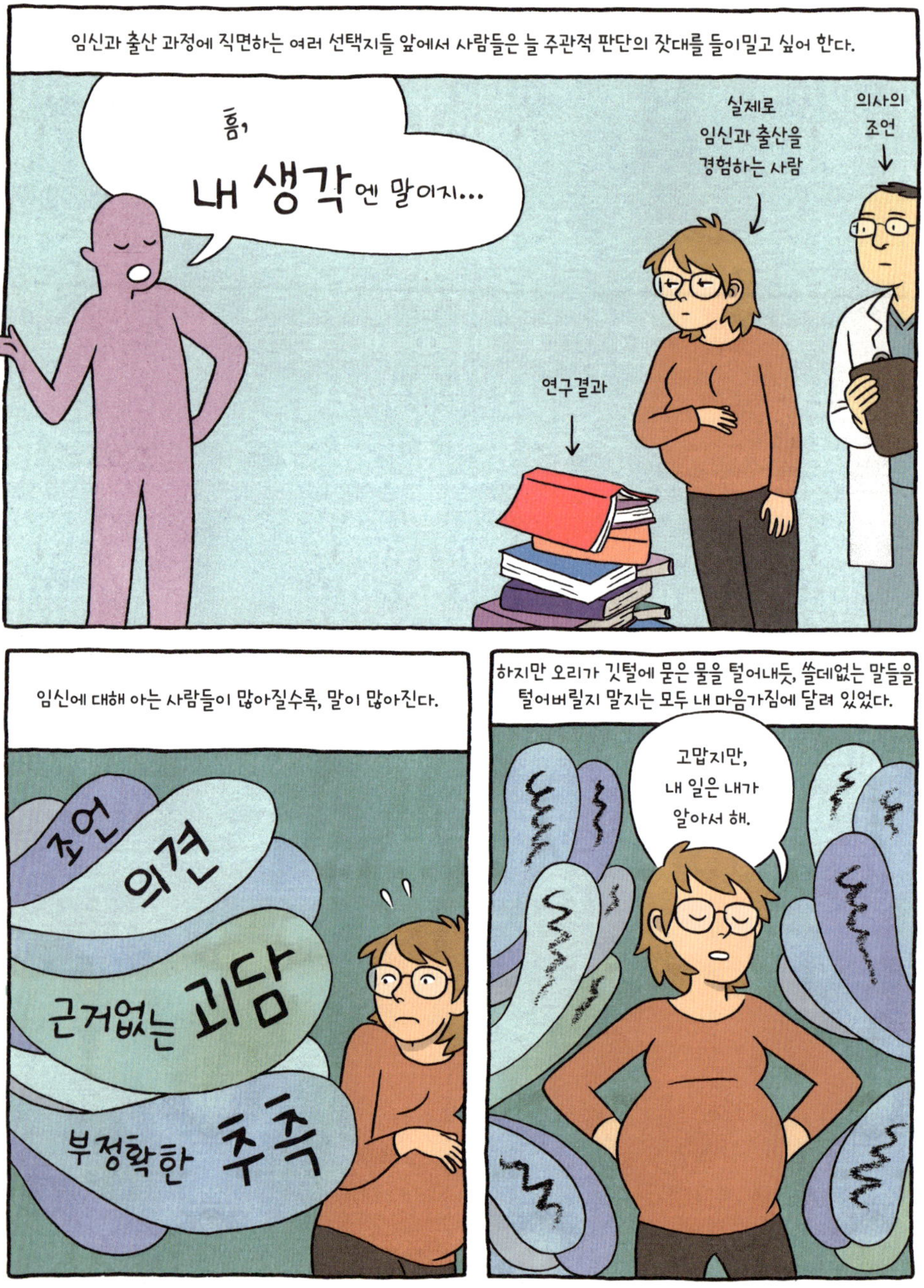

임신과 출산 과정에 직면하는 여러 선택지들 앞에서 사람들은 늘 주관적 판단의 잣대를 들이밀고 싶어 한다.

흠, 내 생각엔 말이지...

실제로 임신과 출산을 경험하는 사람 ↓

의사의 조언 ↓

연구결과 ↓

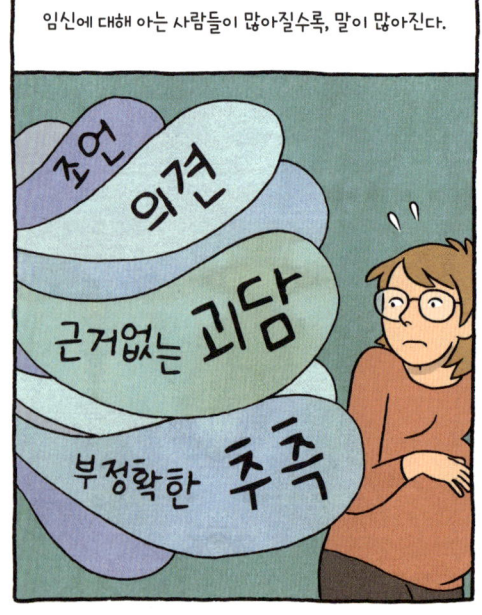

임신에 대해 아는 사람들이 많아질수록, 말이 많아진다.

조언
의견
근거없는 괴담
부정확한 추측

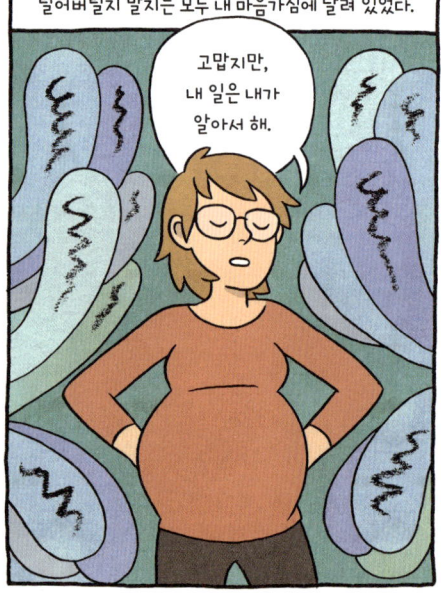

하지만 오리가 깃털에 묻은 물을 털어내듯, 쓸데없는 말들을 털어버릴지 말지는 모두 내 마음가짐에 달려 있었다.

고맙지만, 내 일은 내가 알아서 해.

* 하루에 커피 한 잔 정도의 카페인은 인체에 무해하며 아기에게도 해가 되지 않는다.
** 청결하고, 믿을 만한 곳이라면 스시를 먹었다고 해서 반드시 리스테리아균에 감염되지는 않는다.

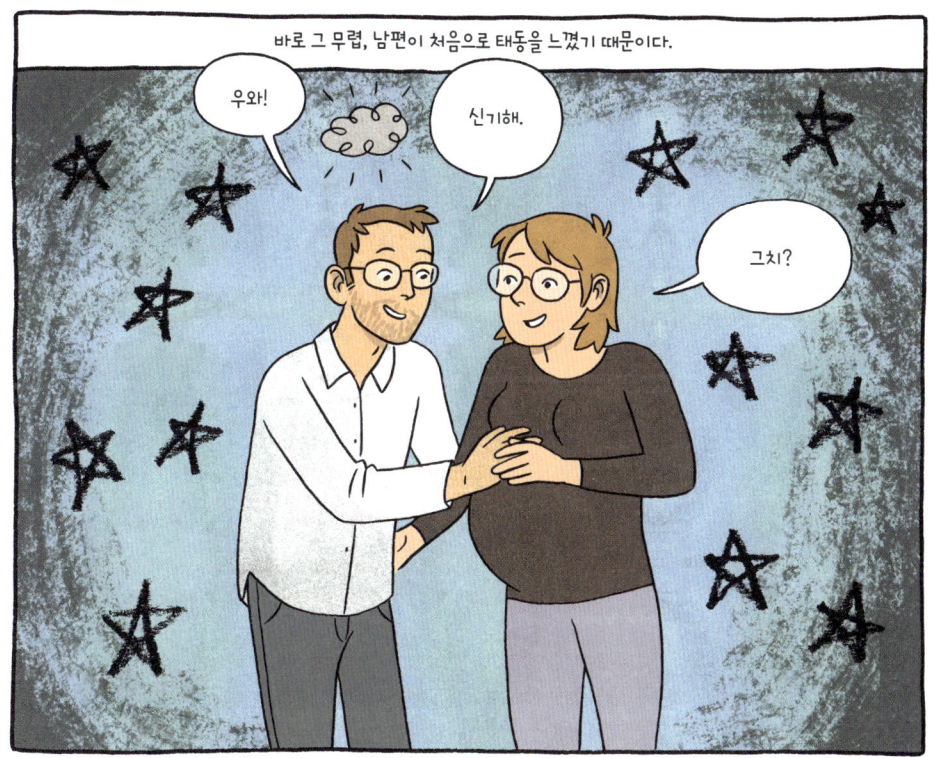

널 위해
공부한 시간

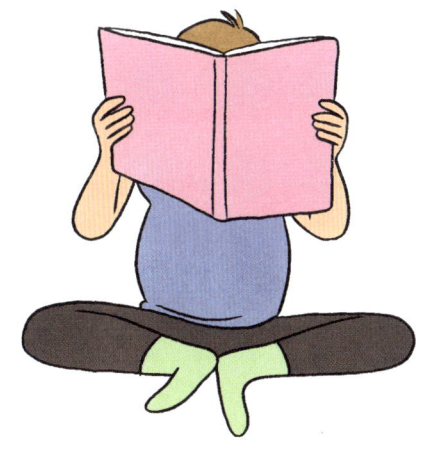

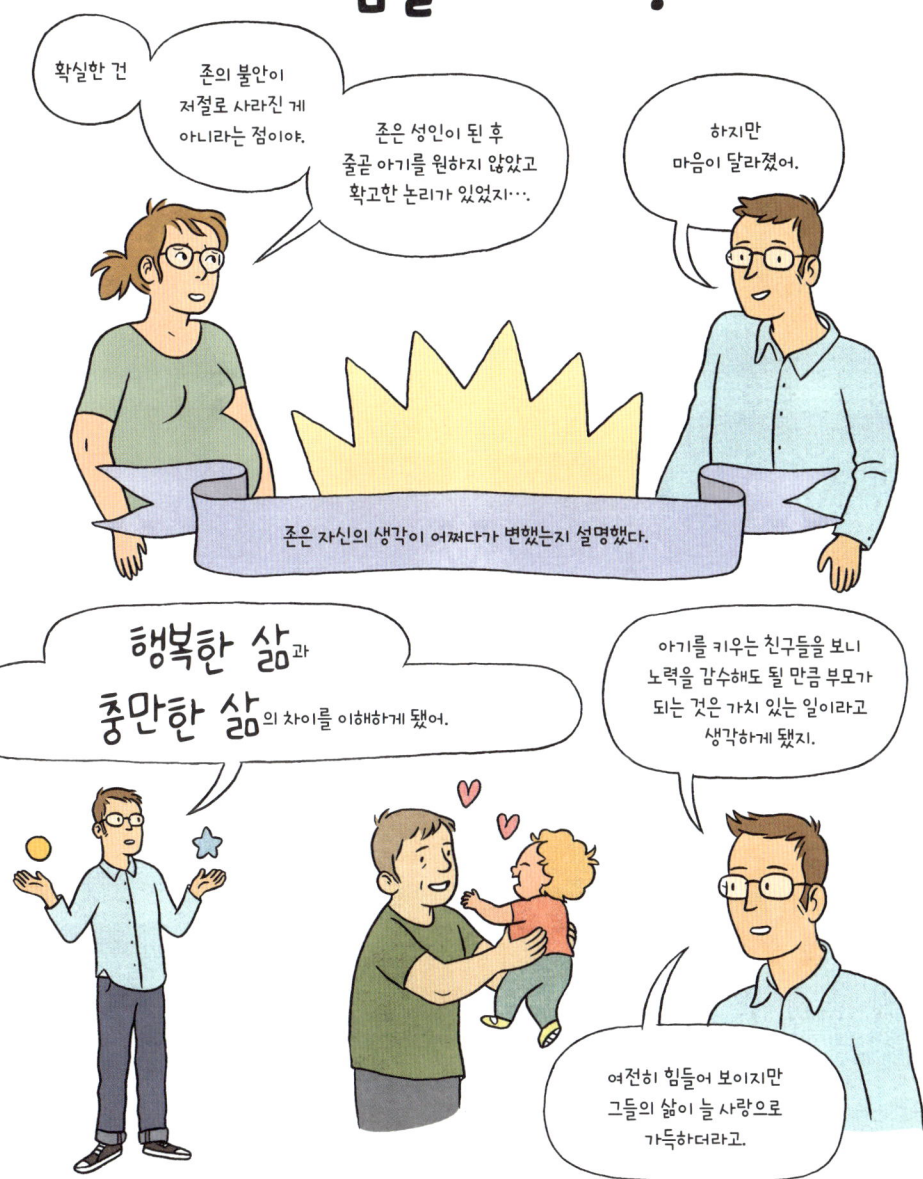

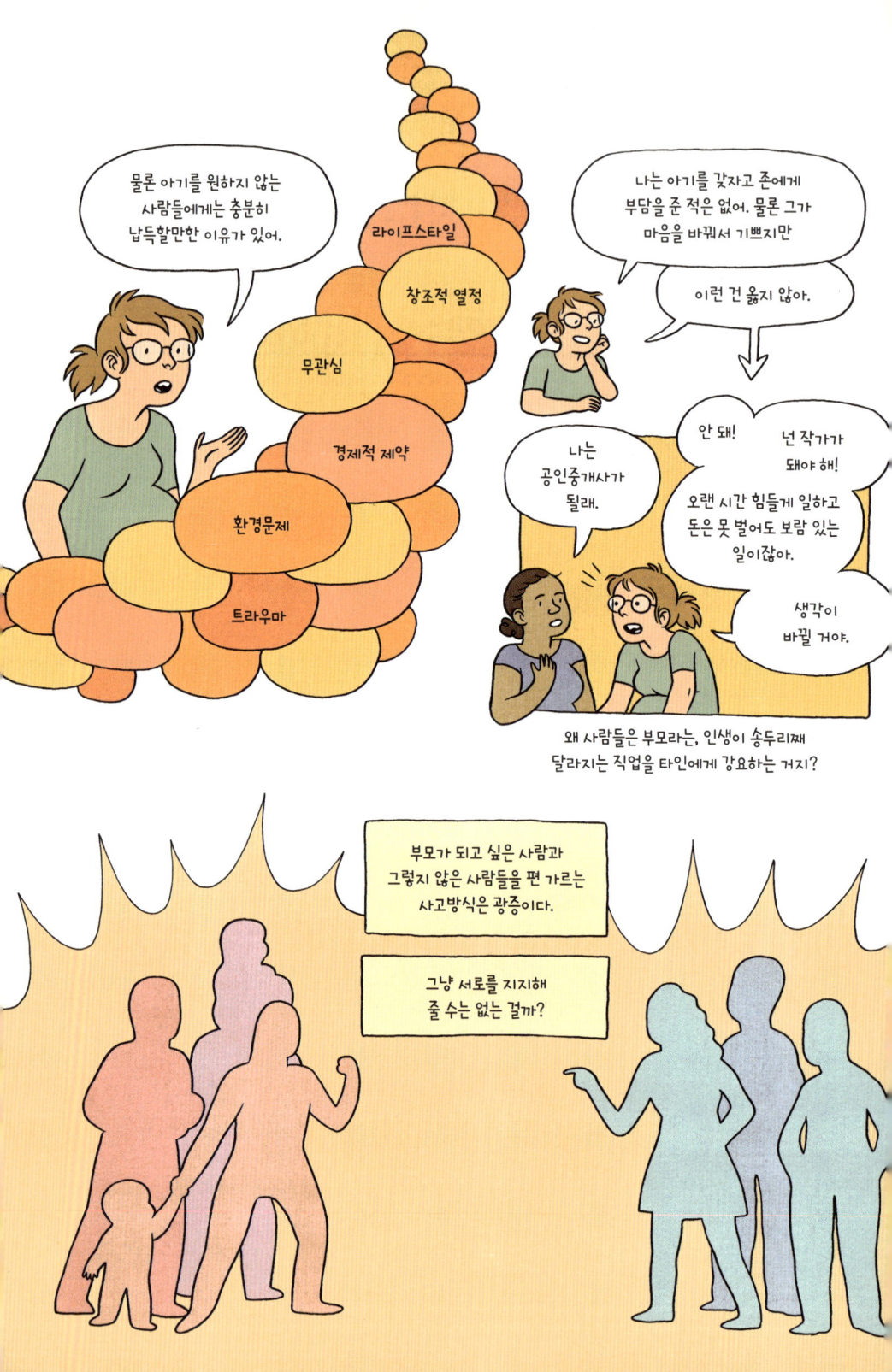

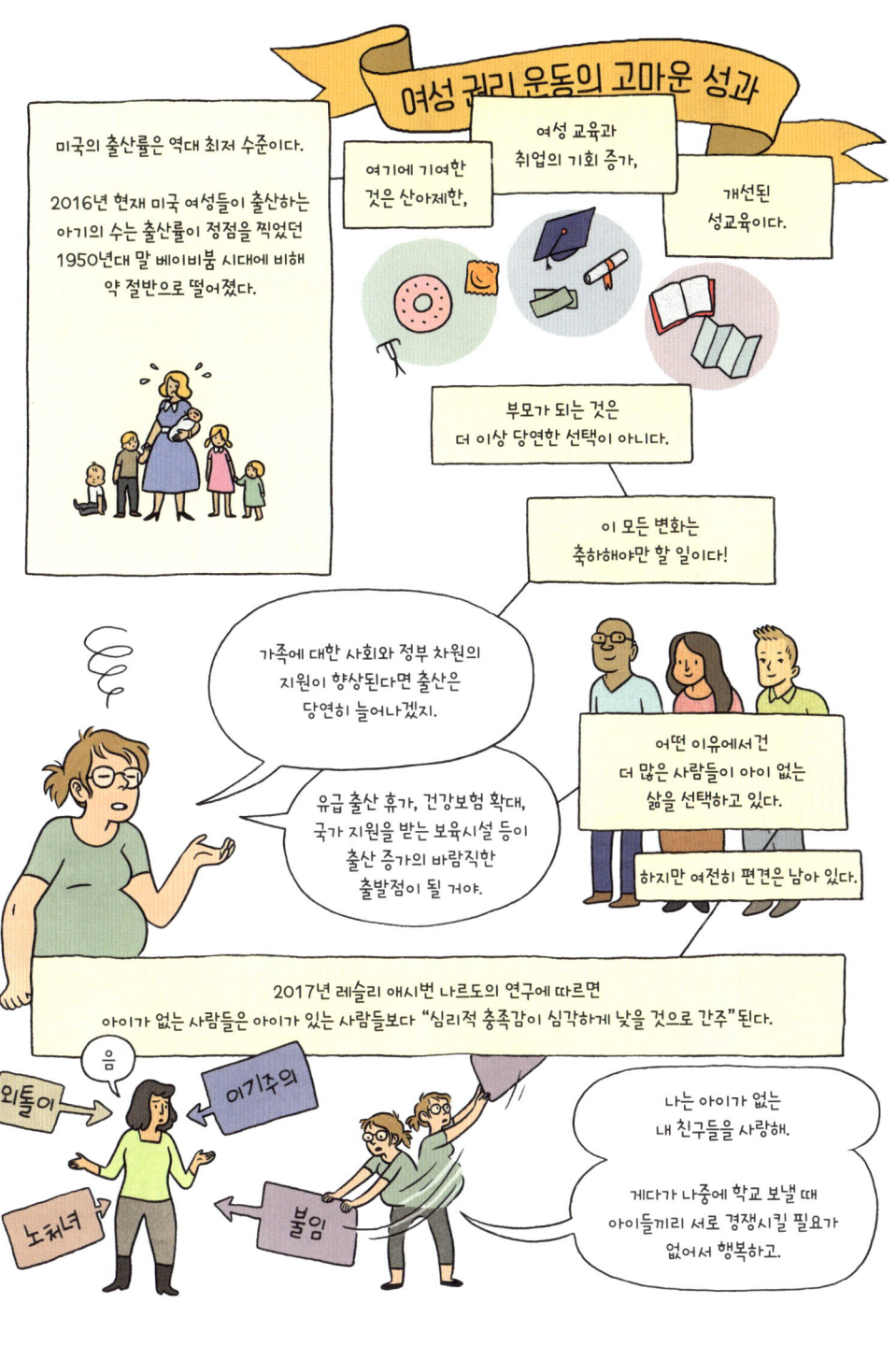

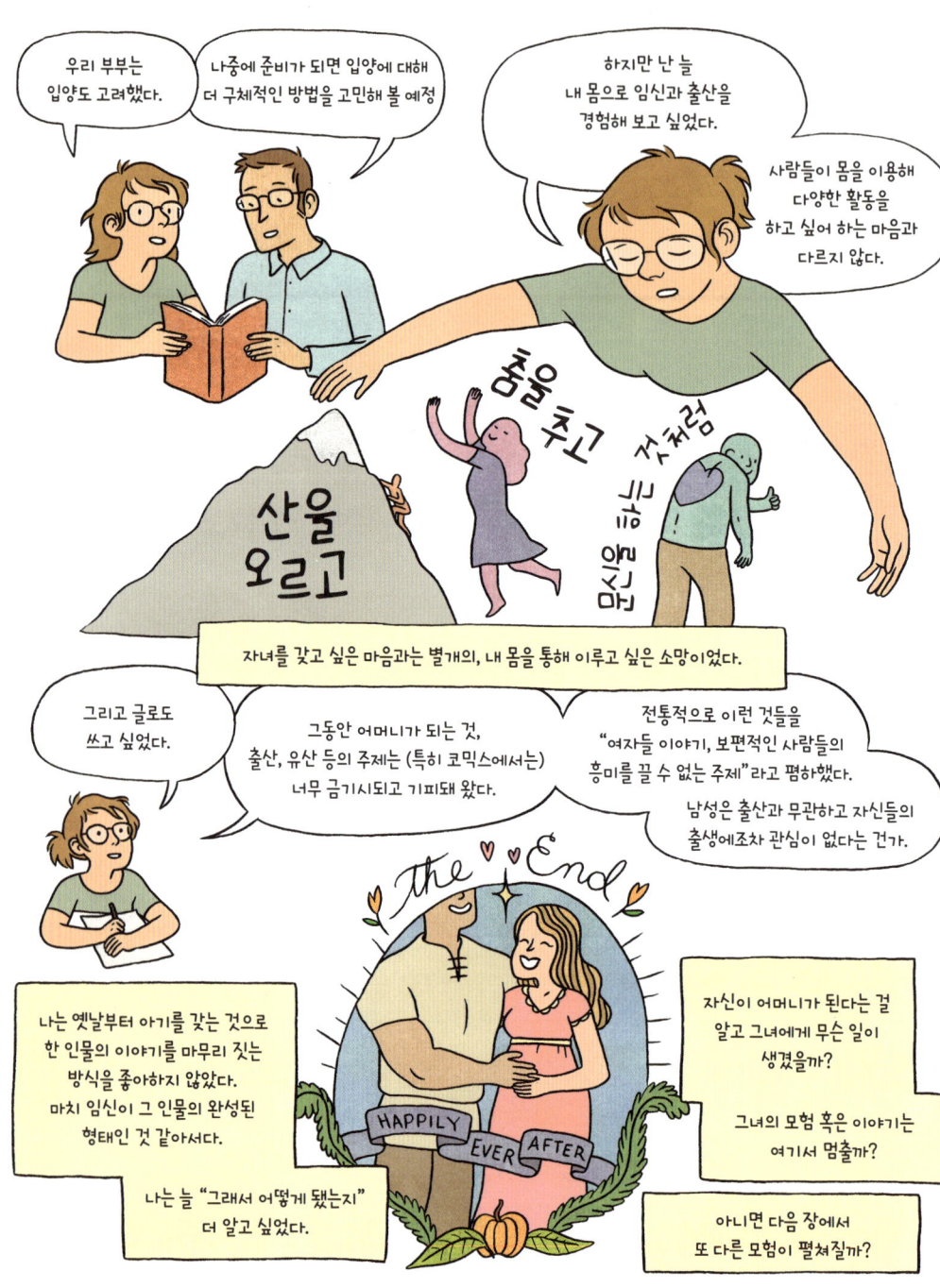

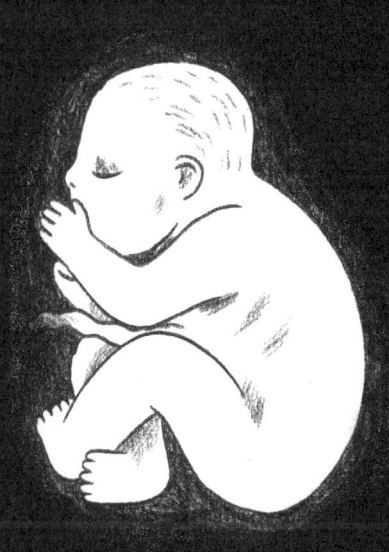

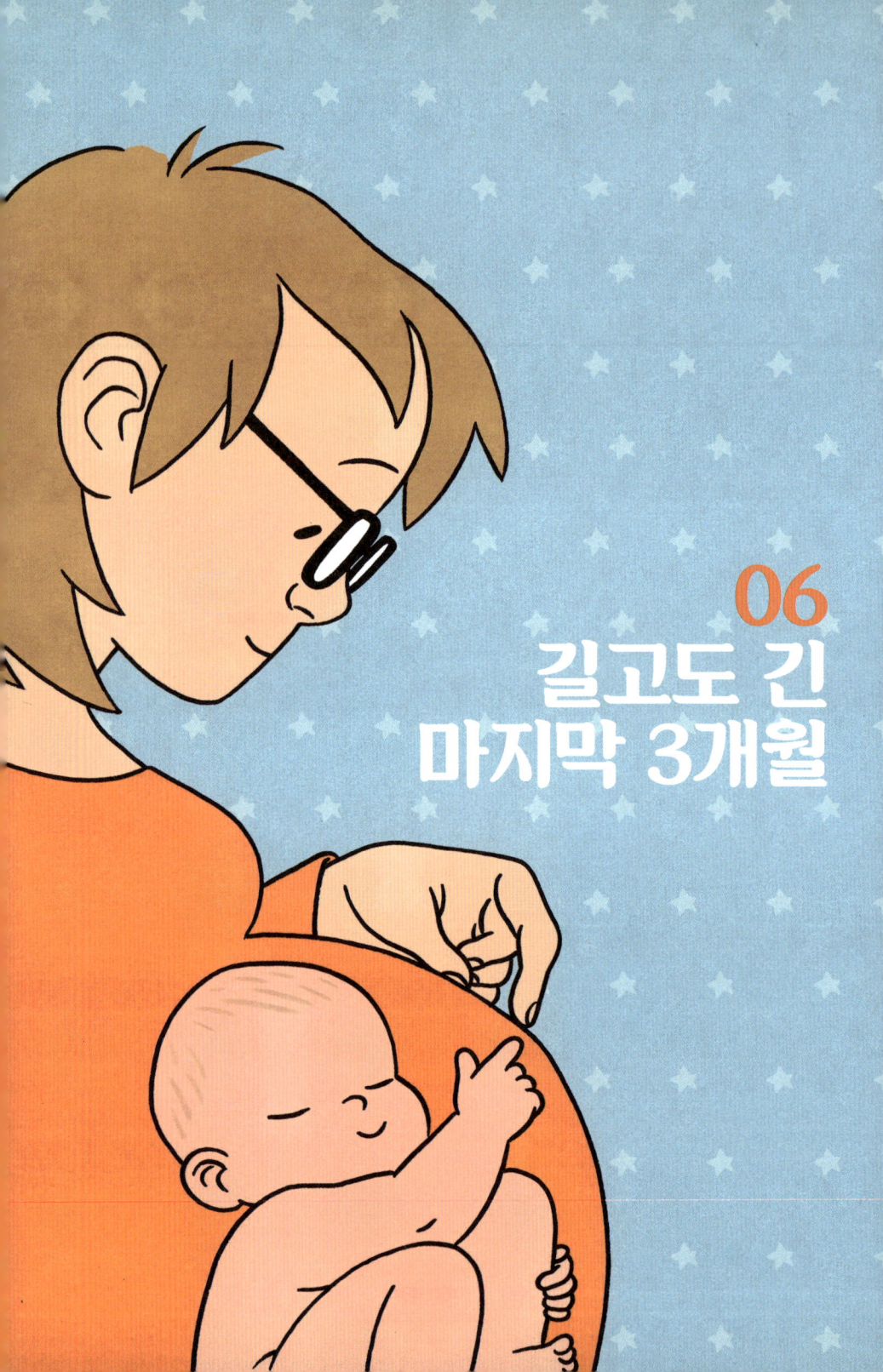

넌 태어나기 전부터 이미 사랑받고 있었어.

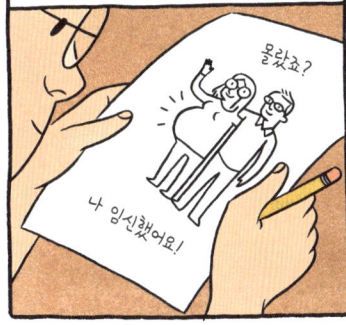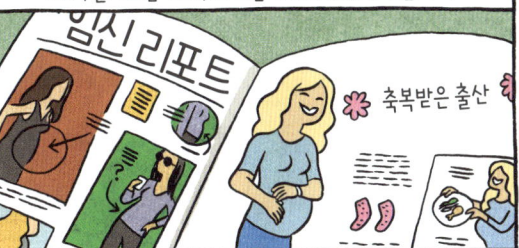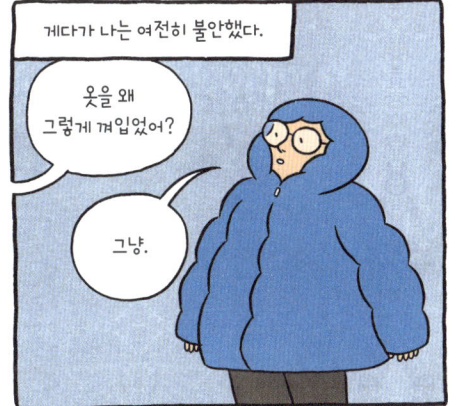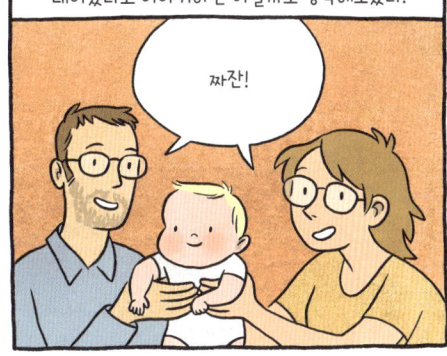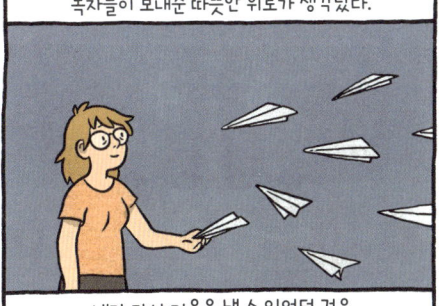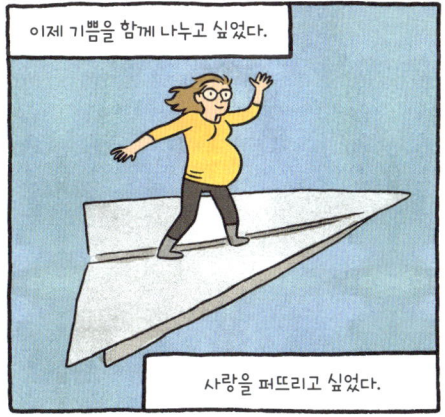

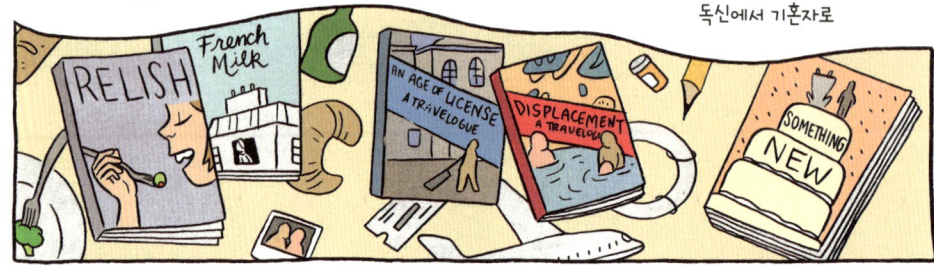

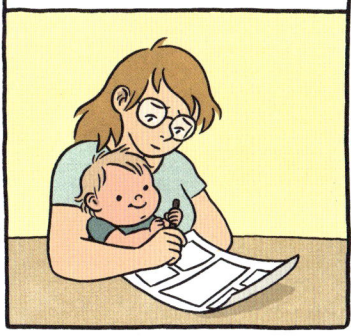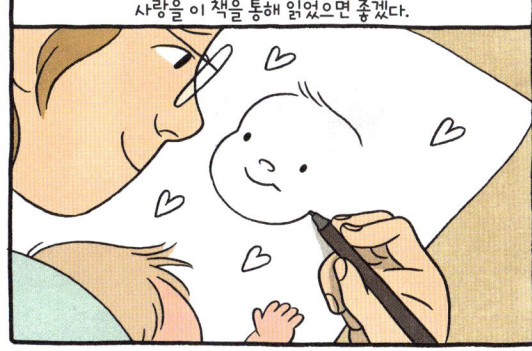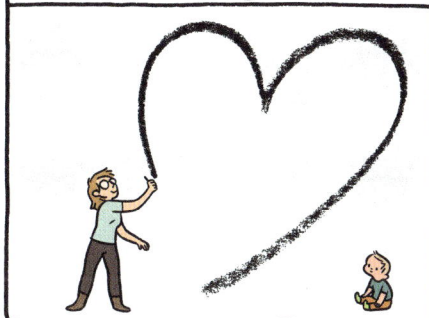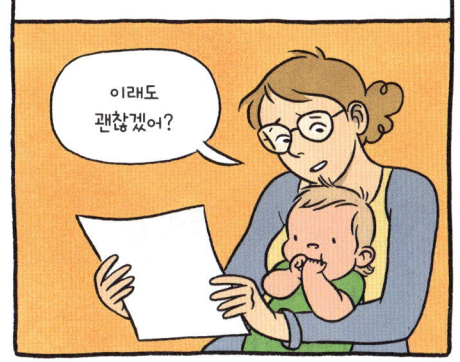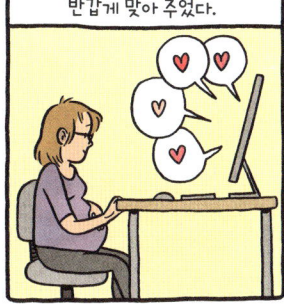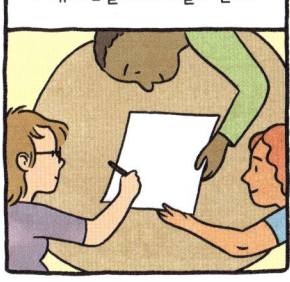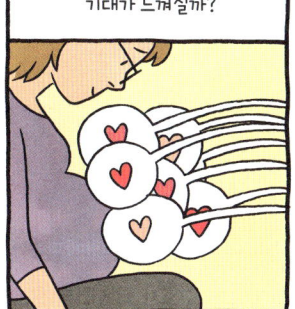

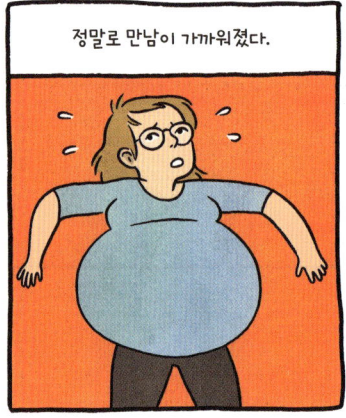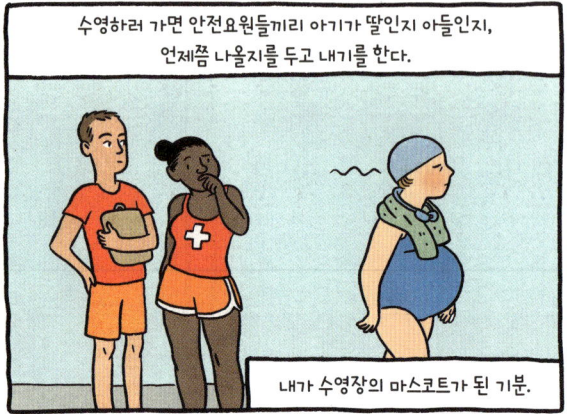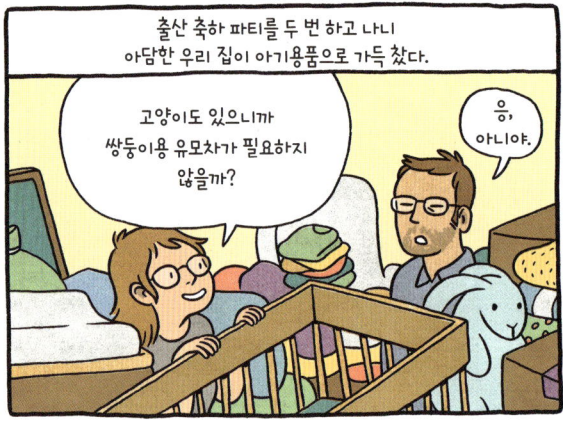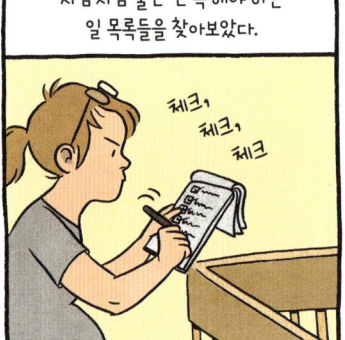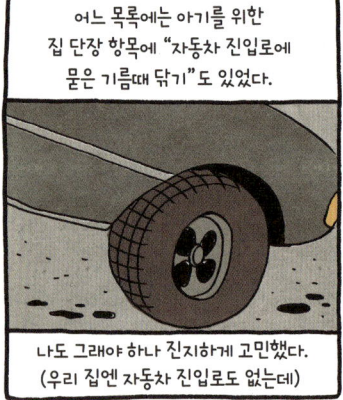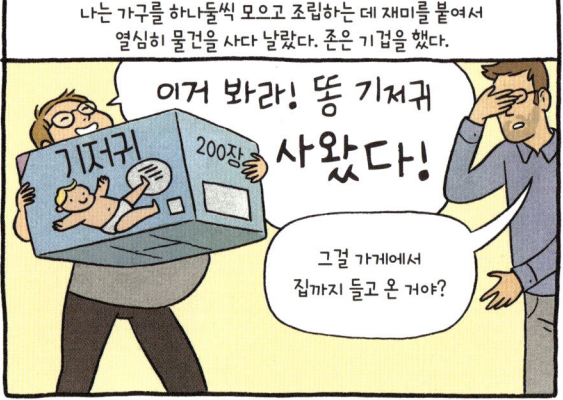

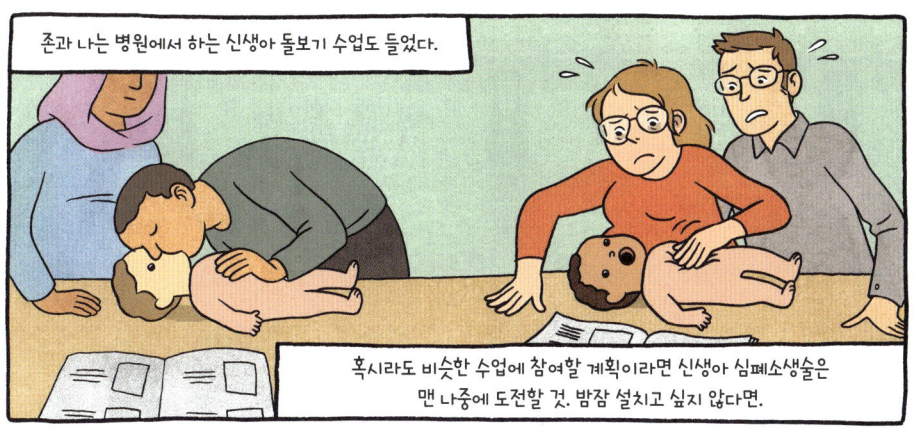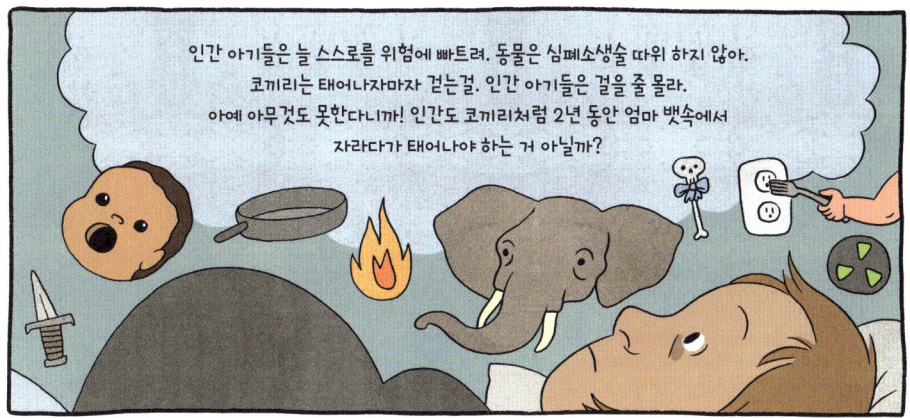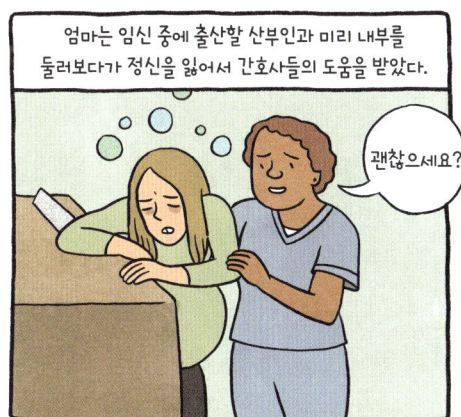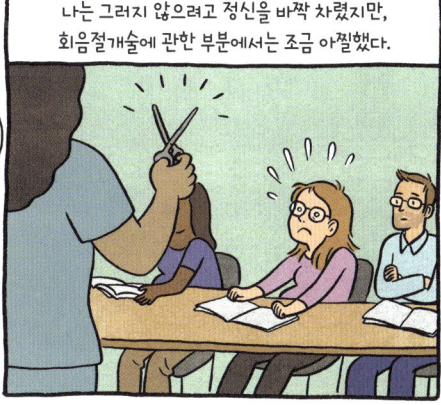

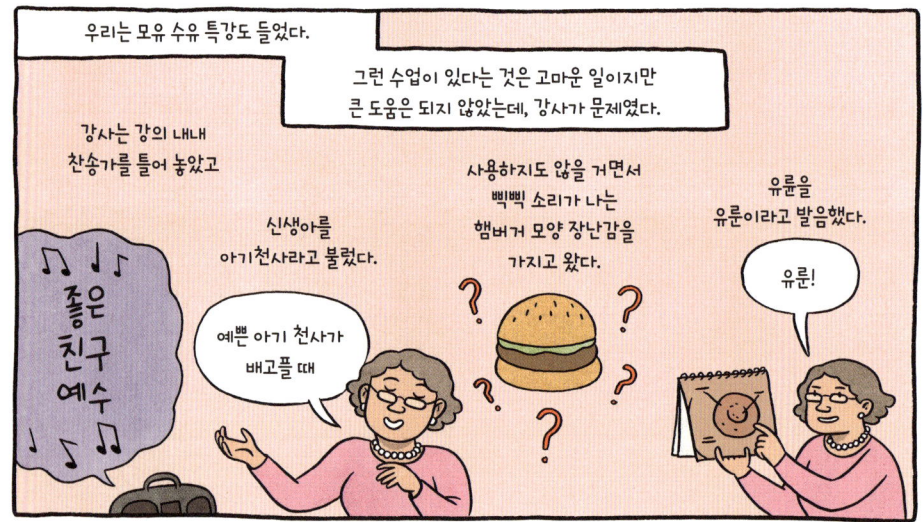

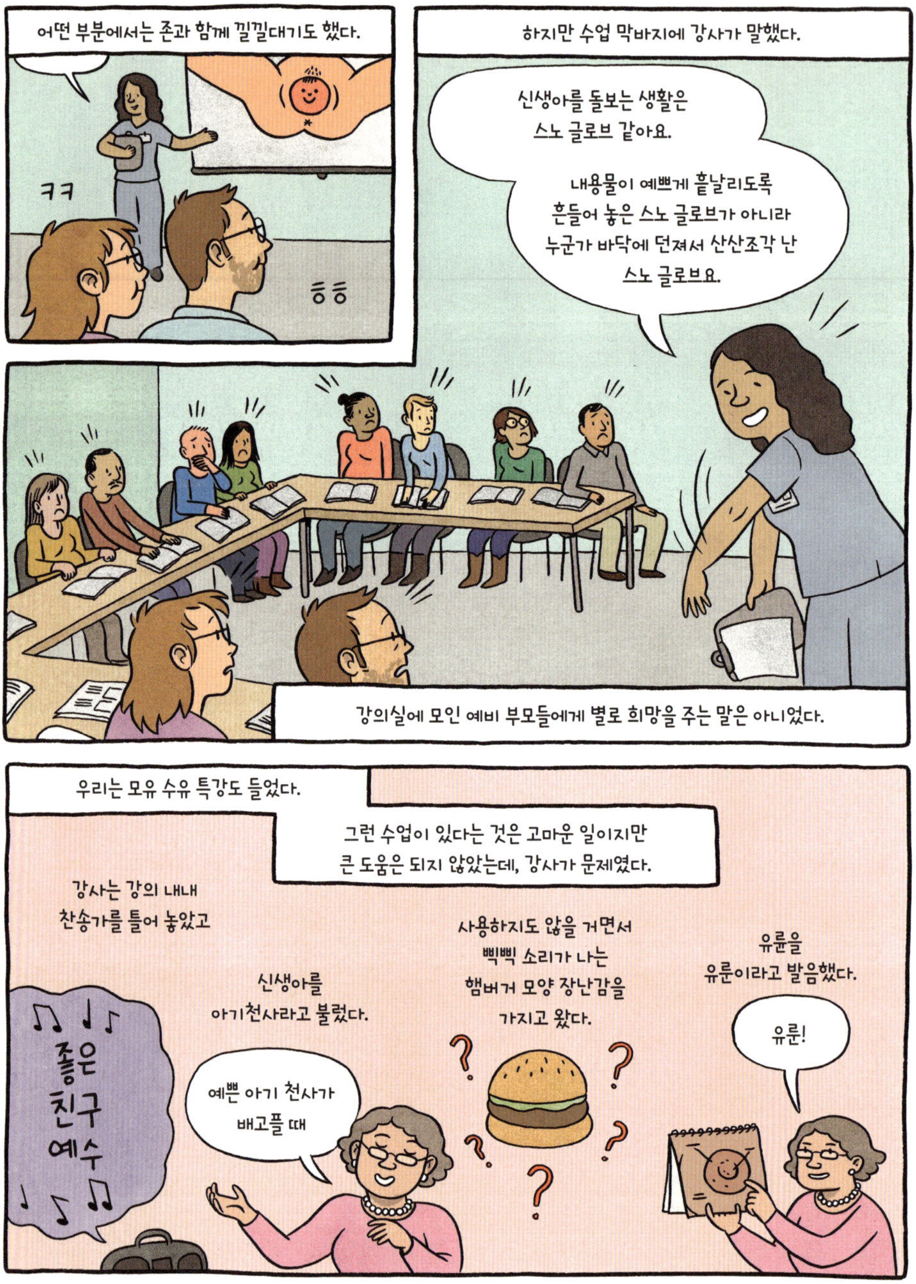

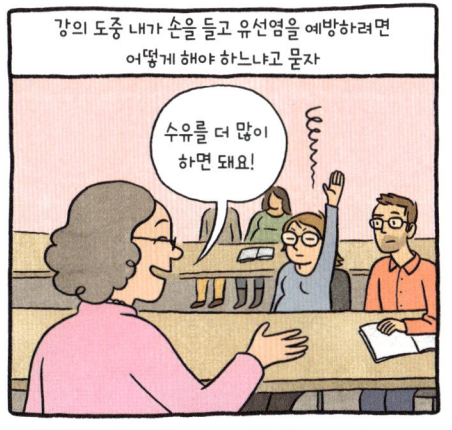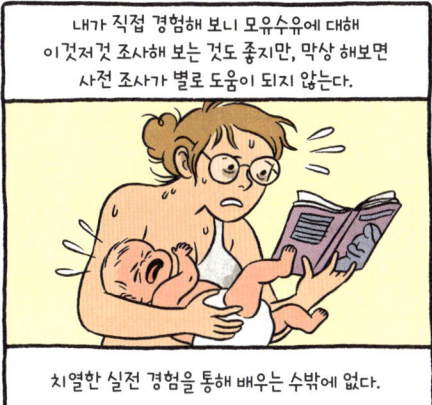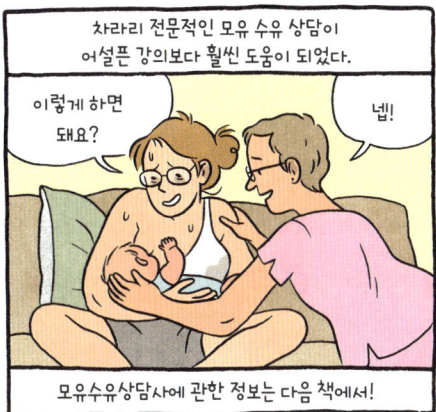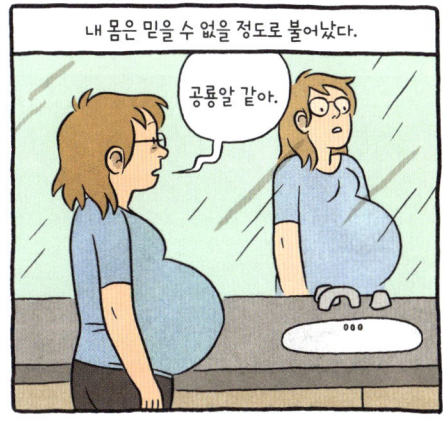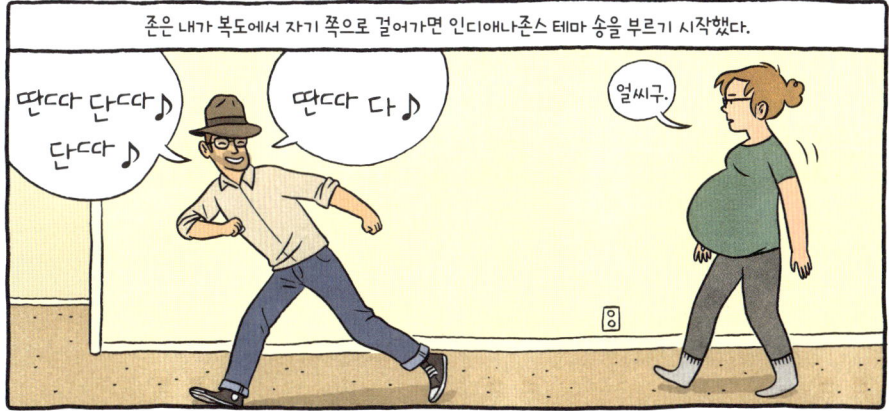

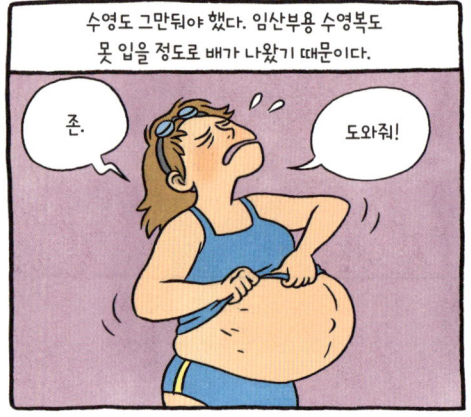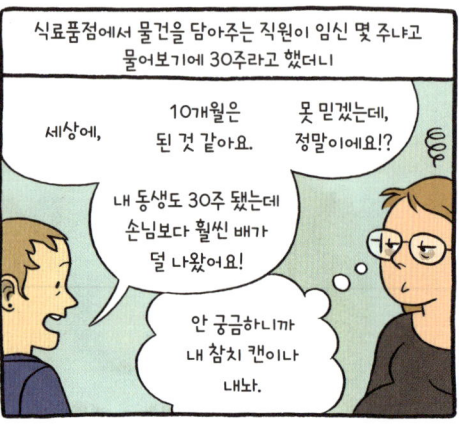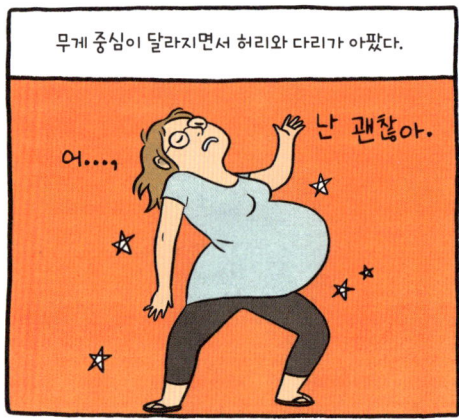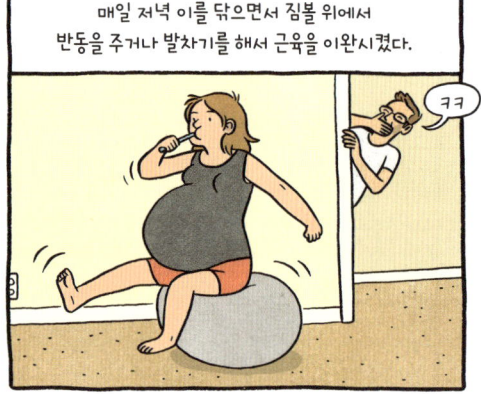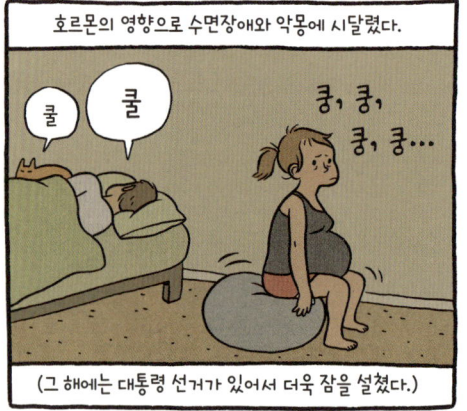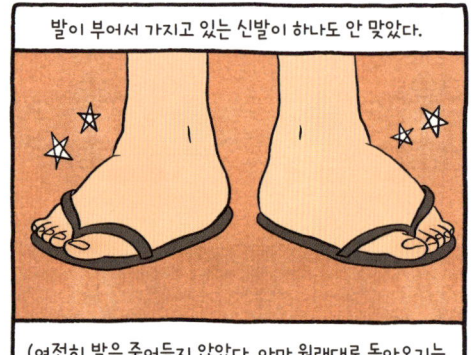

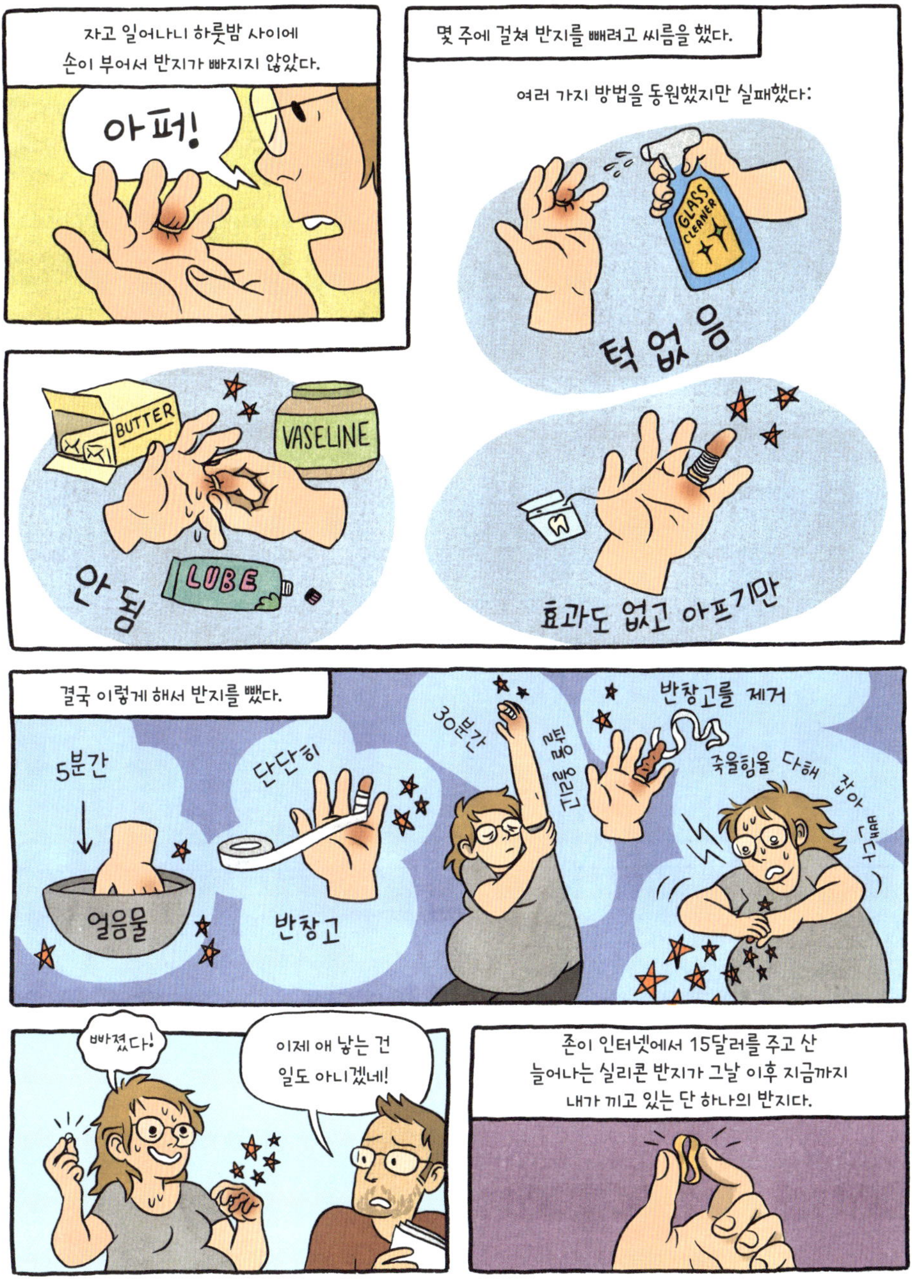

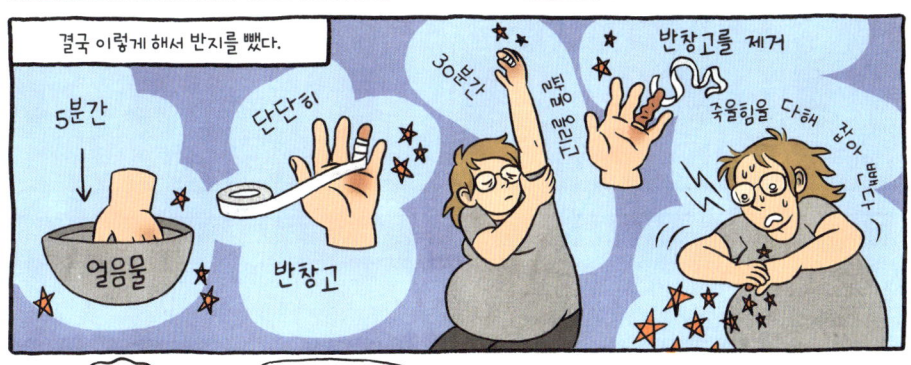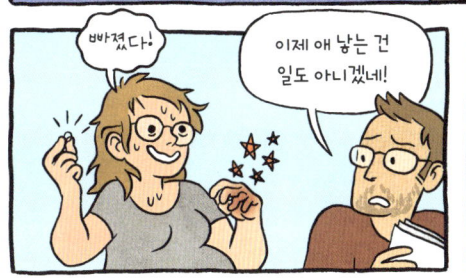

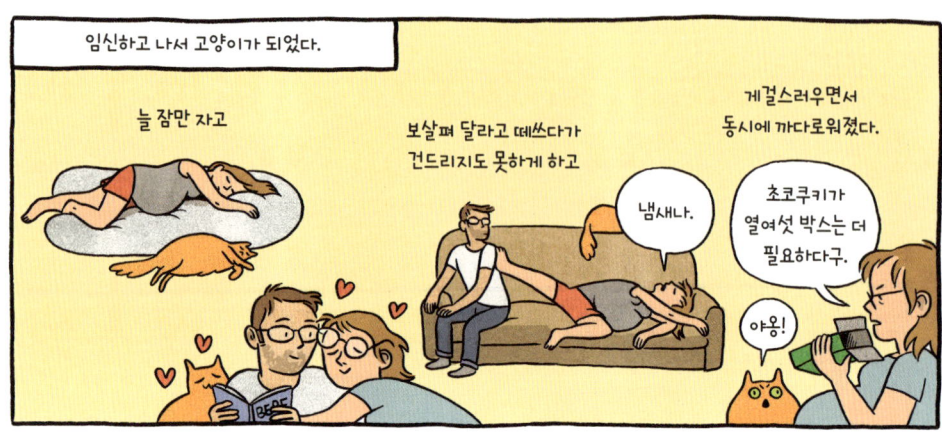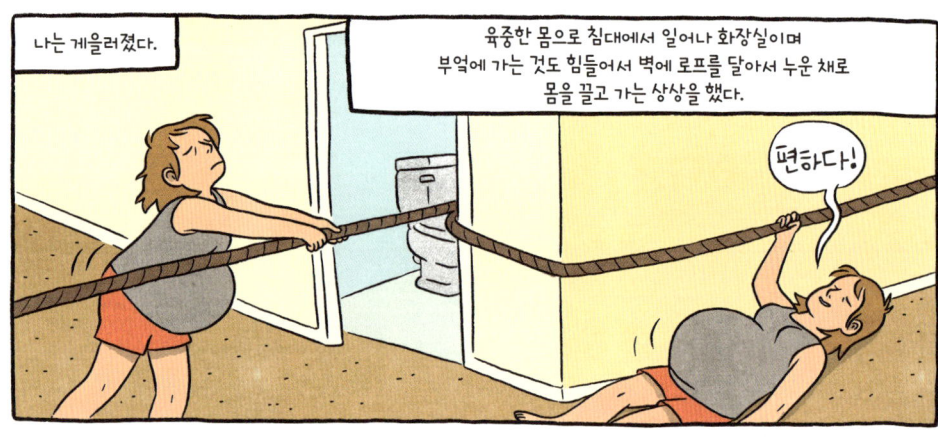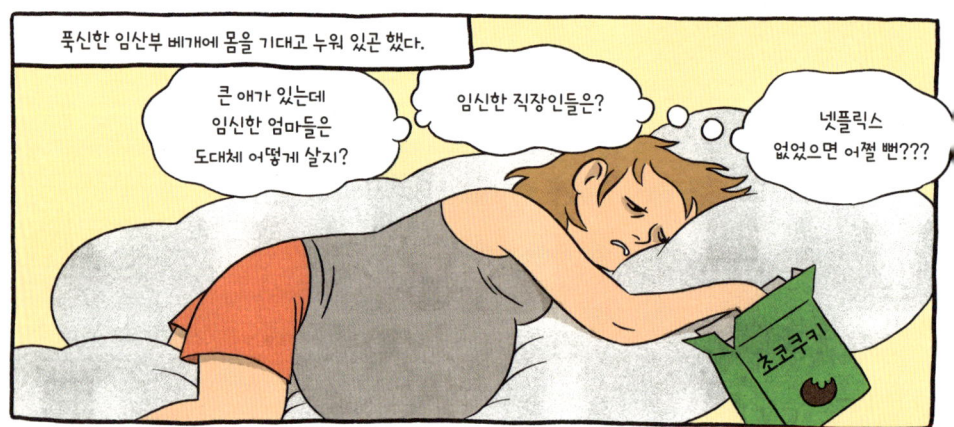

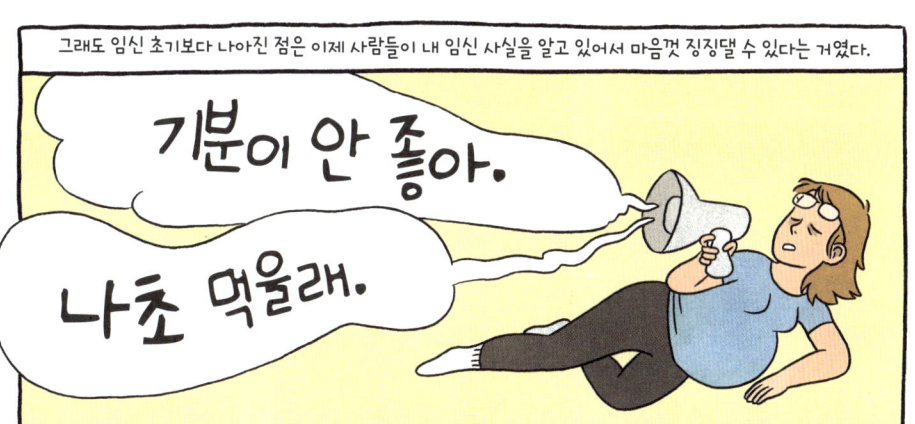

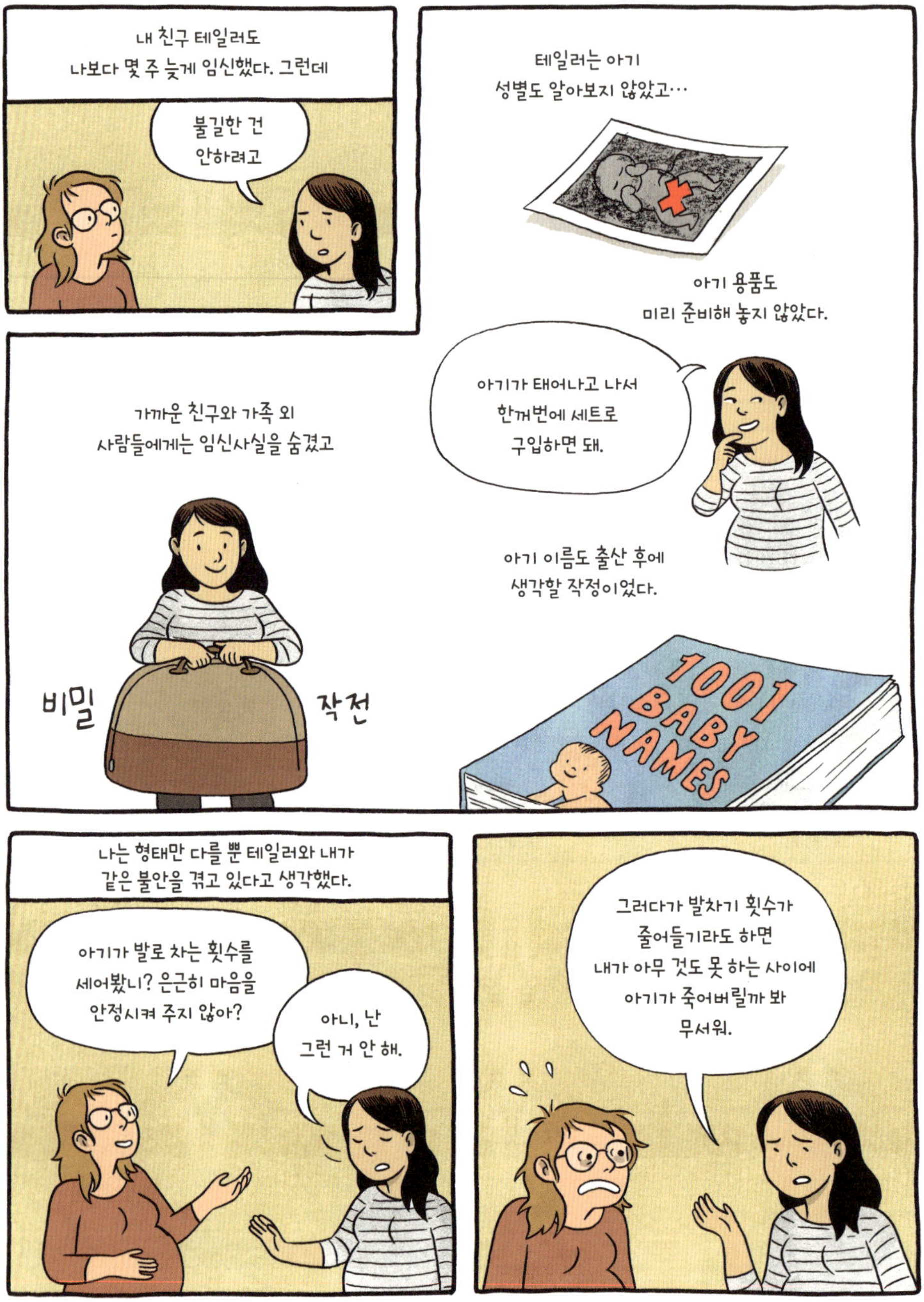

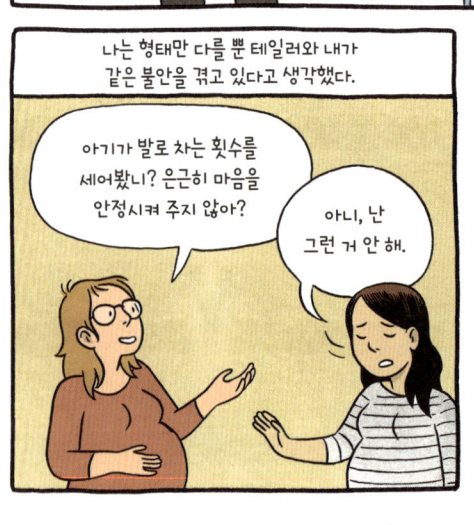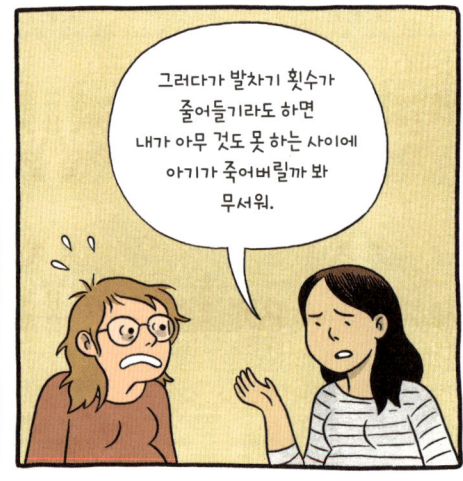

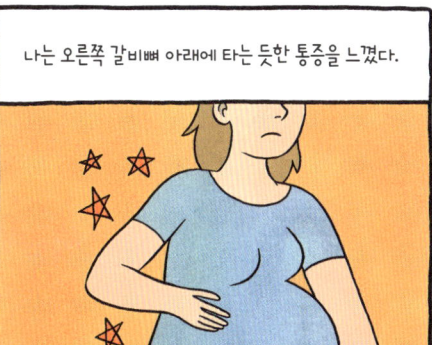
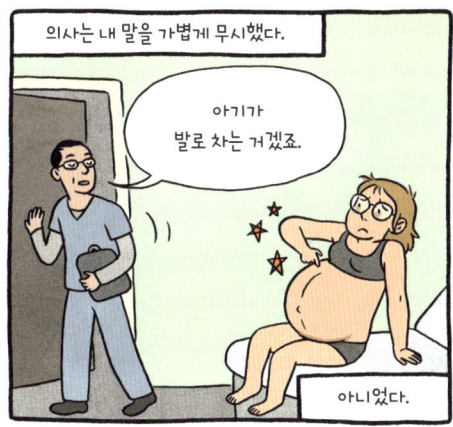
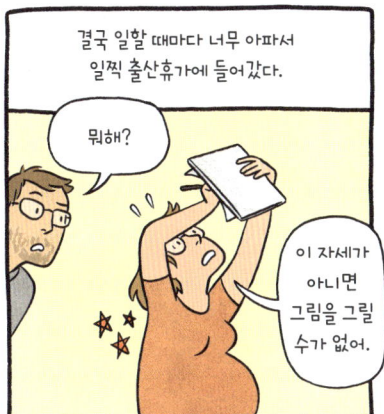
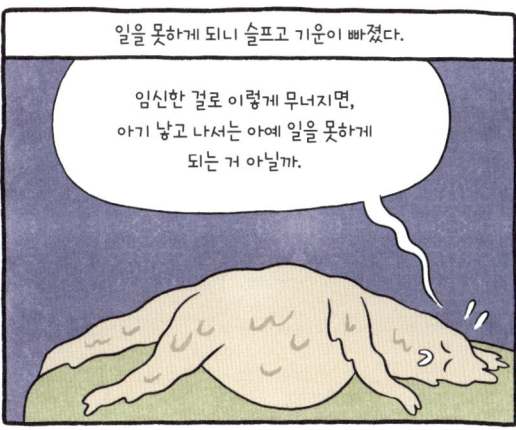
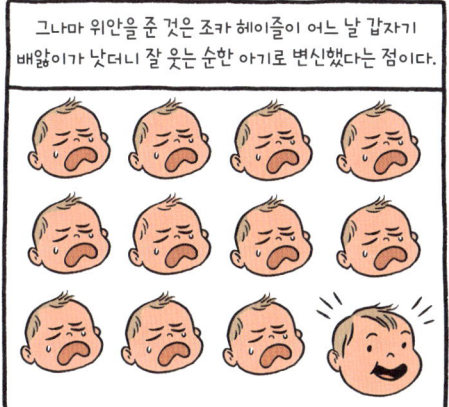
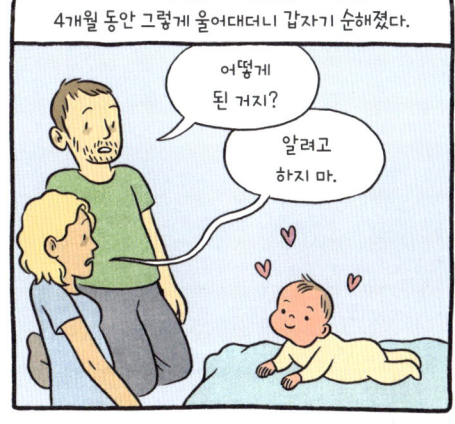

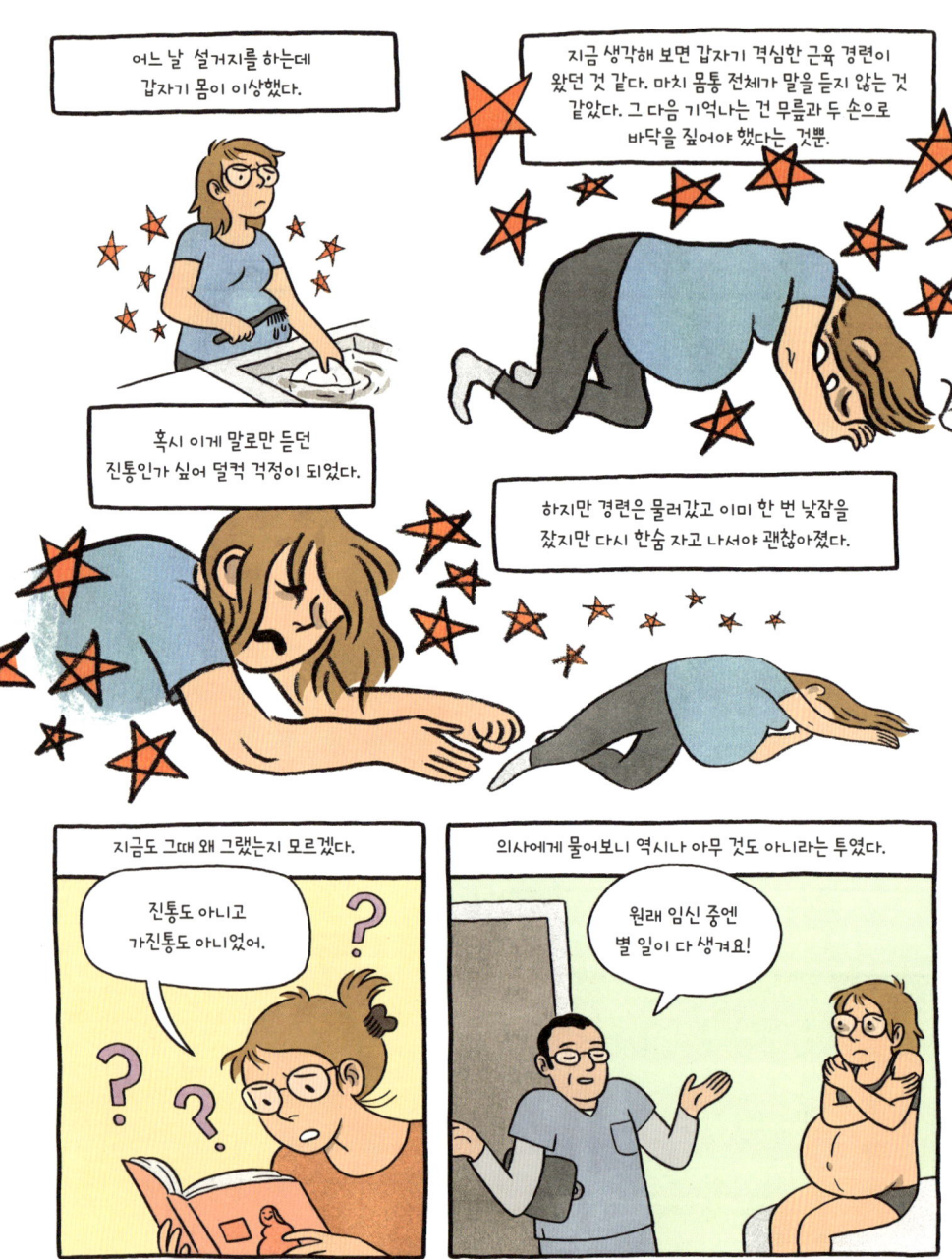

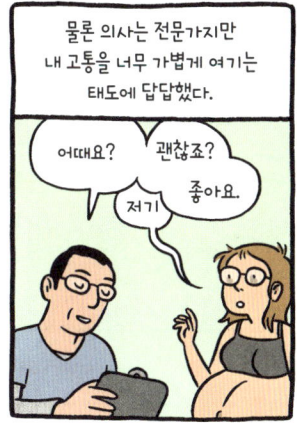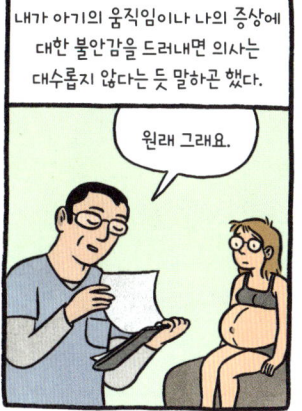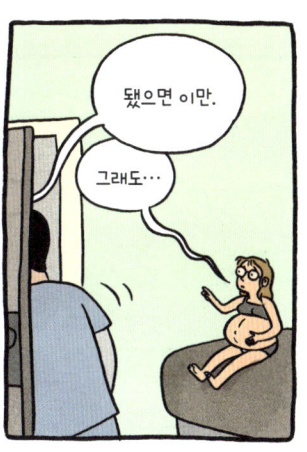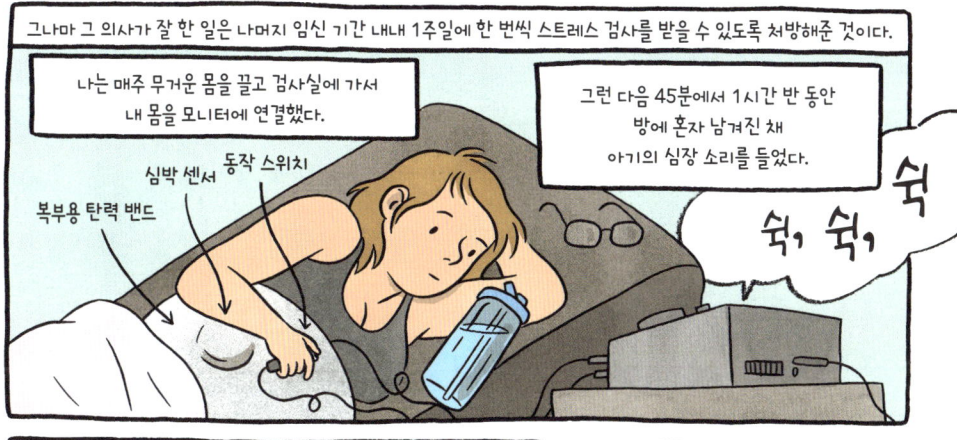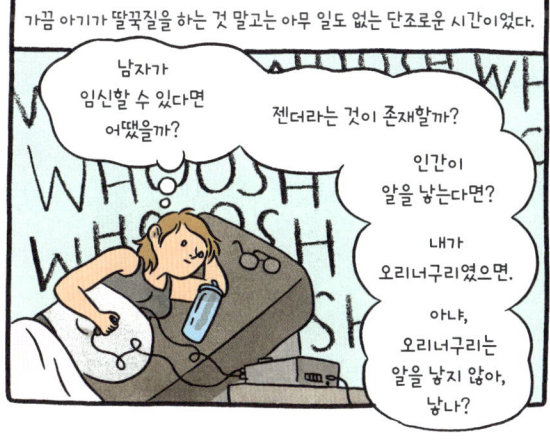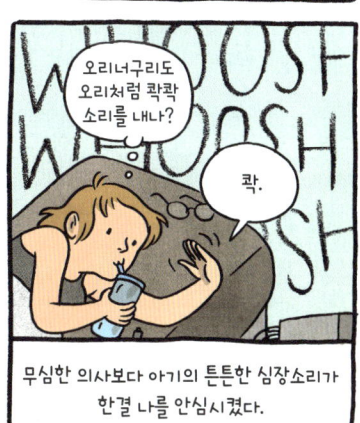

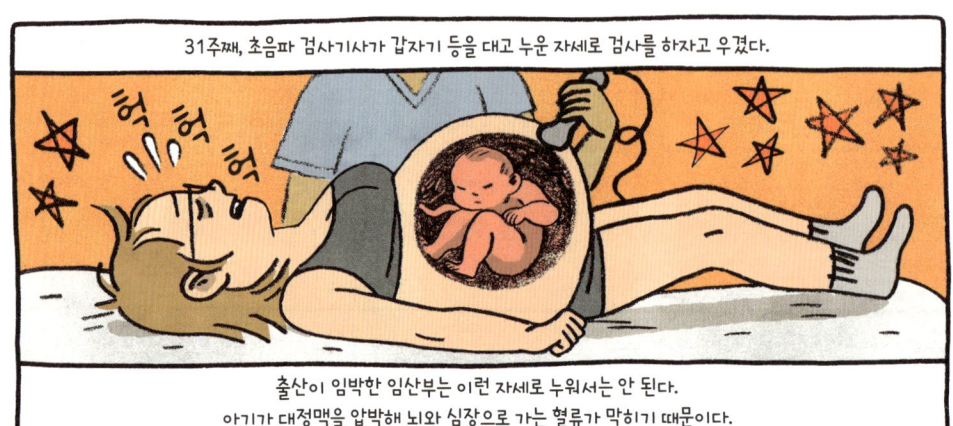

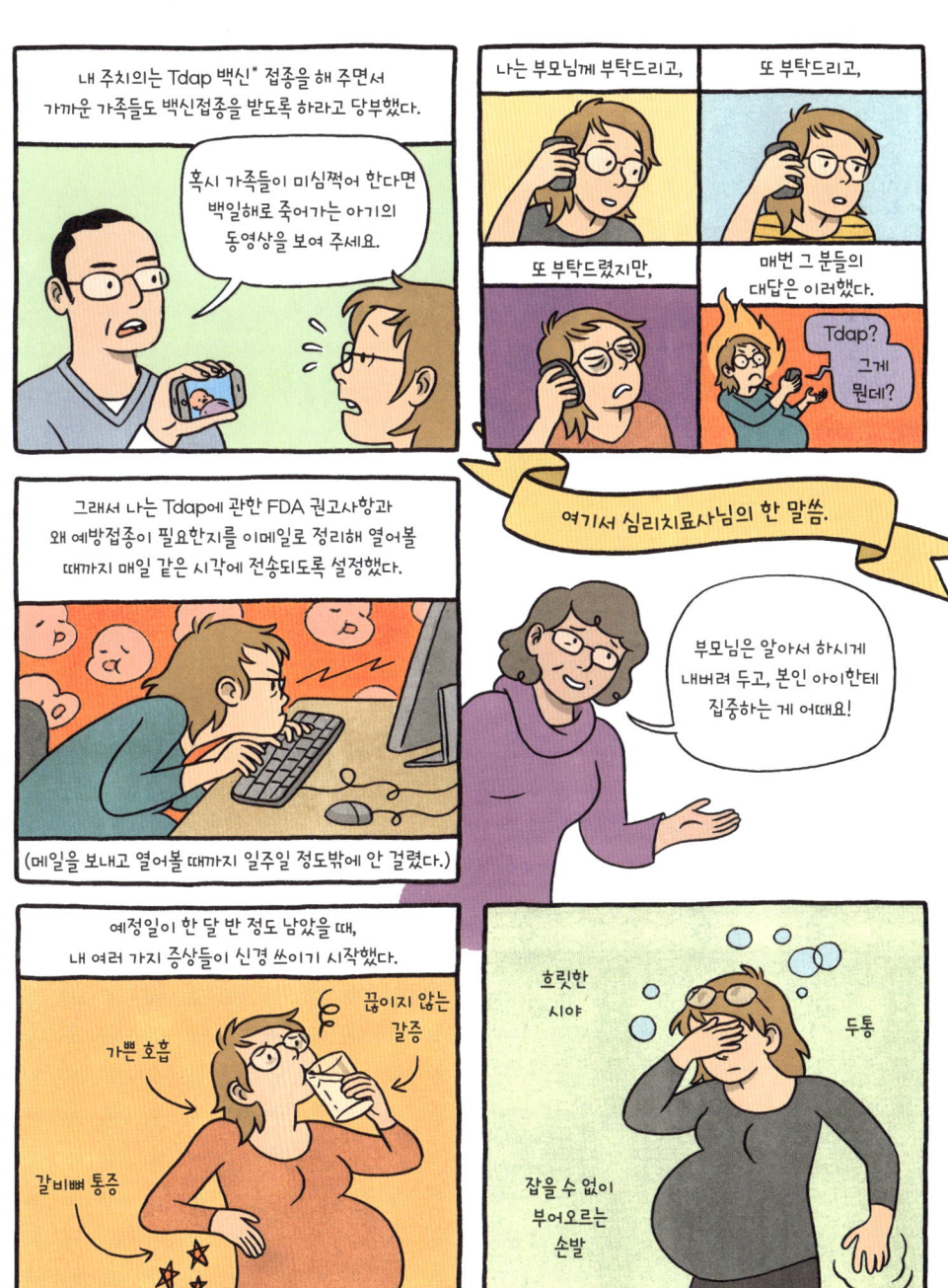

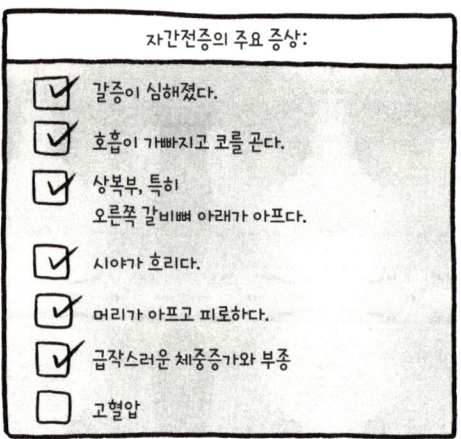
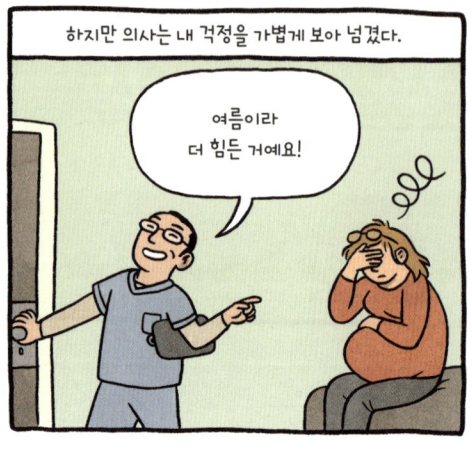
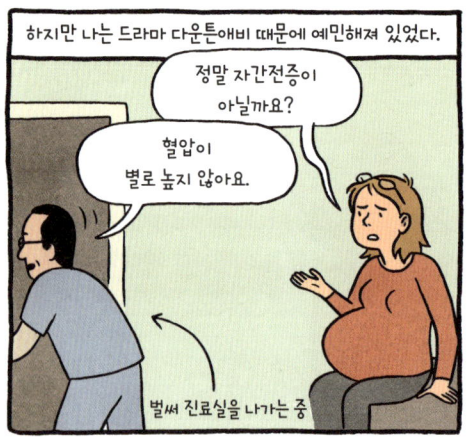
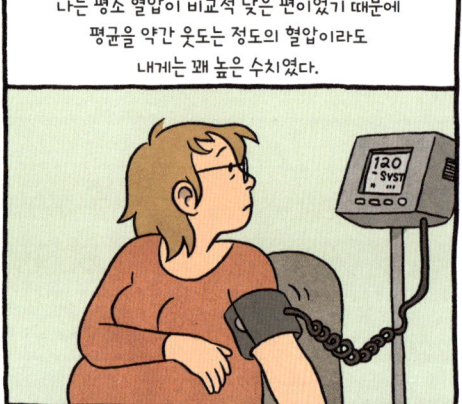
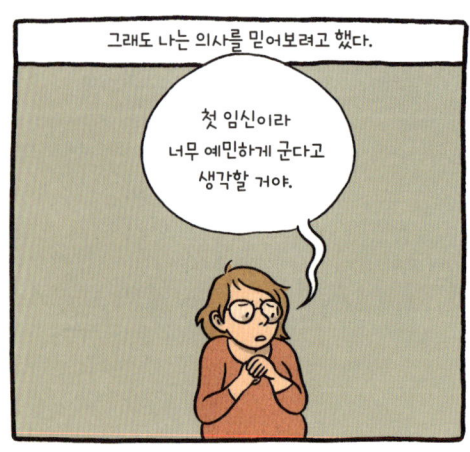
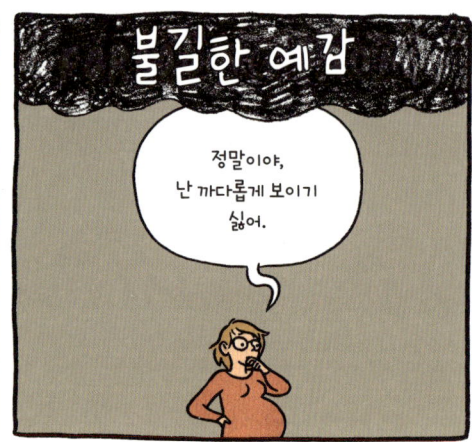

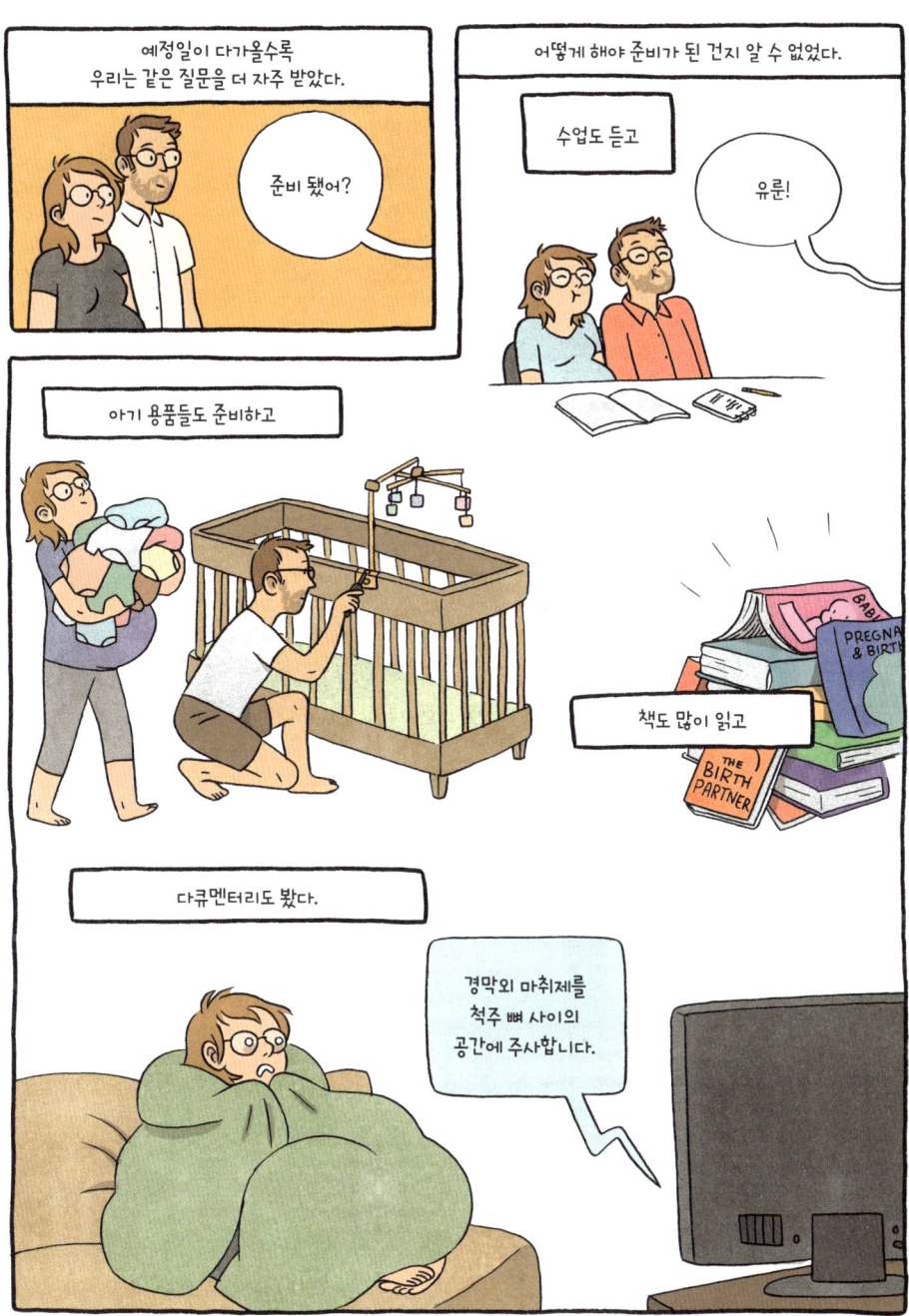

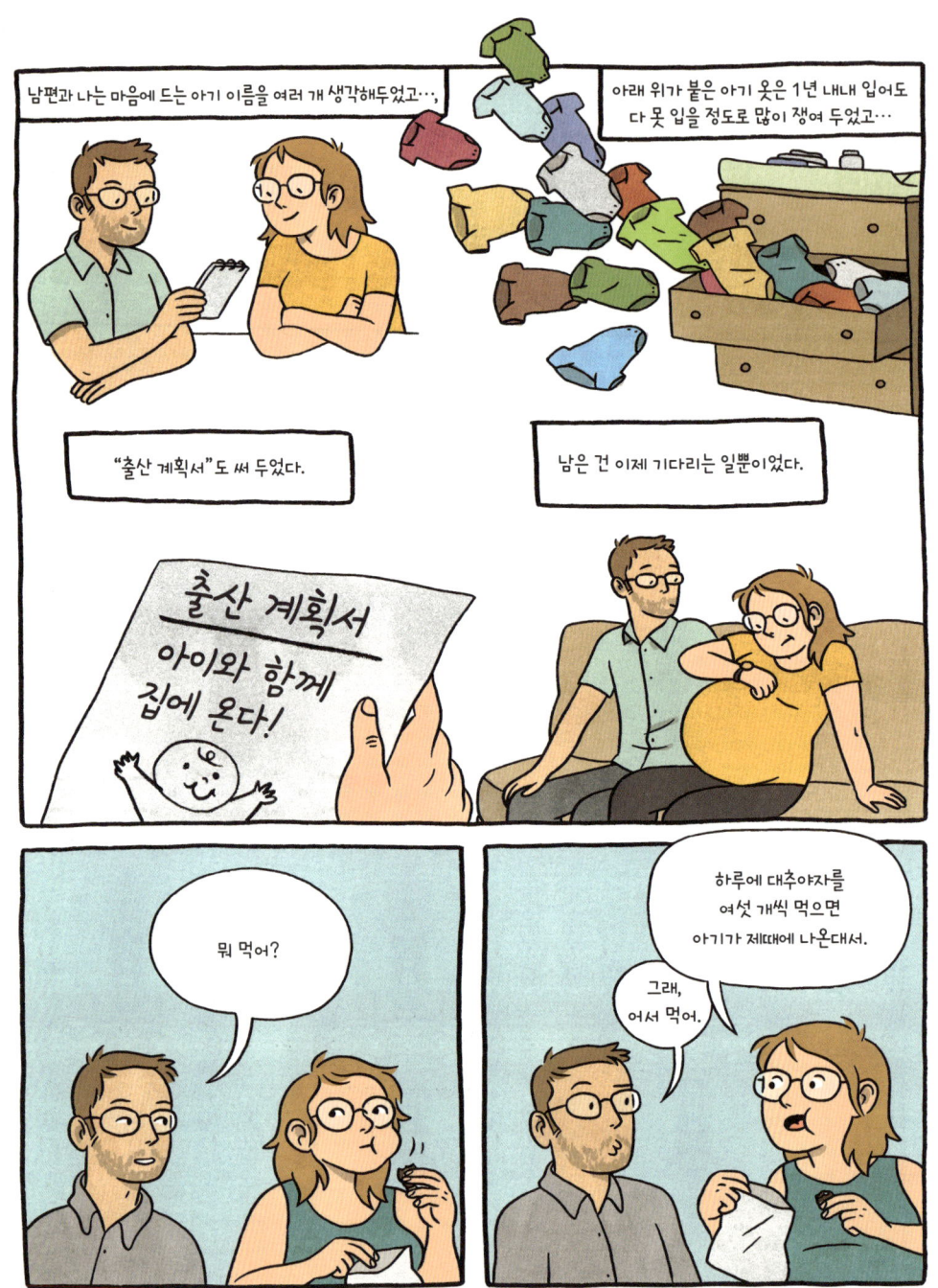

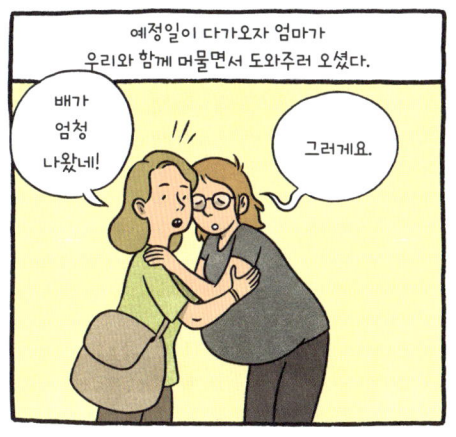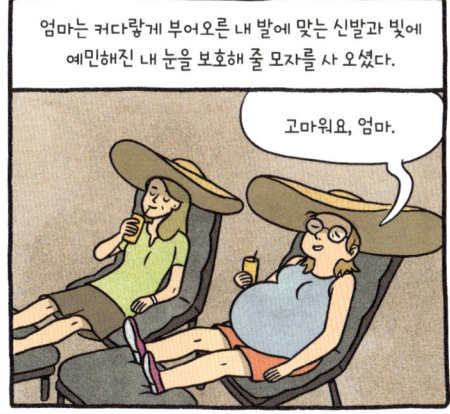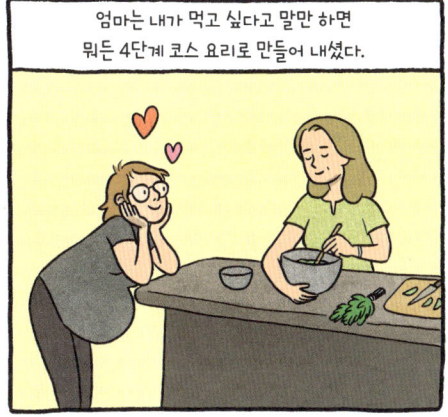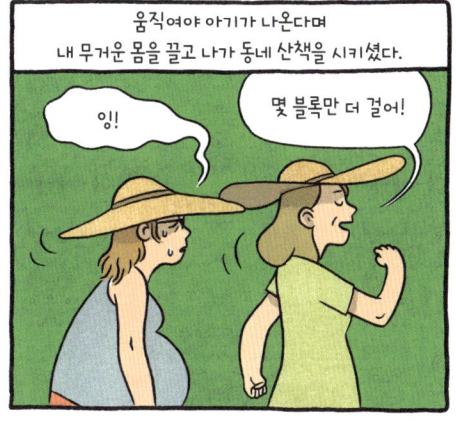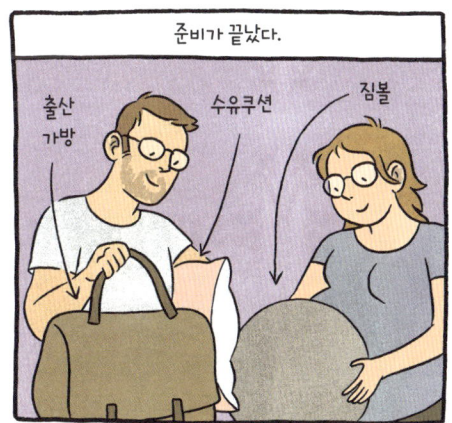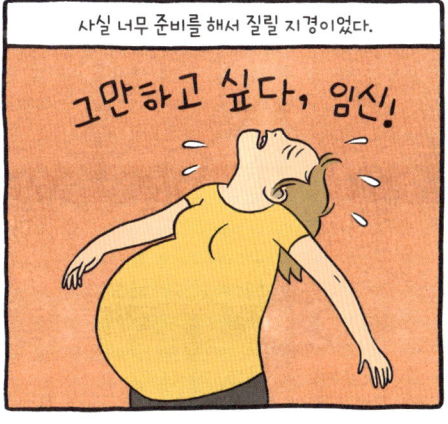

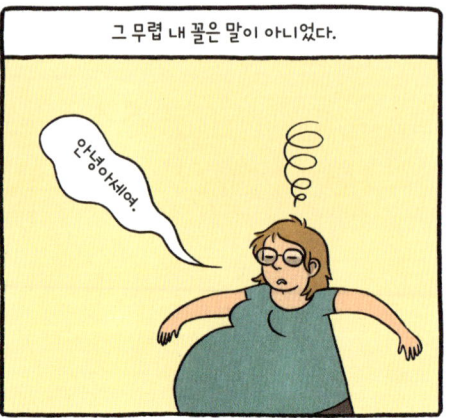
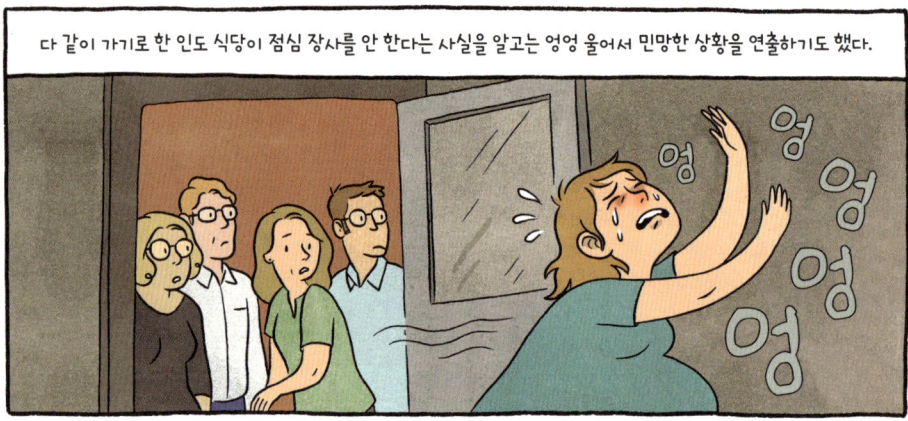
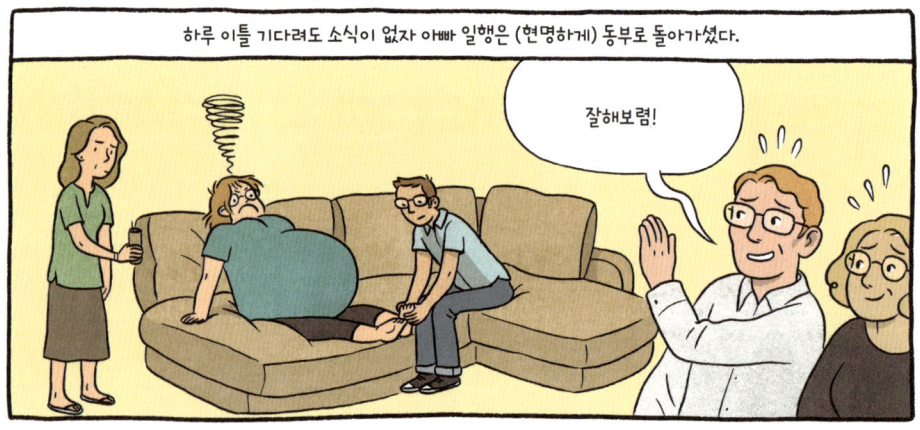

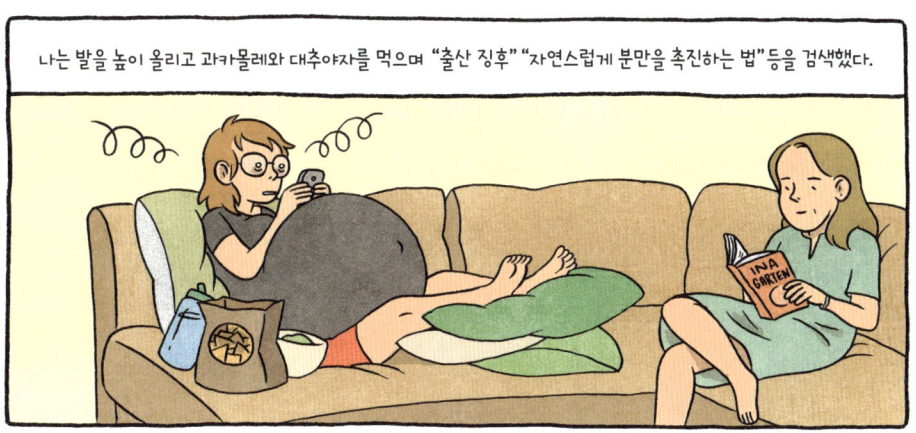

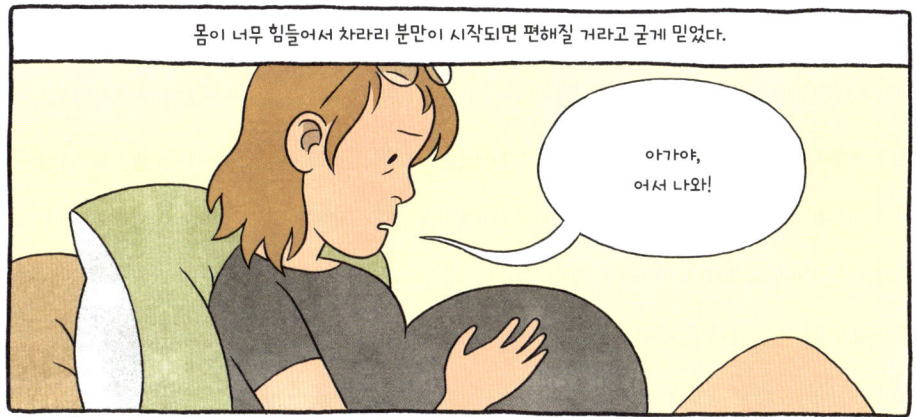

예정일에서 거의 일주일 뒤에야
내 상태가 심각하다는 것을 알았다.

널 위해
공부한 시간

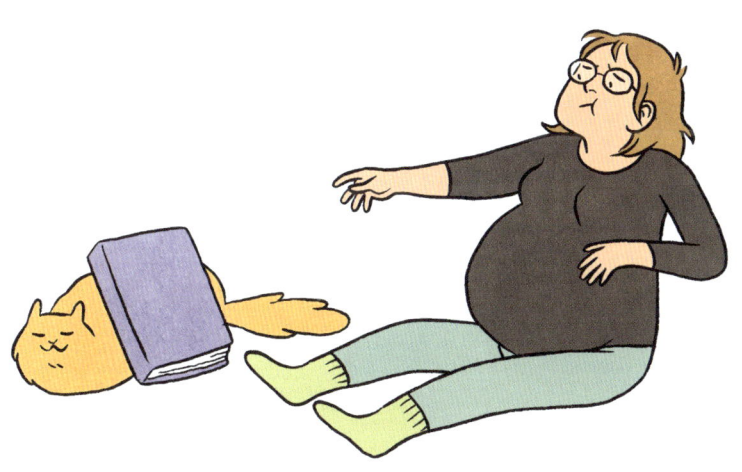

내가 지금을 사는 건 축복인 것 같아.

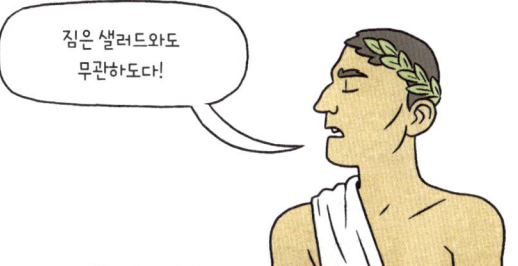

일반적으로 알려진 것과는 달리 율리우스 시저는 제왕절개로 태어나지 않았다.

짐은 샐러드와도 무관하도다!

로마시대 황제의 어머니들 대부분은 제왕절개 수술 도중 죽었지만, 시저의 어머니는 아들이 통치할 때까지 살아 있었기 때문에 역사학자들은 시저의 제왕절개 출생 설을 믿지 않는다. 아무튼 라틴어 "caesuru"에는 "자르다"라는 뜻이 들어 있다.

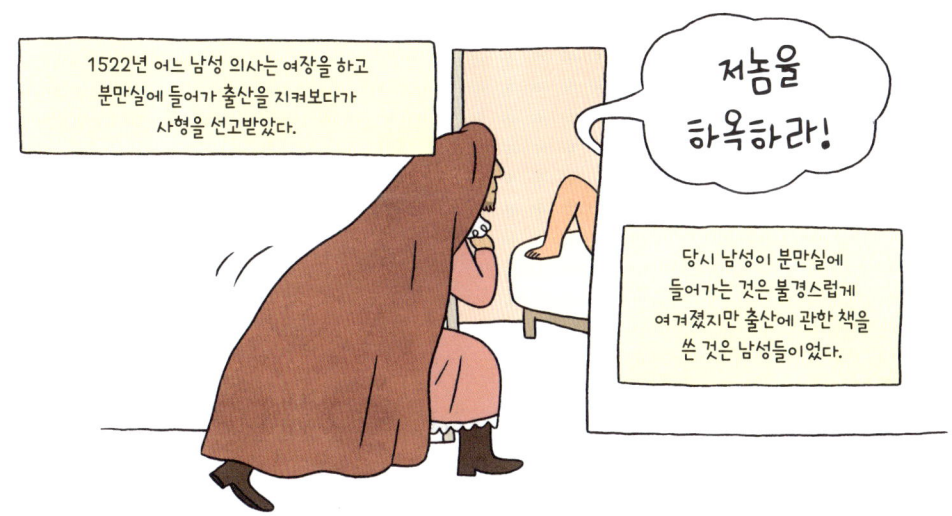

1522년 어느 남성 의사는 여장을 하고 분만실에 들어가 출산을 지켜보다가 사형을 선고받았다.

저놈을 하옥하라!

당시 남성이 분만실에 들어가는 것은 불경스럽게 여겨졌지만 출산에 관한 책을 쓴 것은 남성들이었다.

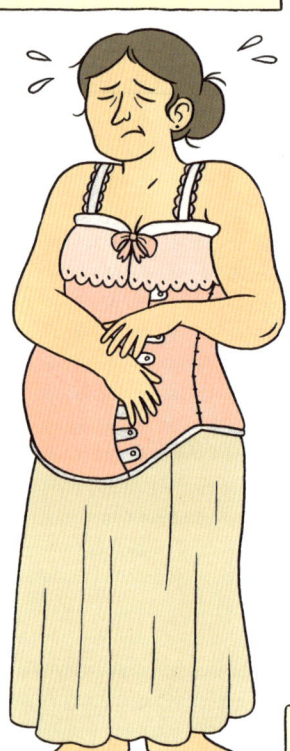

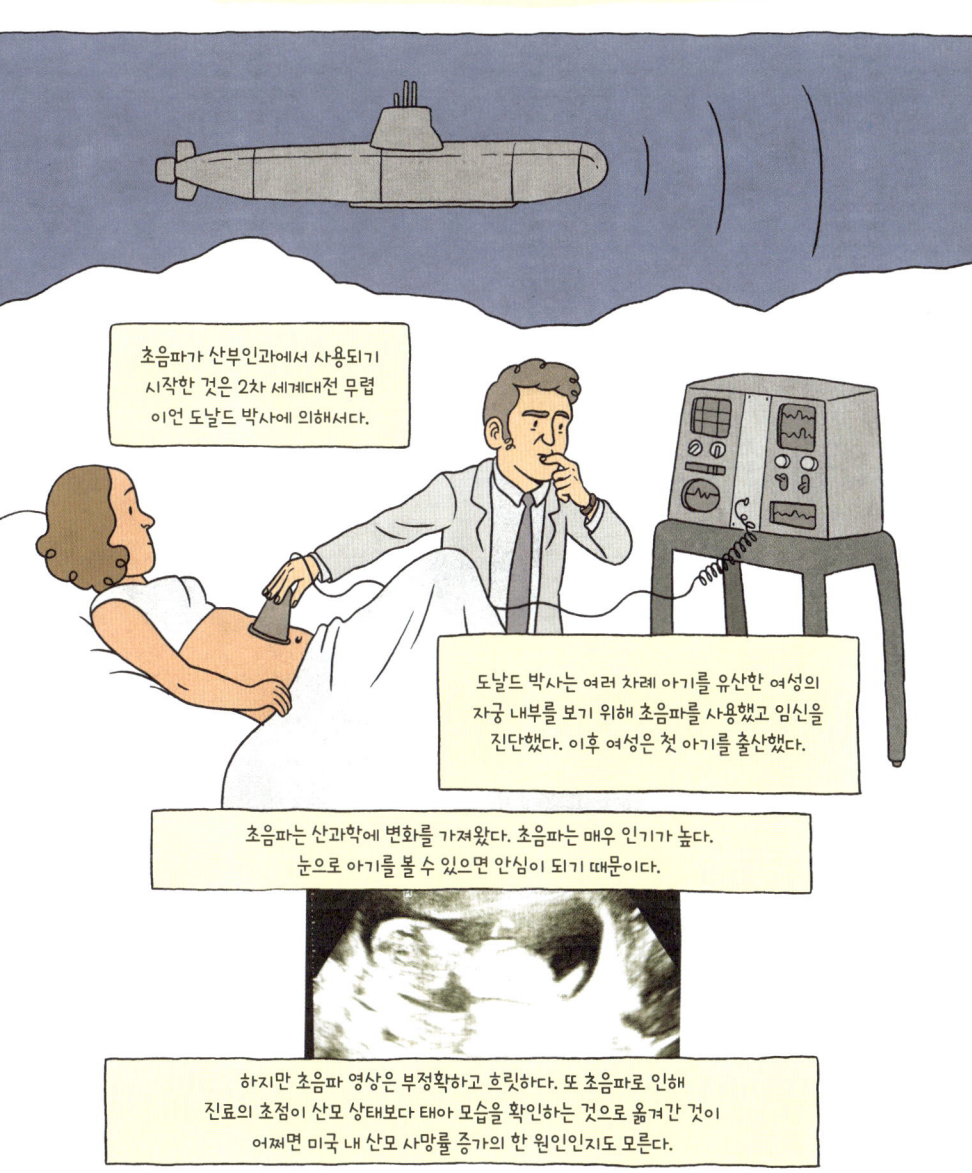

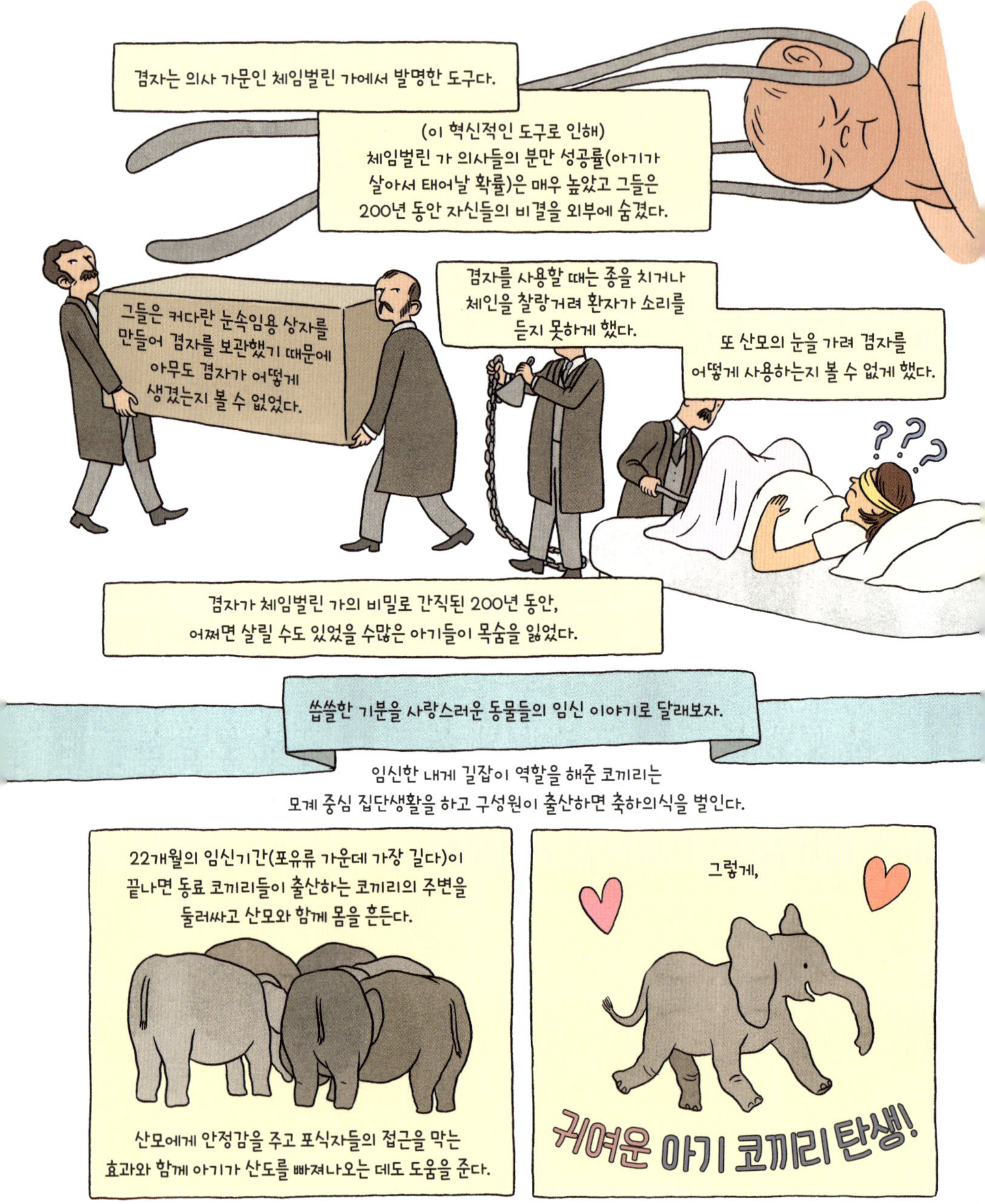

겸자는 의사 가문인 체임벌린 가에서 발명한 도구다.

(이 혁신적인 도구로 인해) 체임벌린 가 의사들의 분만 성공률(아기가 살아서 태어날 확률)은 매우 높았고 그들은 200년 동안 자신들의 비결을 외부에 숨겼다.

그들은 커다란 눈속임용 상자를 만들어 겸자를 보관했기 때문에 아무도 겸자가 어떻게 생겼는지 볼 수 없었다.

겸자를 사용할 때는 종을 치거나 체인을 찰랑거려 환자가 소리를 듣지 못하게 했다.

또 산모의 눈을 가려 겸자를 어떻게 사용하는지 볼 수 없게 했다.

겸자가 체임벌린 가의 비밀로 간직된 200년 동안, 어쩌면 살릴 수도 있었을 수많은 아기들이 목숨을 잃었다.

씁쓸한 기분을 사랑스러운 동물들의 임신 이야기로 달래보자.

임신한 내게 길잡이 역할을 해준 코끼리는 모계 중심 집단생활을 하고 구성원이 출산하면 축하의식을 벌인다.

22개월의 임신기간(포유류 가운데 가장 길다)이 끝나면 동료 코끼리들이 출산하는 코끼리의 주변을 둘러싸고 산모와 함께 몸을 흔든다.

산모에게 안정감을 주고 포식자들의 접근을 막는 효과와 함께 아기가 산도를 빠져나오는 데도 도움을 준다.

그렇게,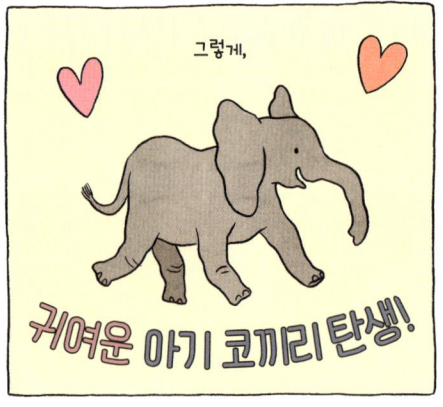

귀여운 아기 코끼리 탄생!

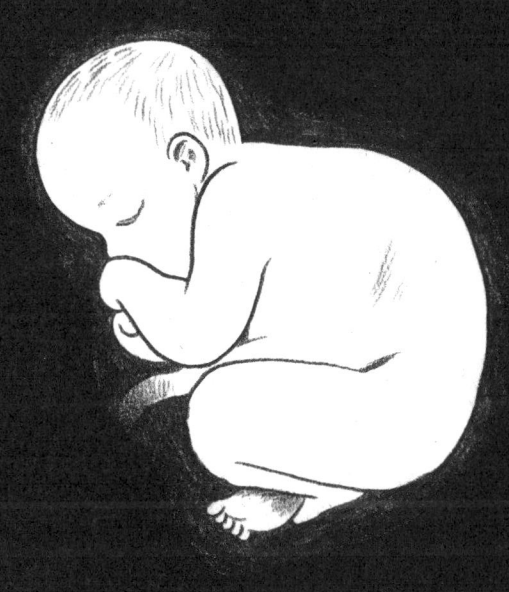

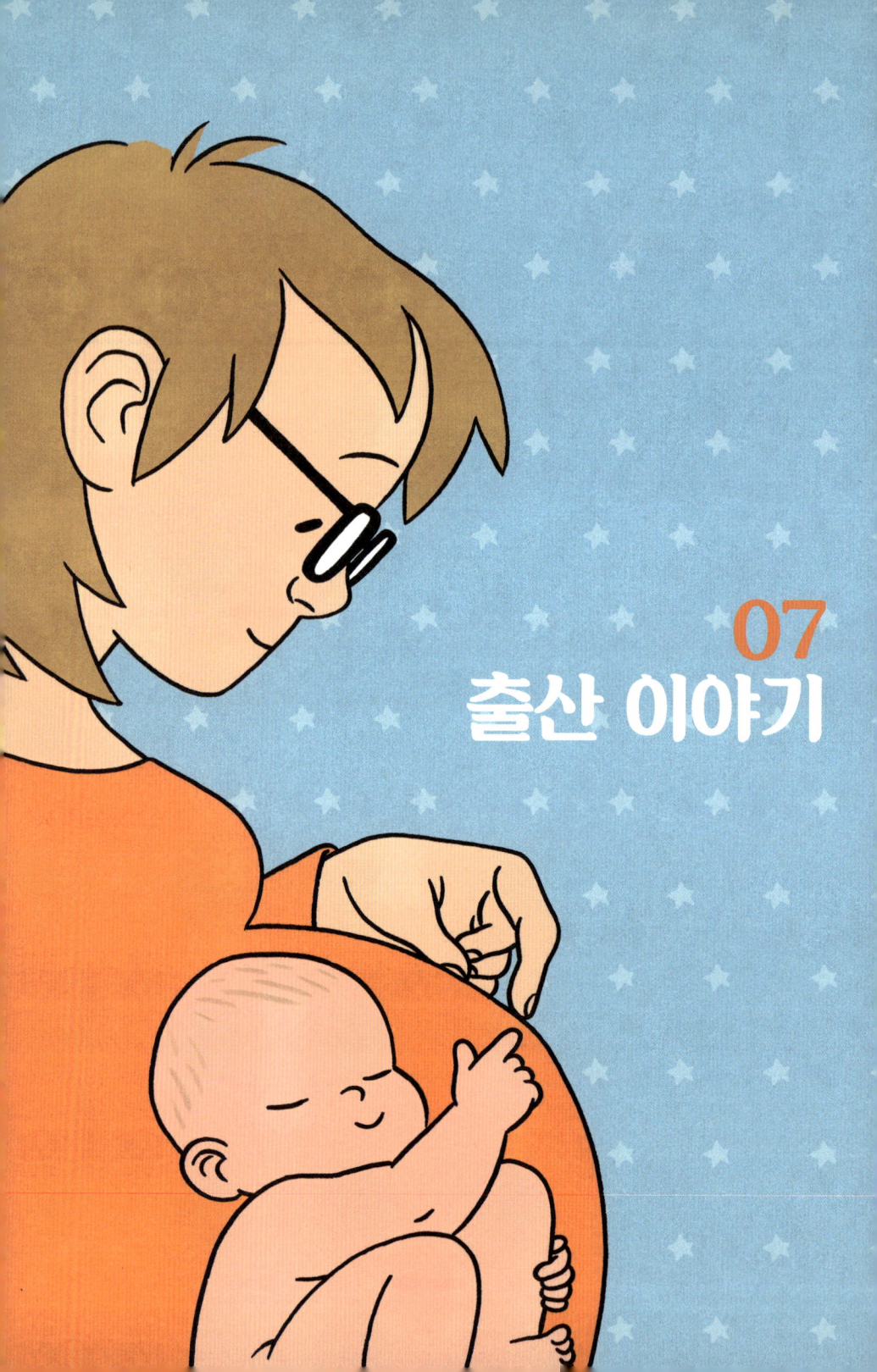

아가, 널 본 순간 울음을 터뜨렸어.

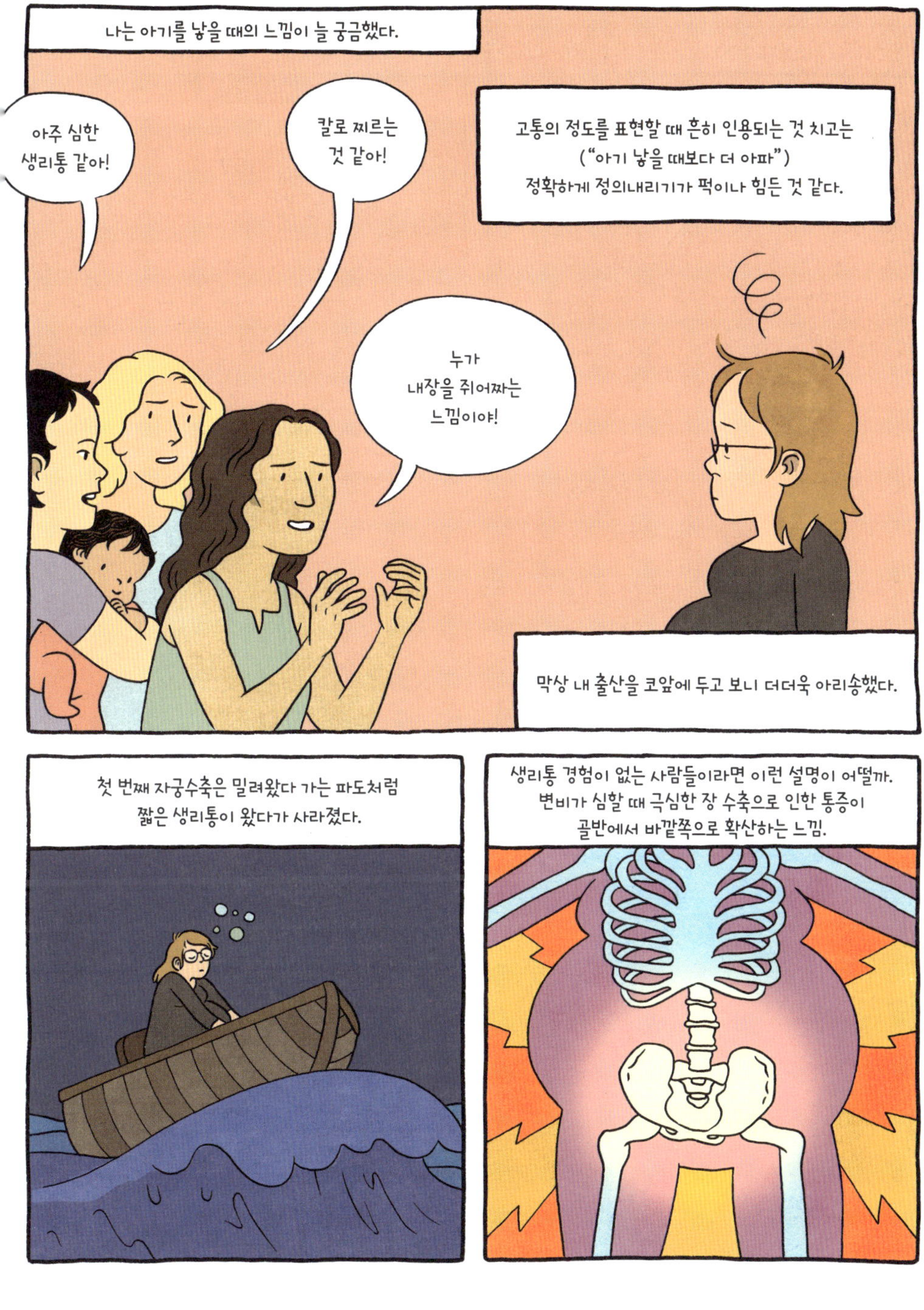

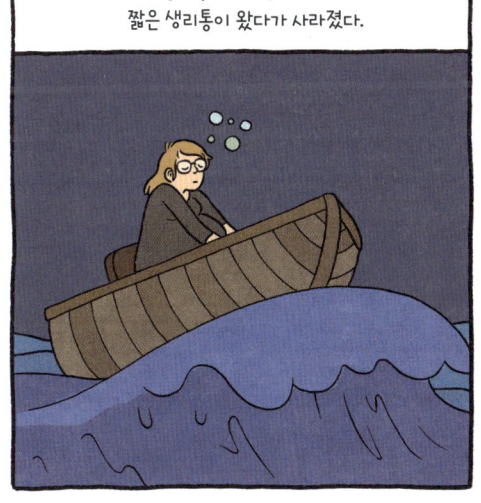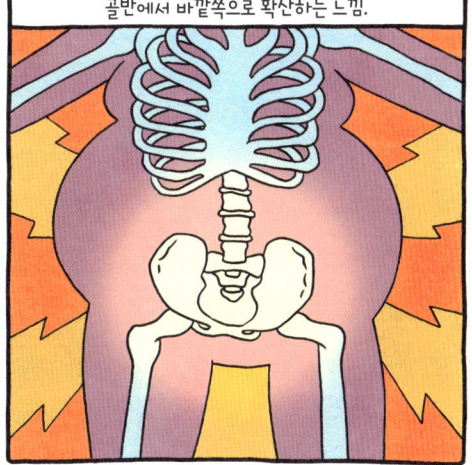

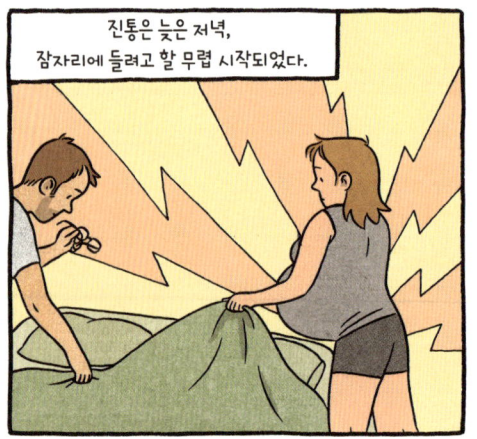
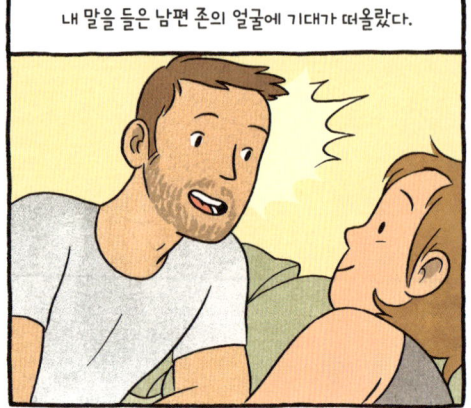
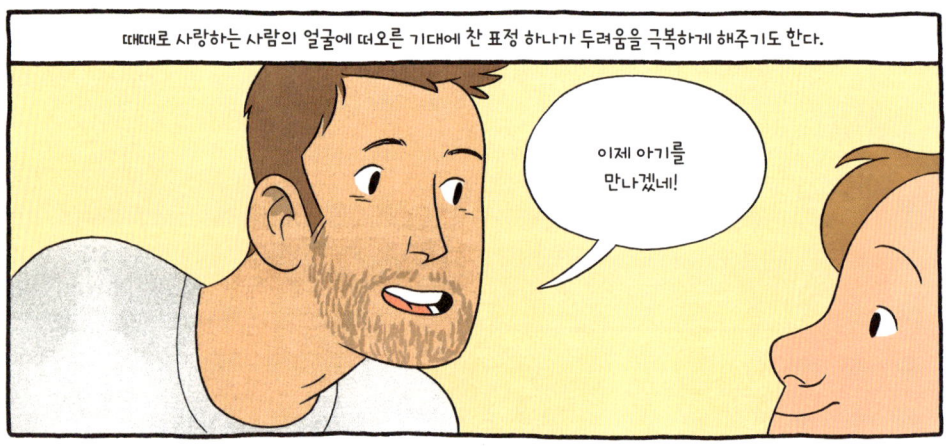
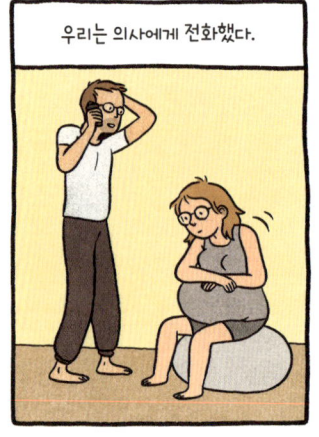
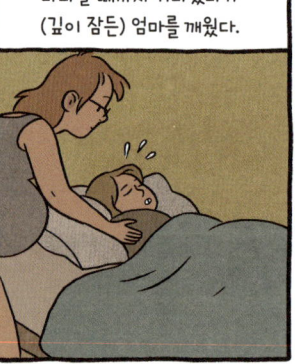
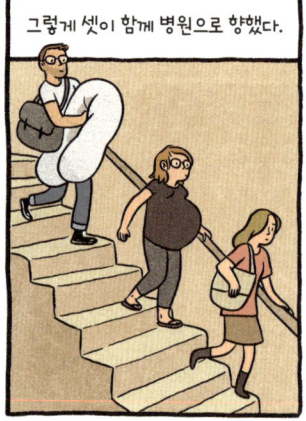

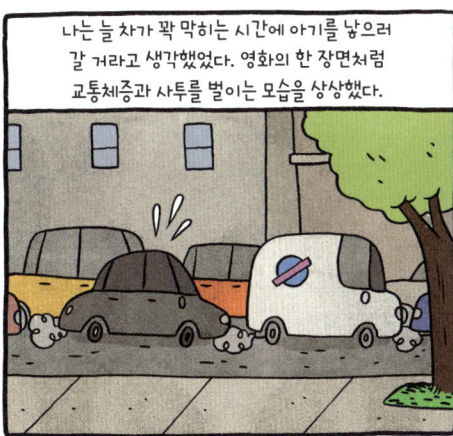
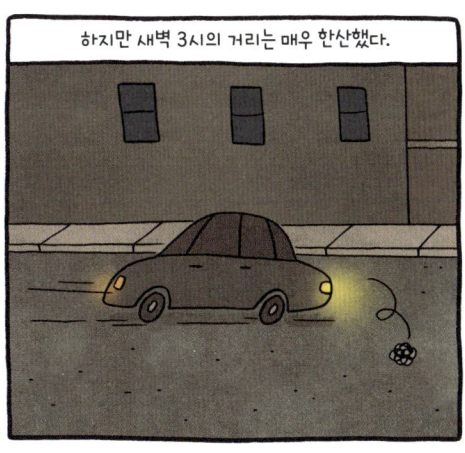
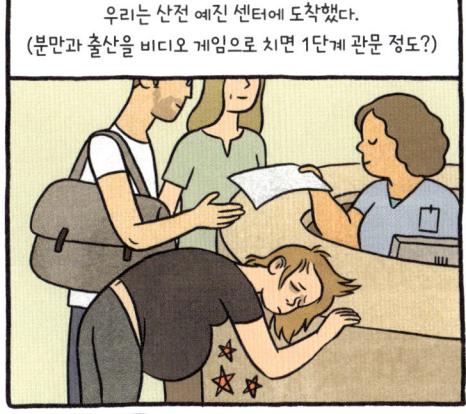
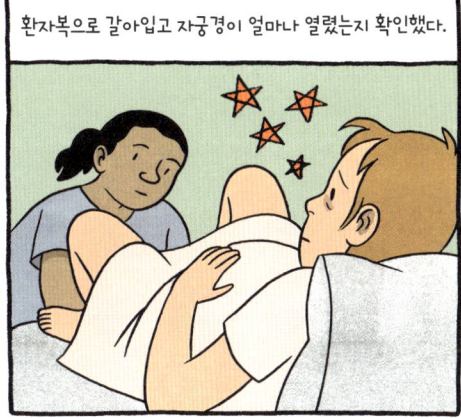
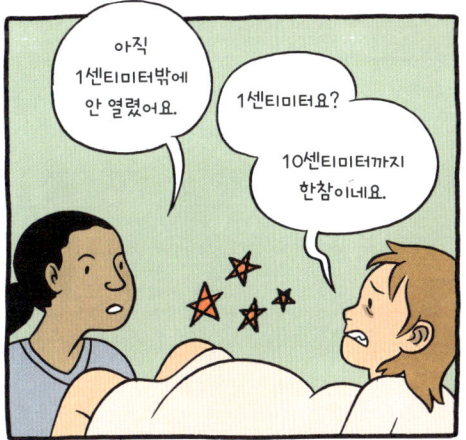
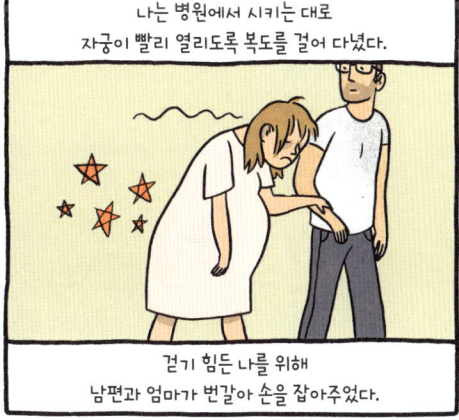

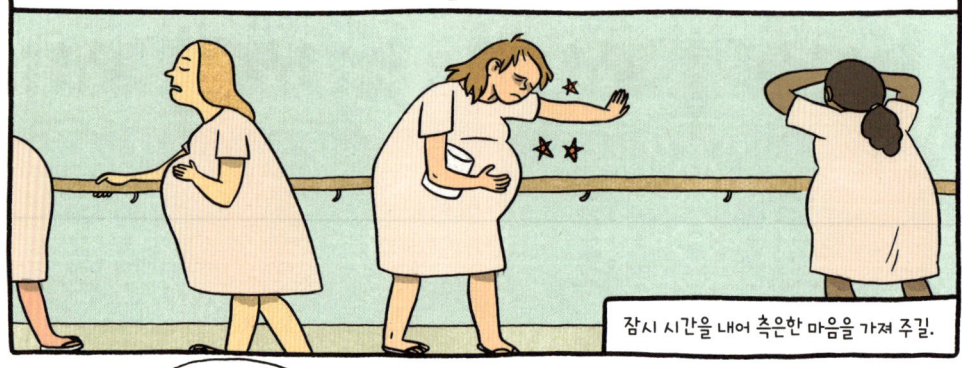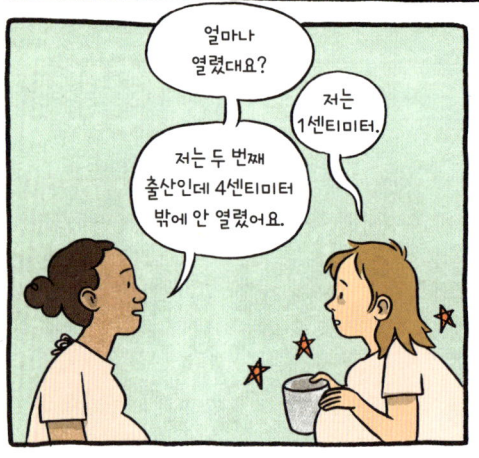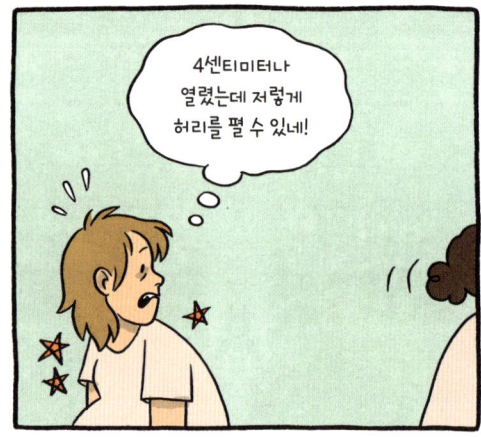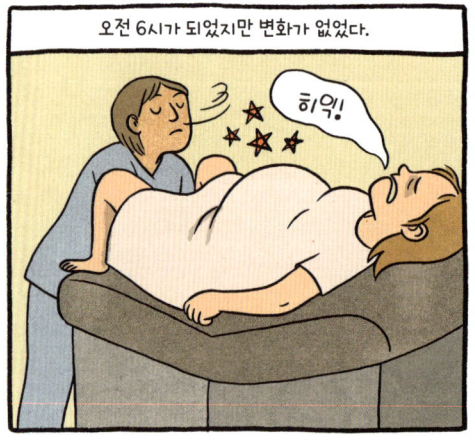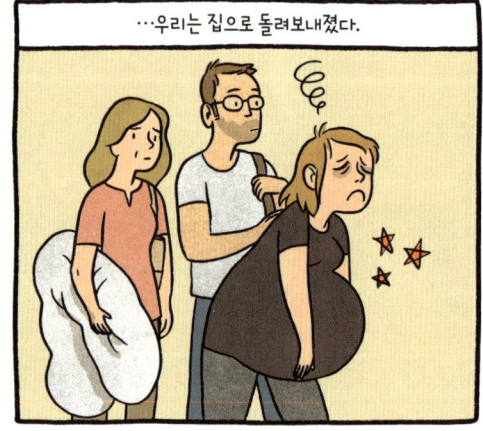

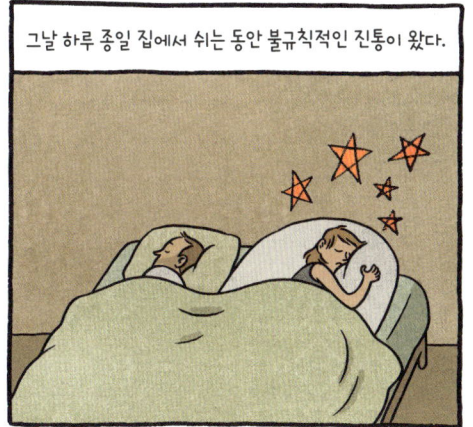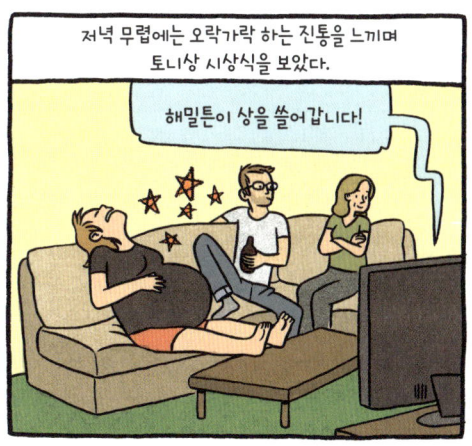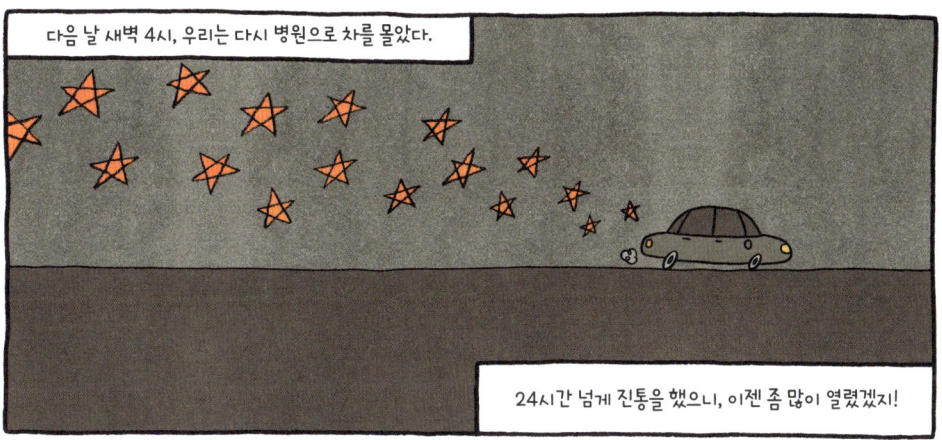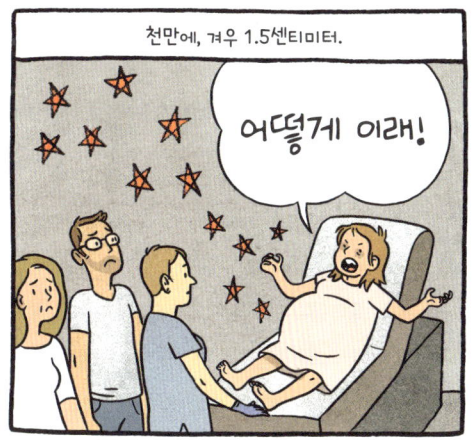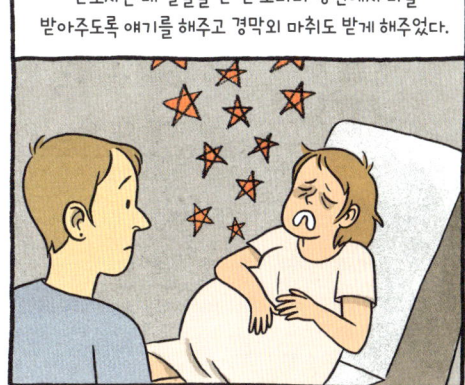

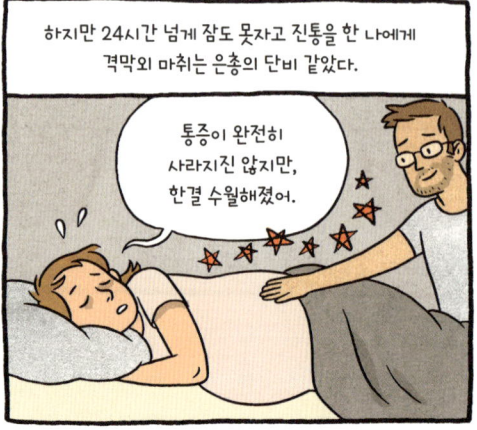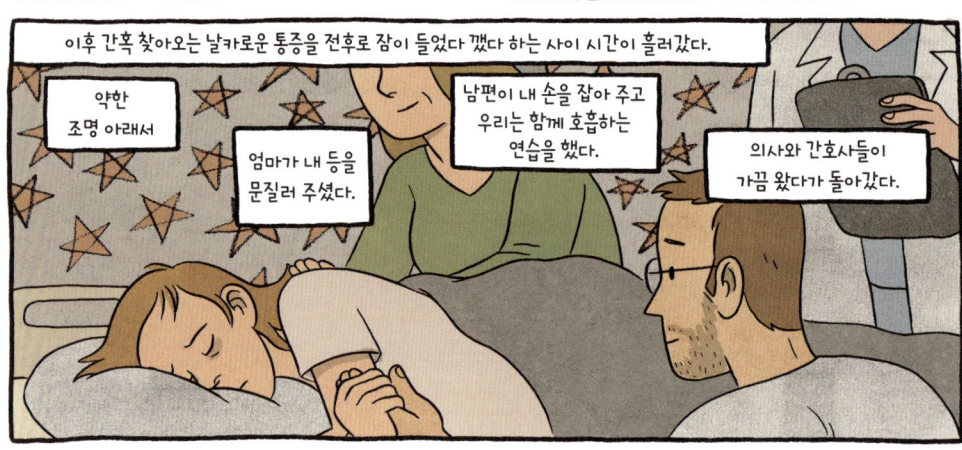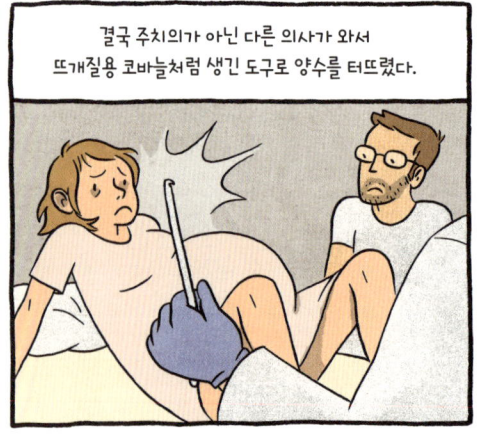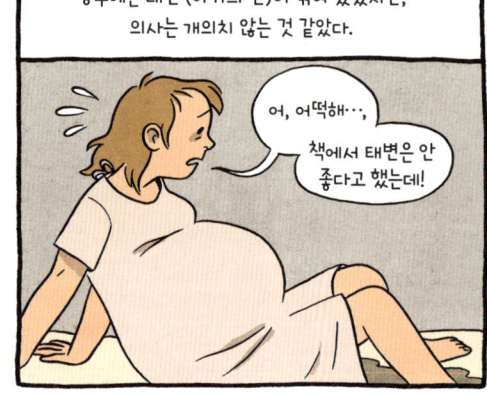

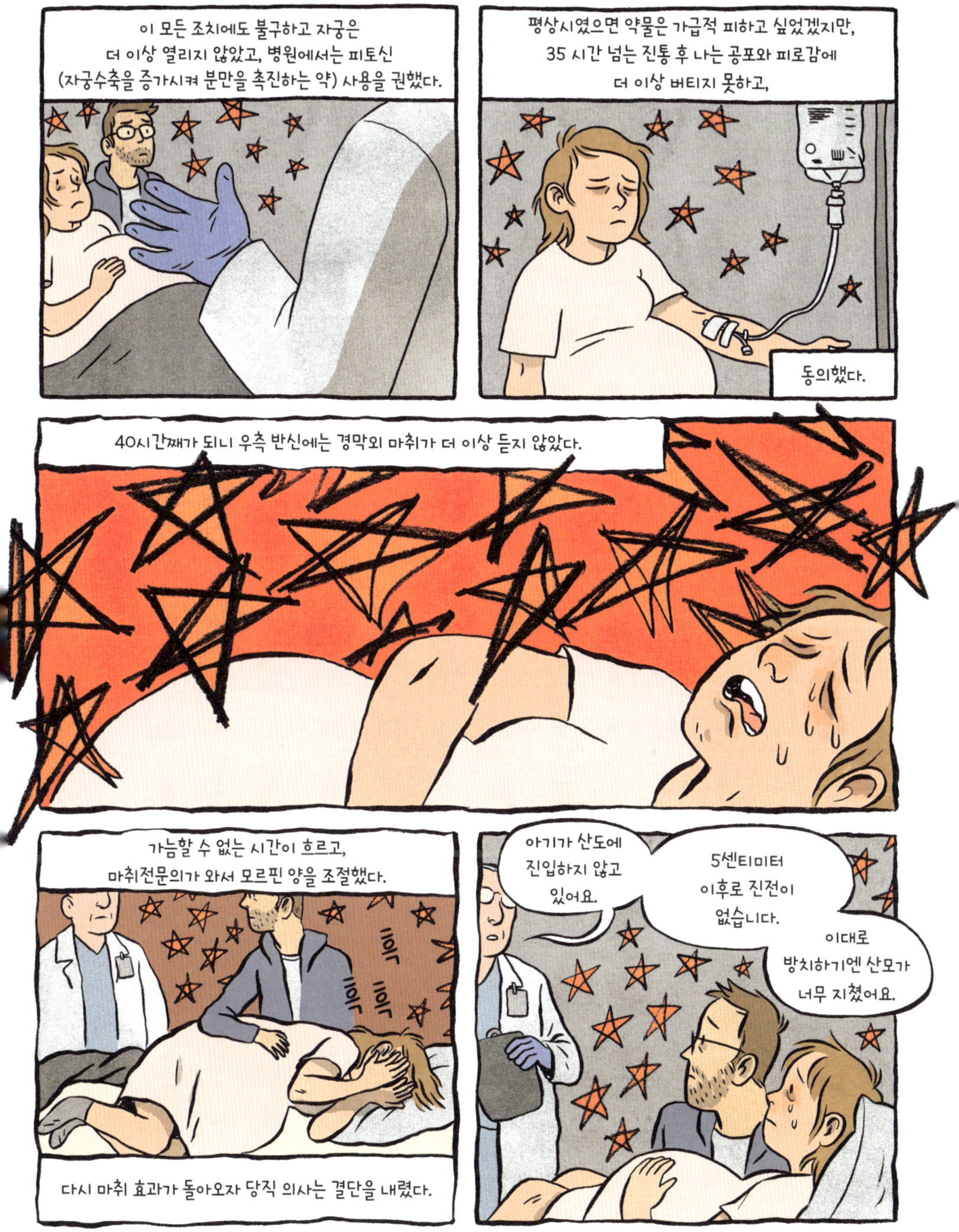

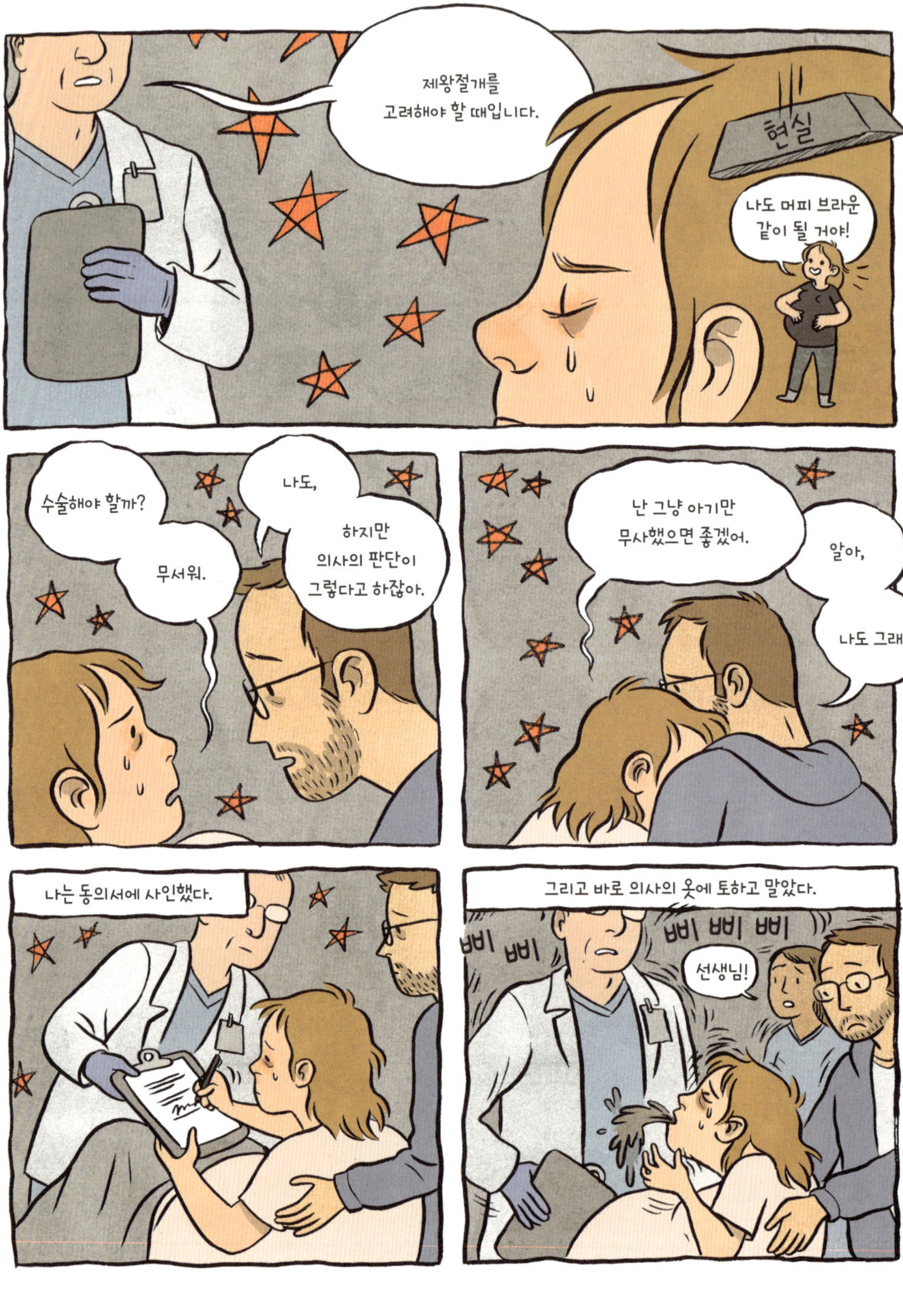

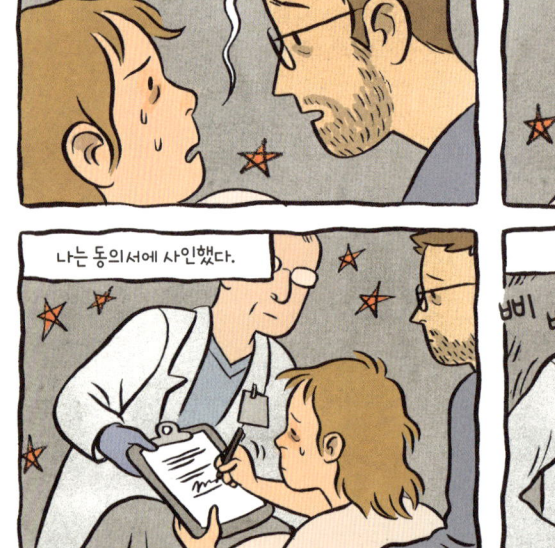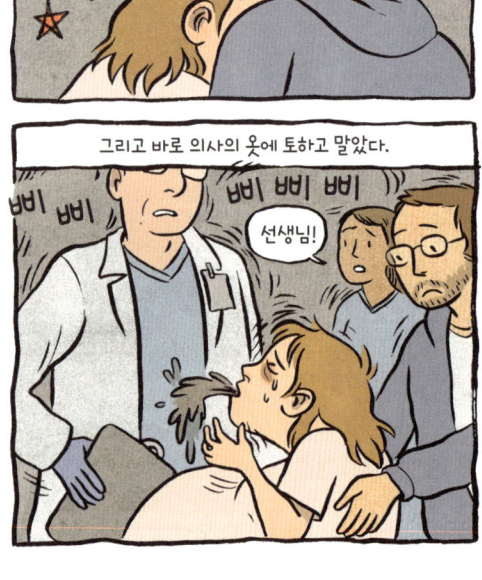

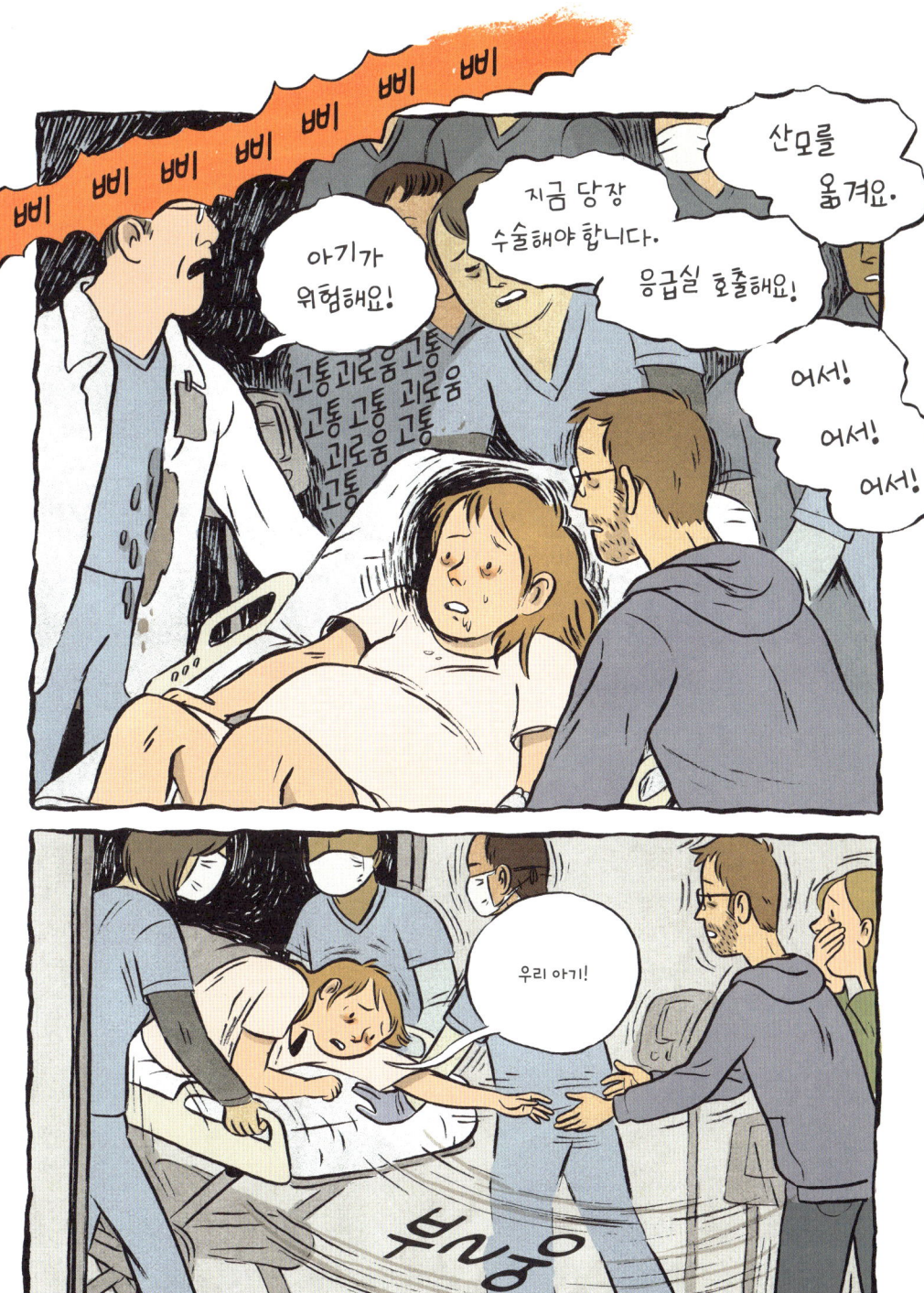

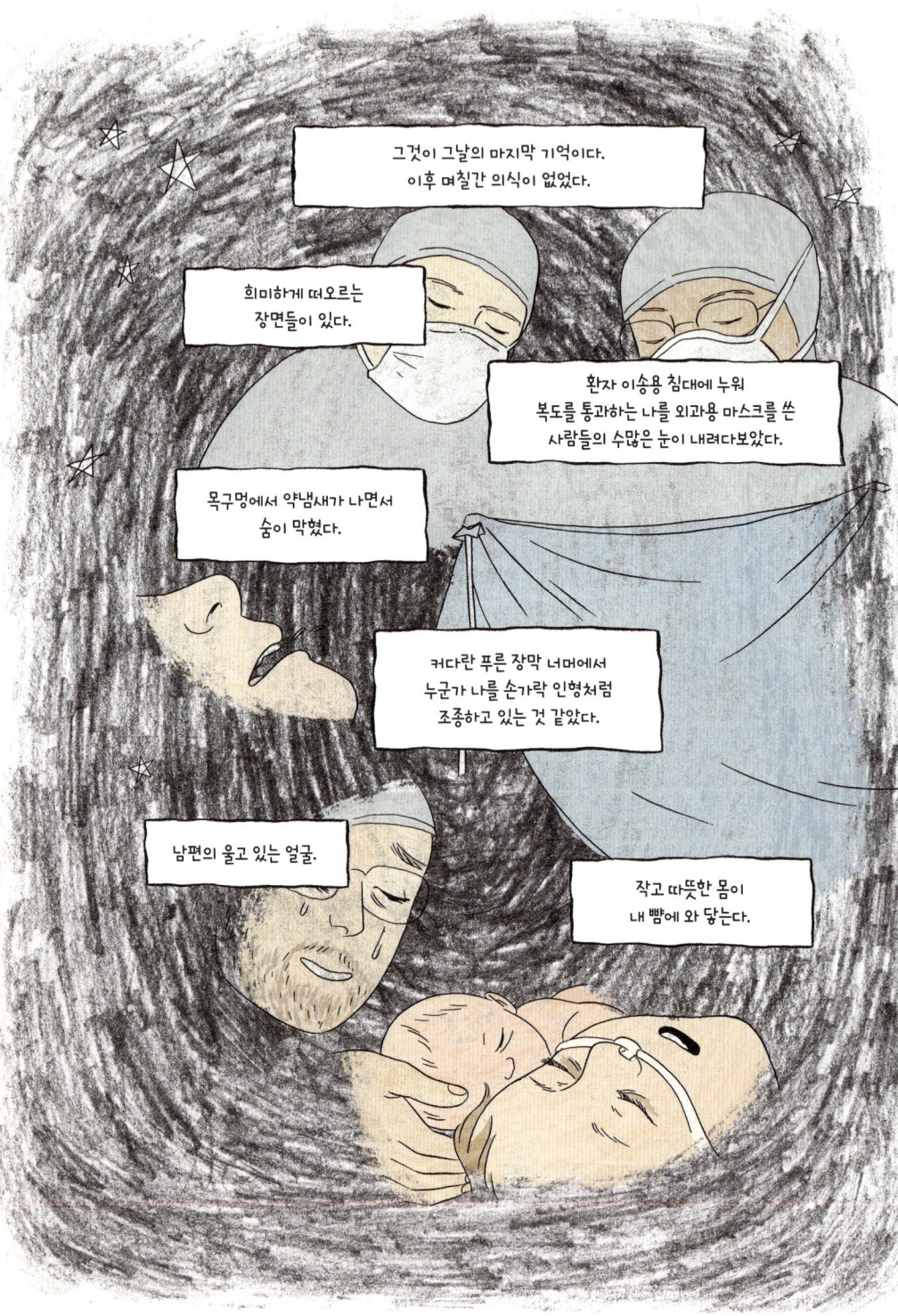

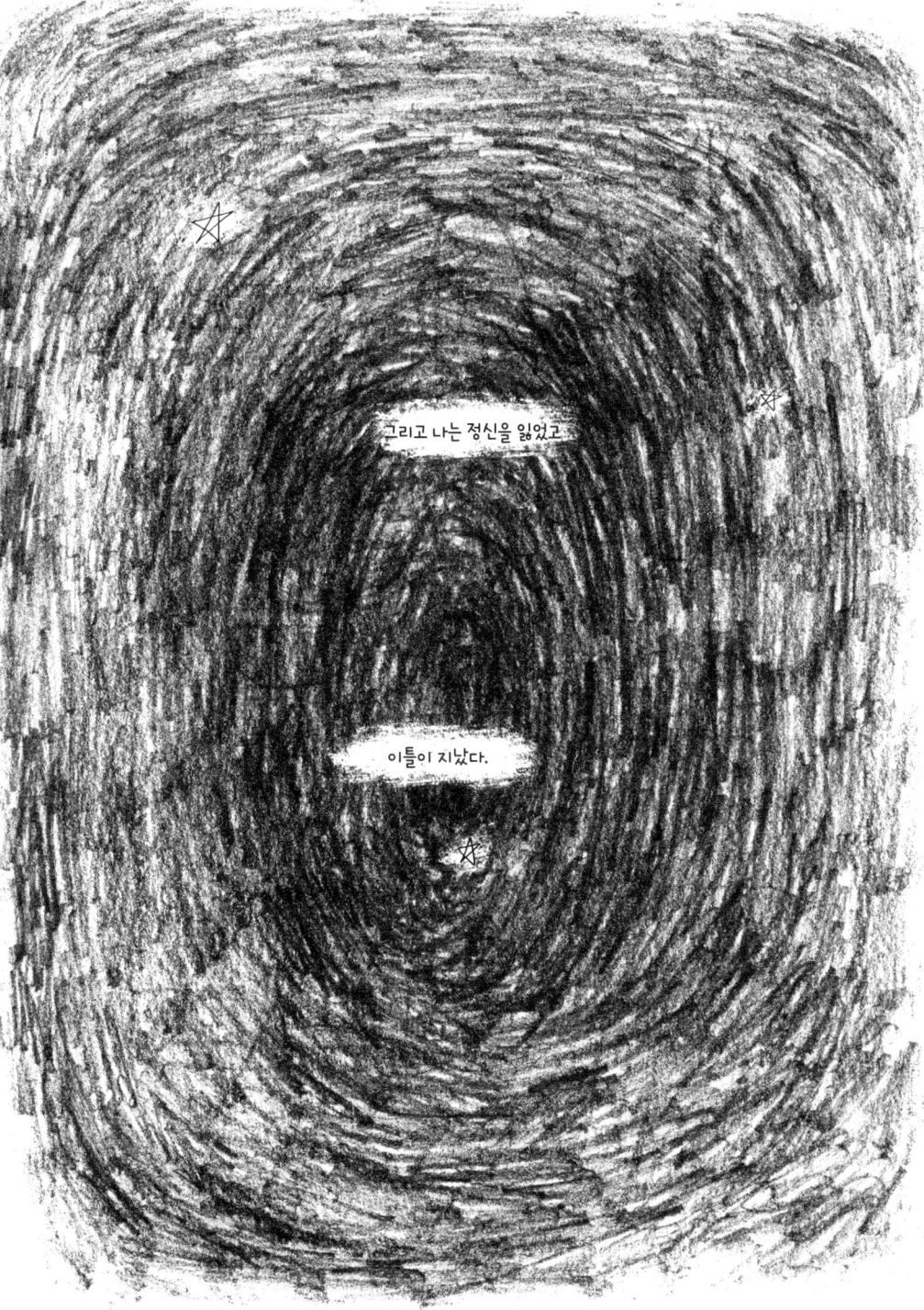

남편 존의 시점에서 본 이후의 상황
(나는 기억하지 못하는)

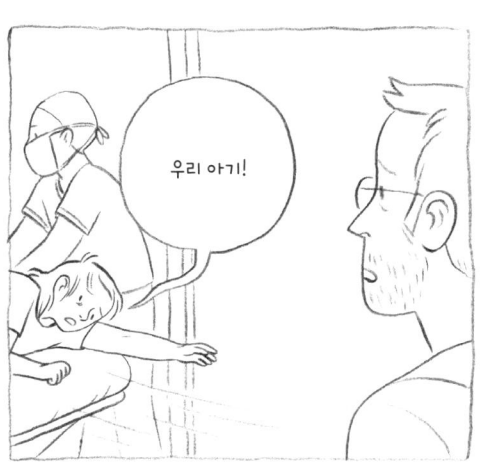

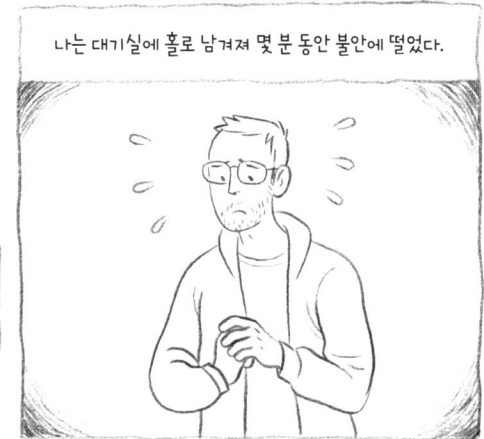

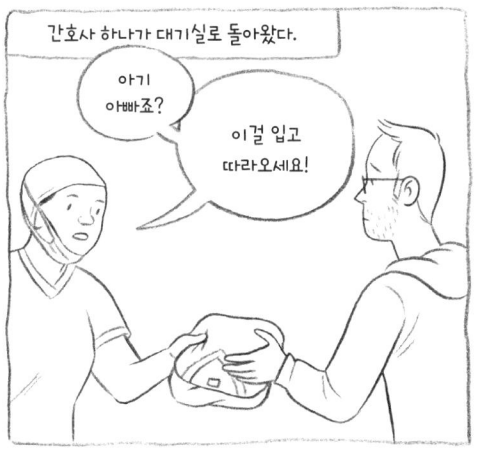

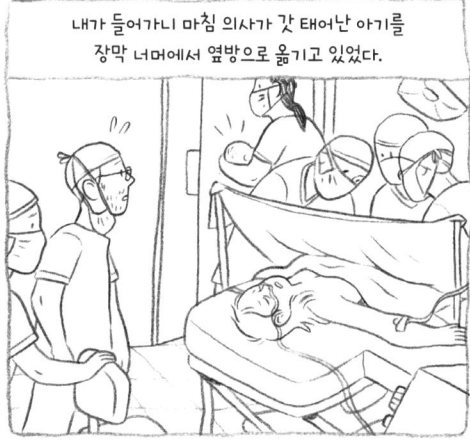

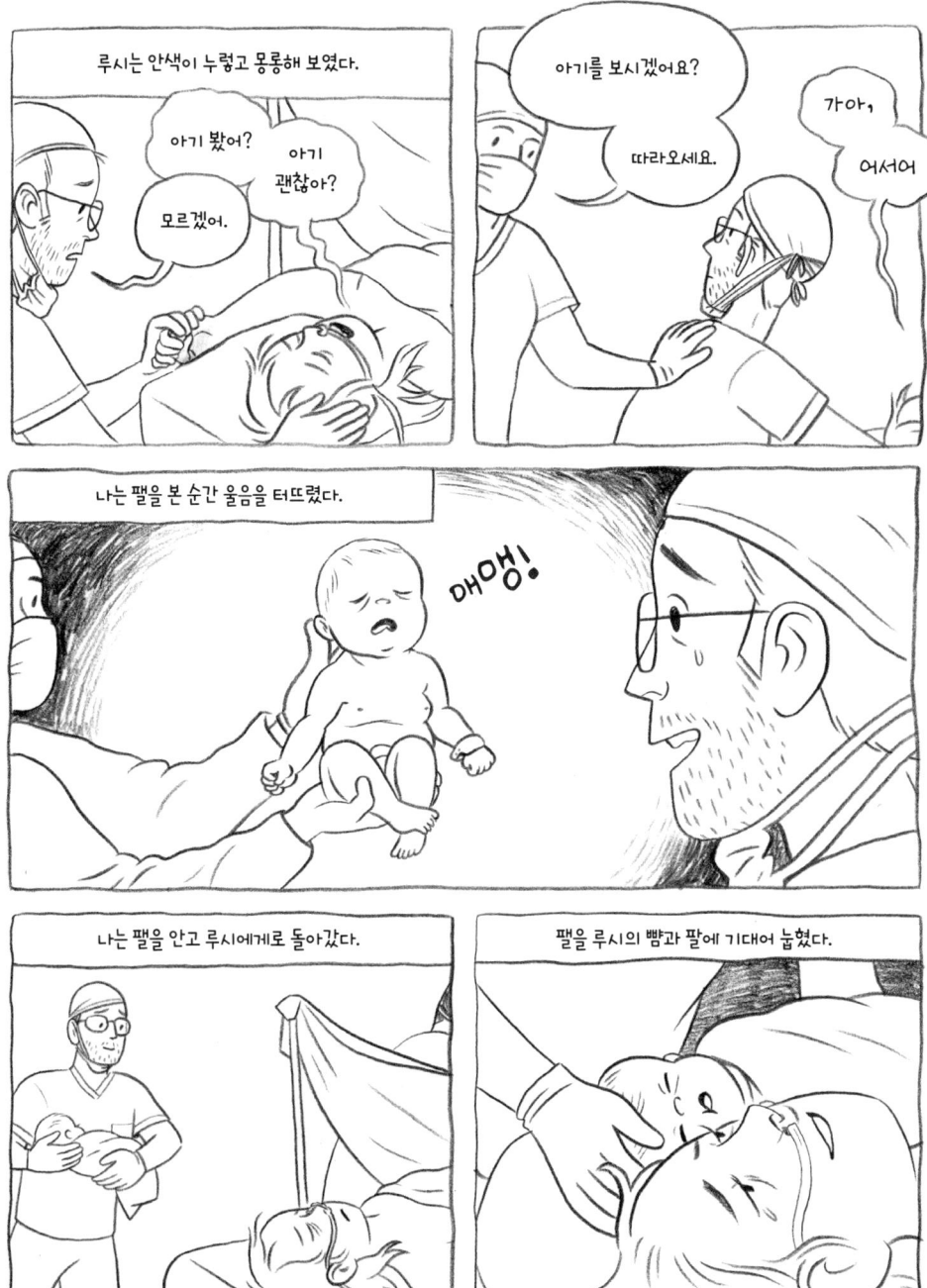

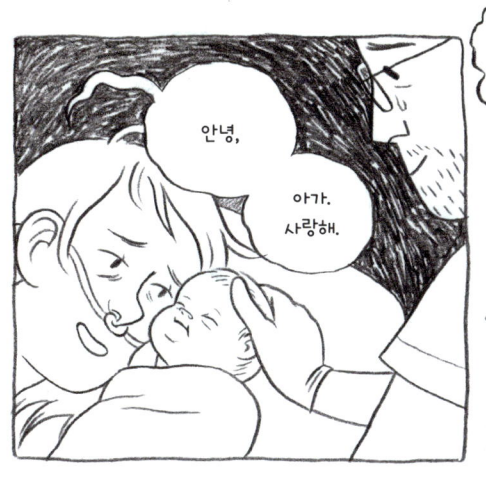
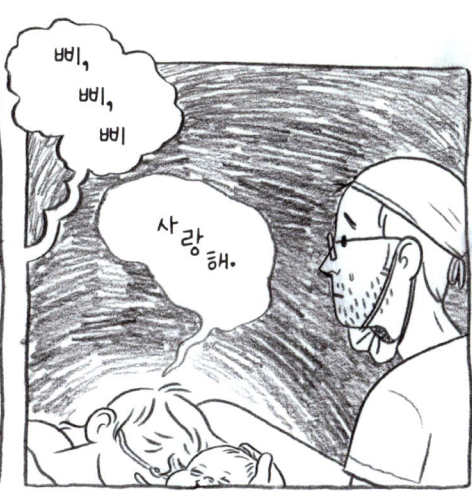
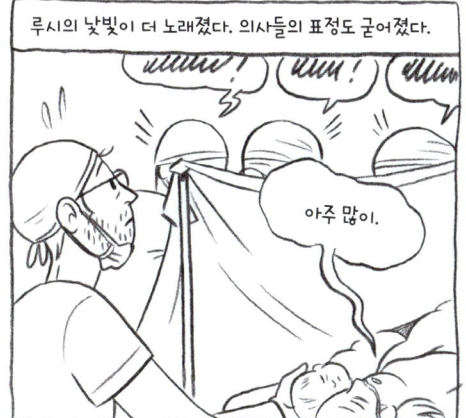
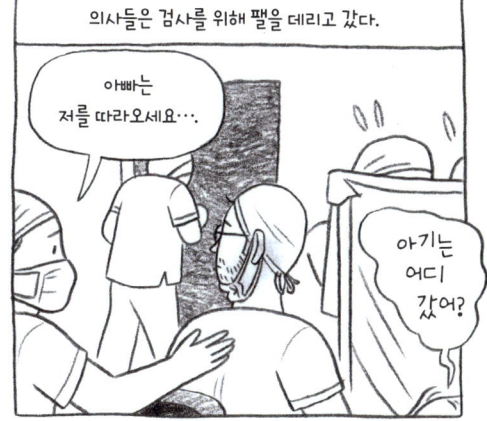
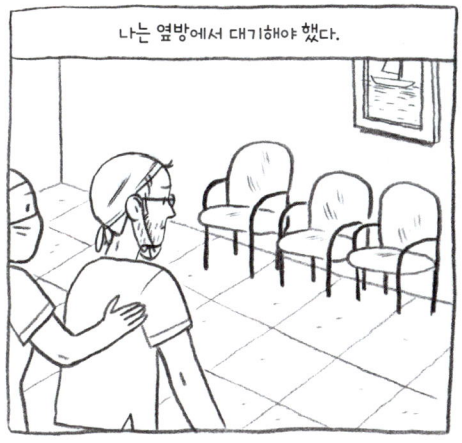
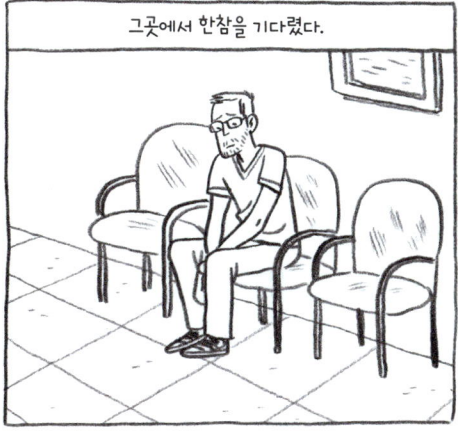

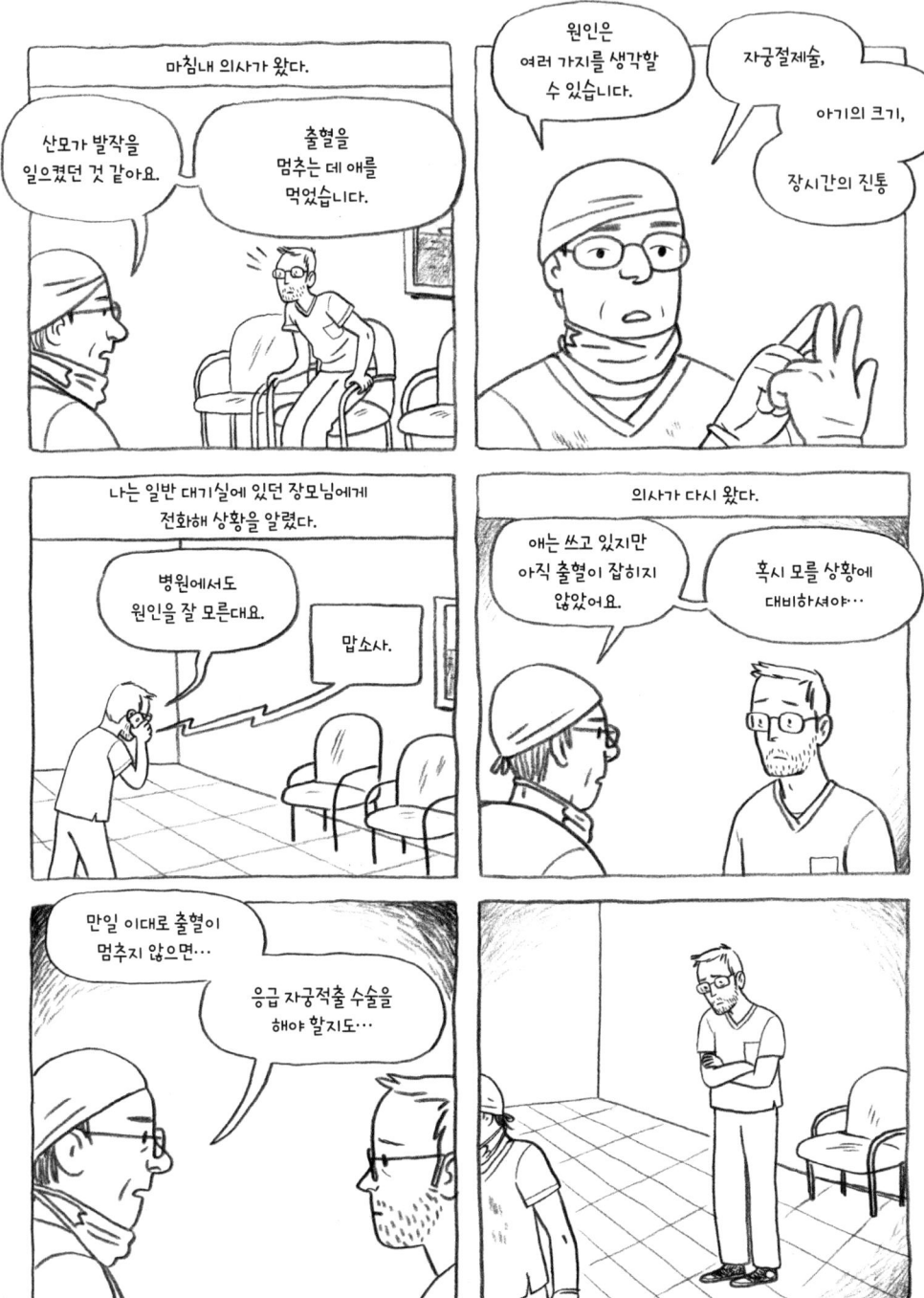

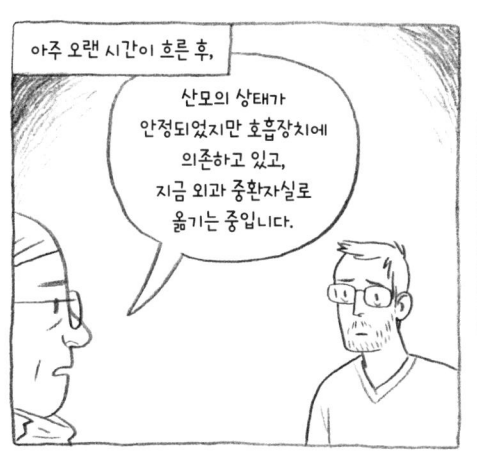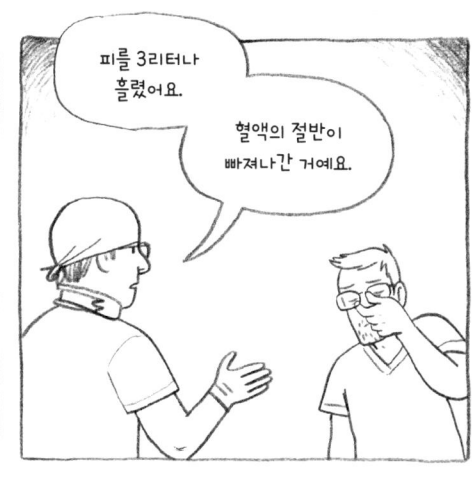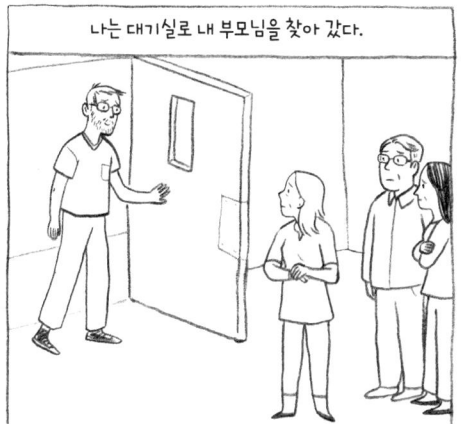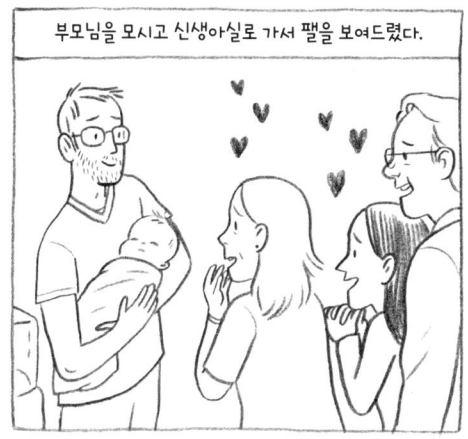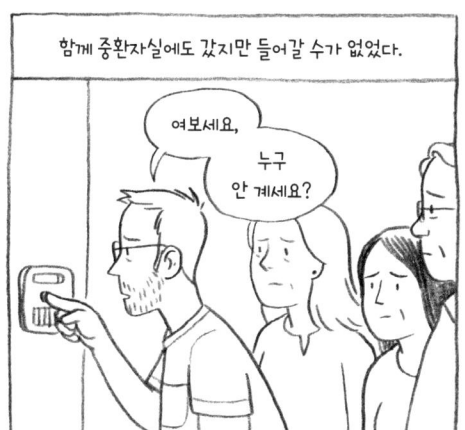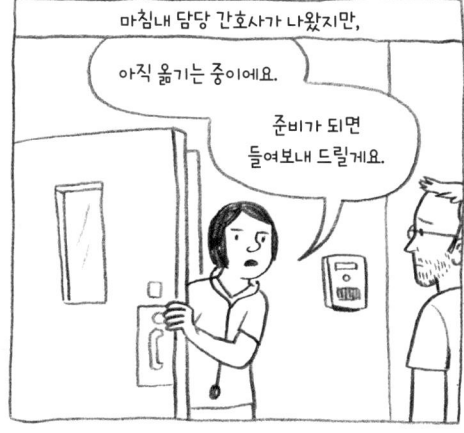

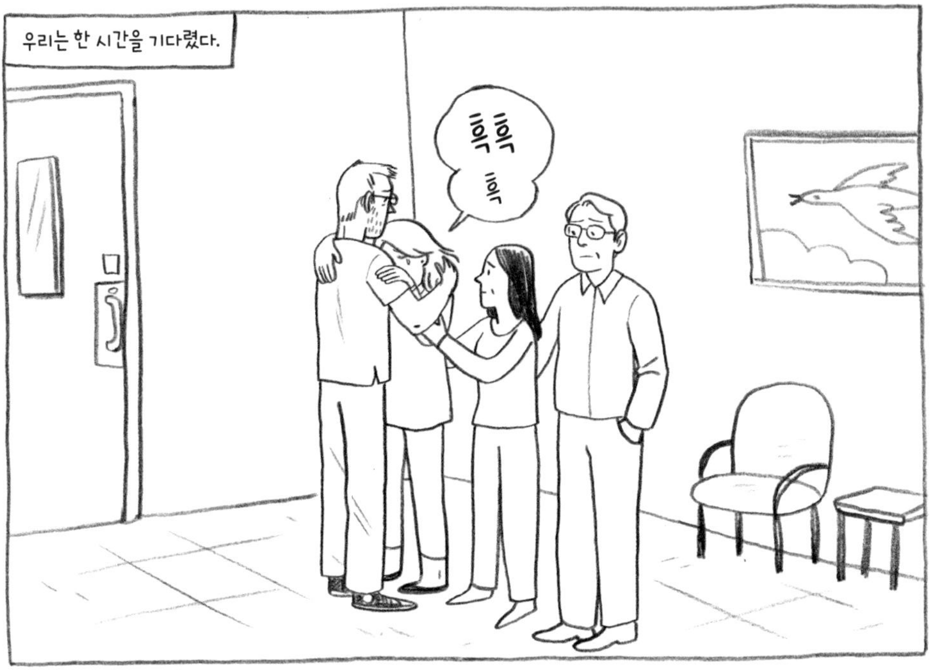

우리는 한 시간을 기다렸다.

흑 흑
흑

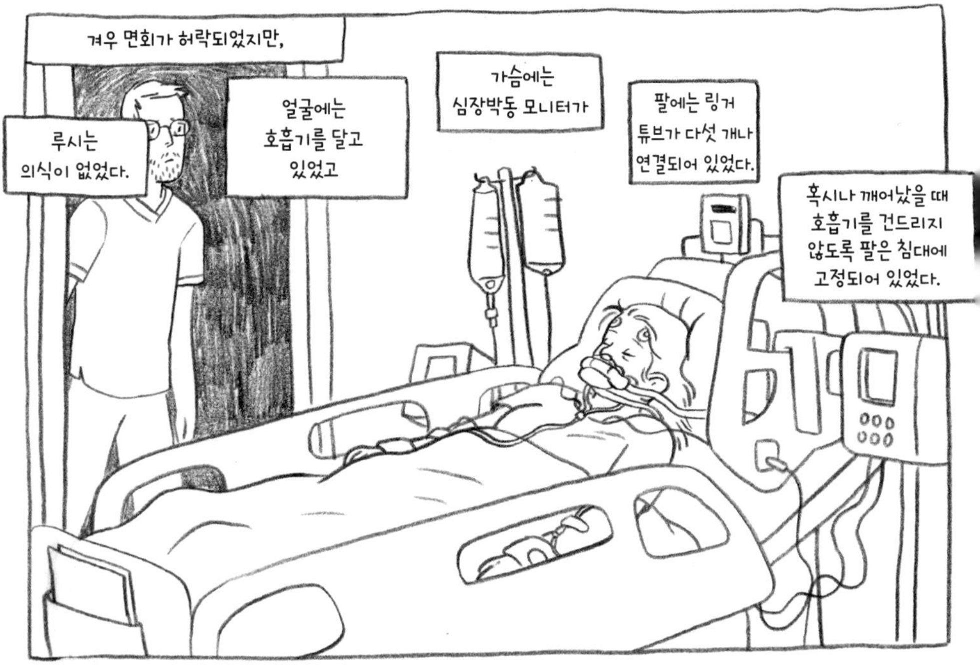

겨우 면회가 허락되었지만,

루시는 의식이 없었다.

얼굴에는 호흡기를 달고 있었고

가슴에는 심장박동 모니터가

팔에는 링거 튜브가 다섯 개나 연결되어 있었다.

혹시나 깨어났을 때 호흡기를 건드리지 않도록 팔은 침대에 고정되어 있었다.

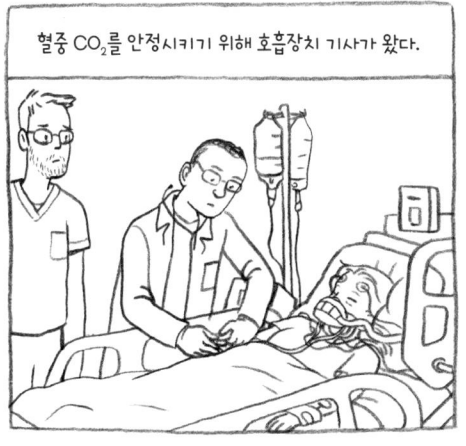
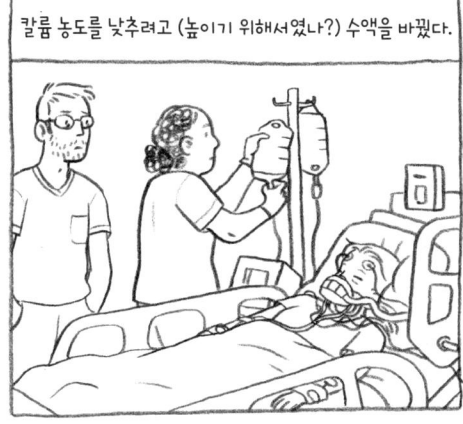
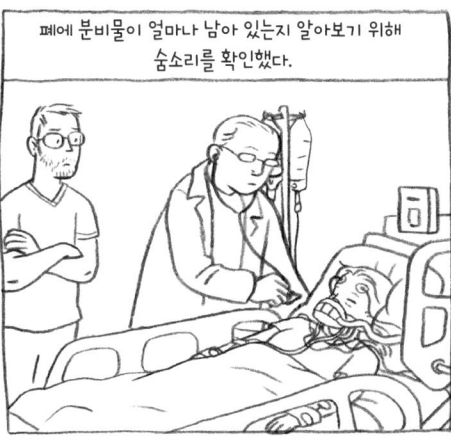
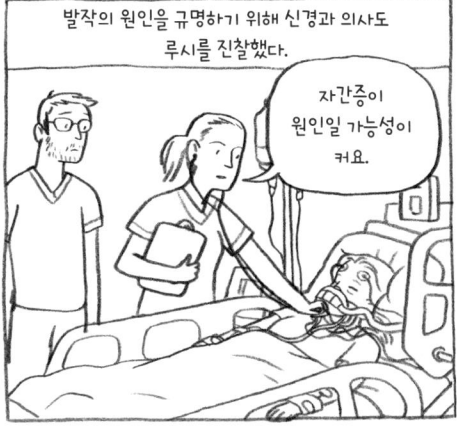
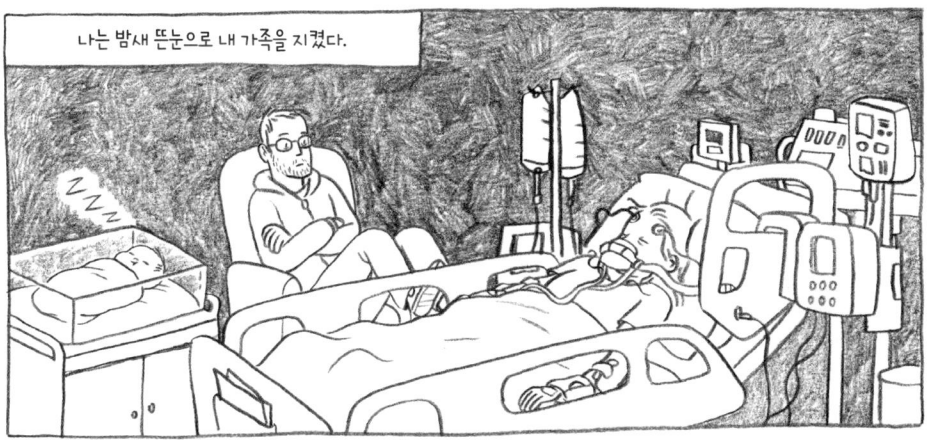

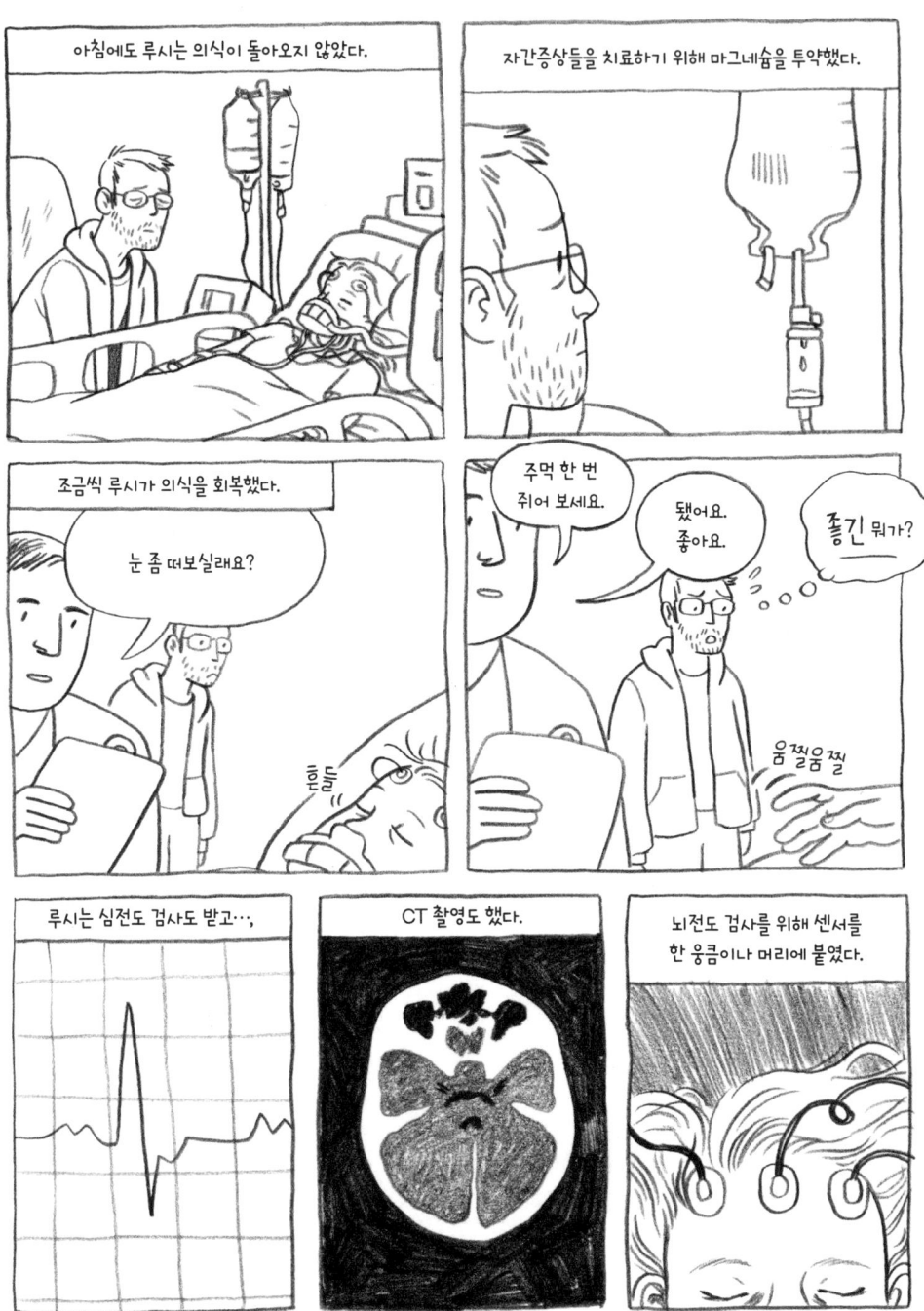

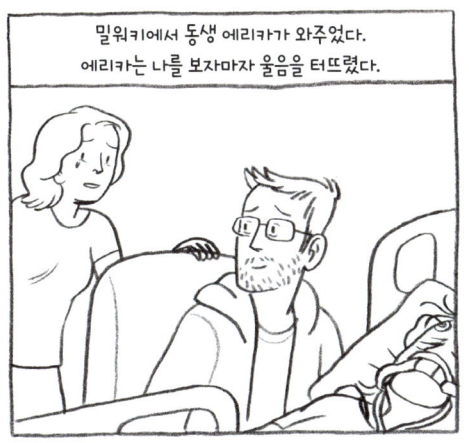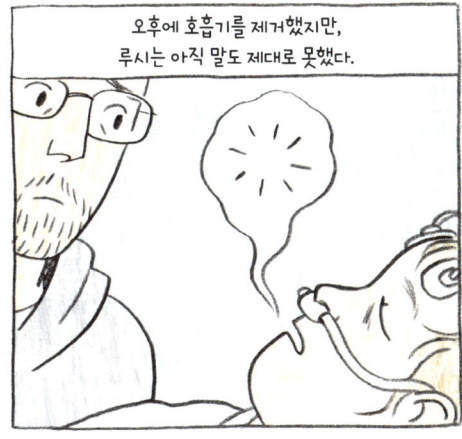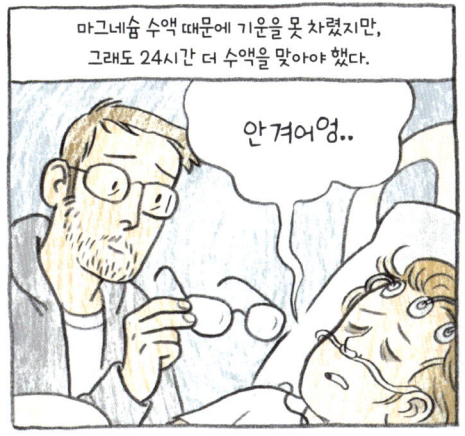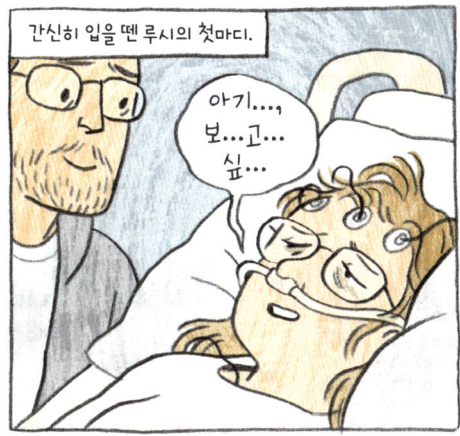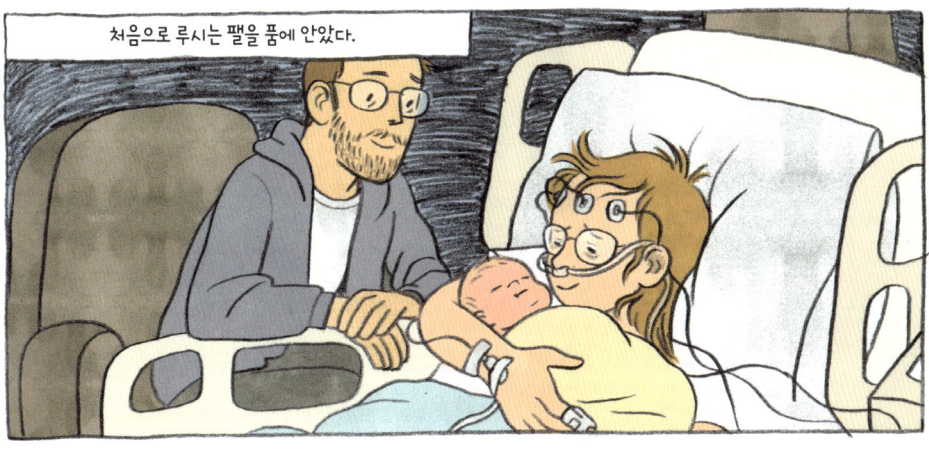

널 위해
공부한 시간

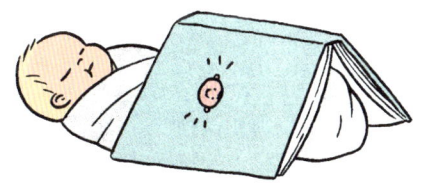

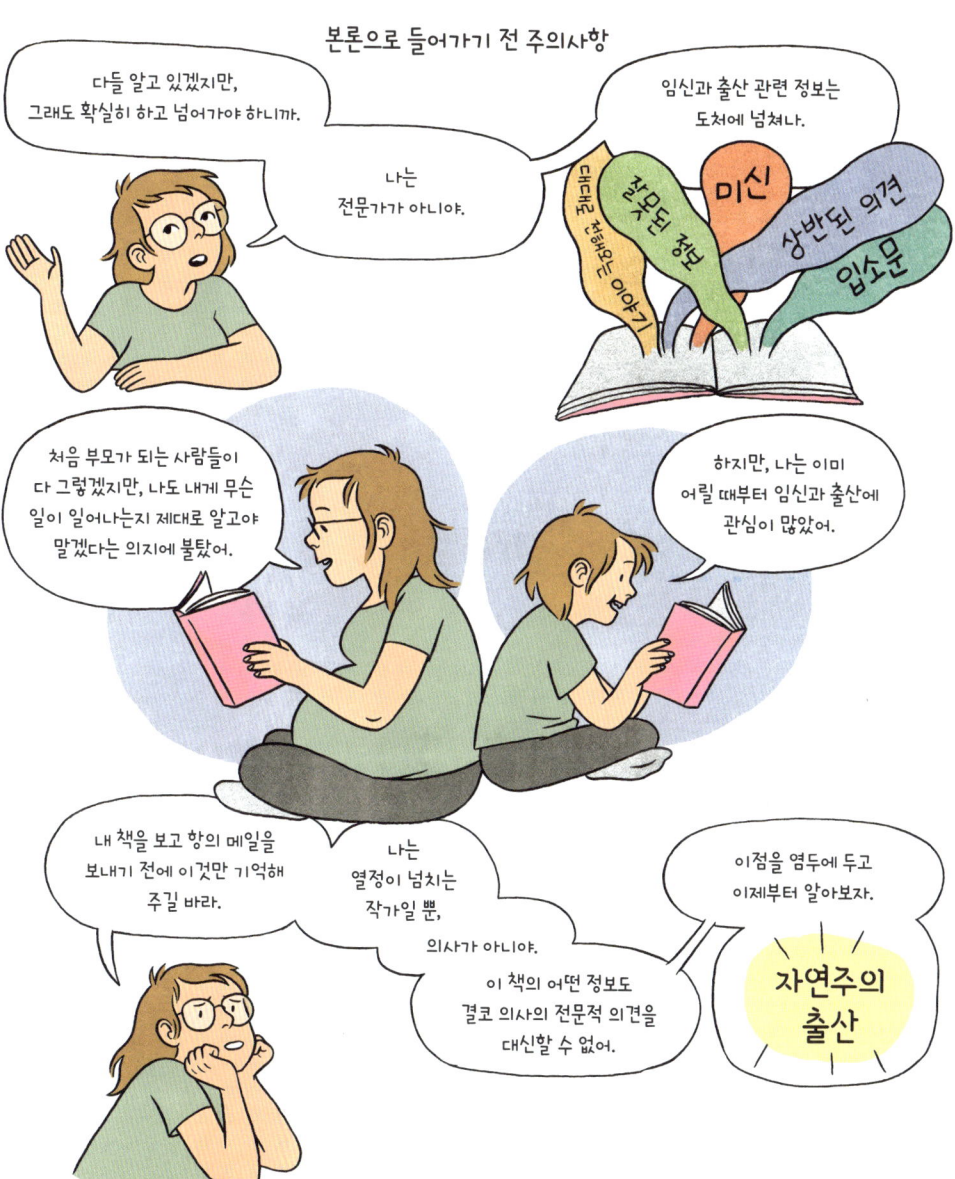

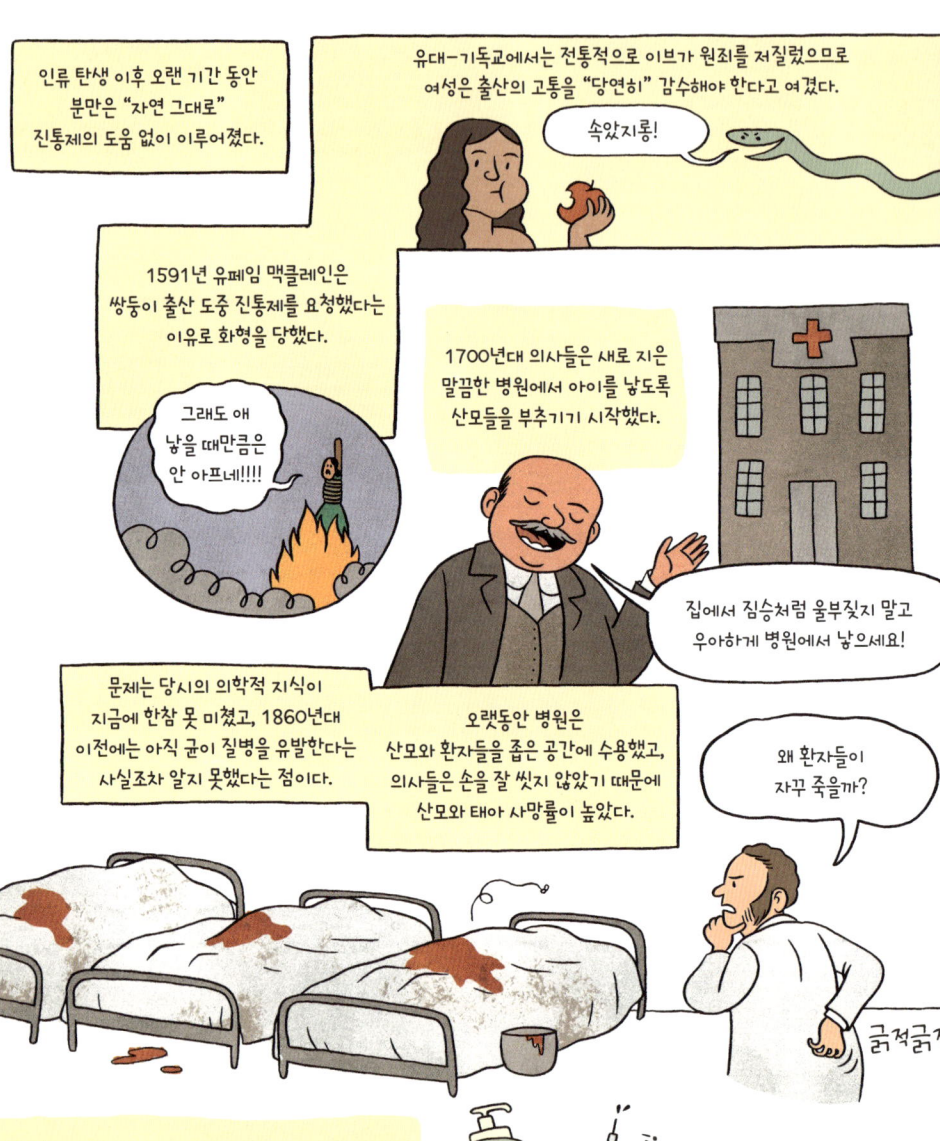

영국의 빅토리아 여왕도 통증 완화에 대한 인식을 바꾸는 데 크게 기여했다. 여왕은 1853년 레오폴드 왕자를 출산할 당시 클로로포름을 사용했다. 이후 많은 여성들이 여왕의 선례를 따랐다.

> 약의 효과에 크게 만족하노라.

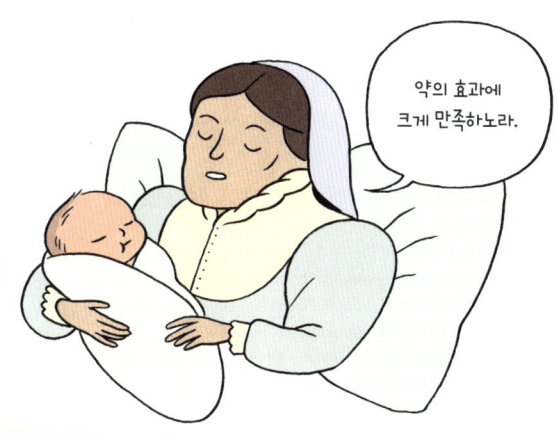

산과학의 발달로 아이를 낳다가 죽지만 않으면 다행이라고 여기던 여성들에게 더 나은 조건에서 출산할 수 있는 다양한 선택의 기회가 생겼다.

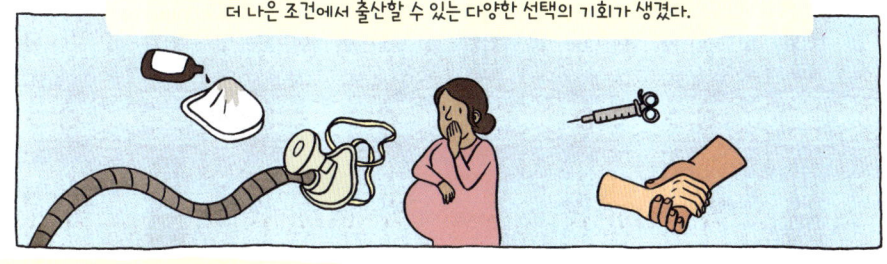

1900년대 의사들은 소위 "반 마취상태twilight sleep"라는 기술을 개발했다. 모르핀과 스코폴라민을 혼합해 통증을 느끼지 못하는 동시에 부분적으로 기억을 잃게 만드는 방식이다. 의식이 거의 없는 상태에서 출산한 산모들은 이후 아무 것도 기억하지 못했다.

산모들에게도 좋지 않았지만, 태아에게는 더 해로웠음에도 불구하고 이 방법은 향후 거의 50년간 널리 사용되었다.

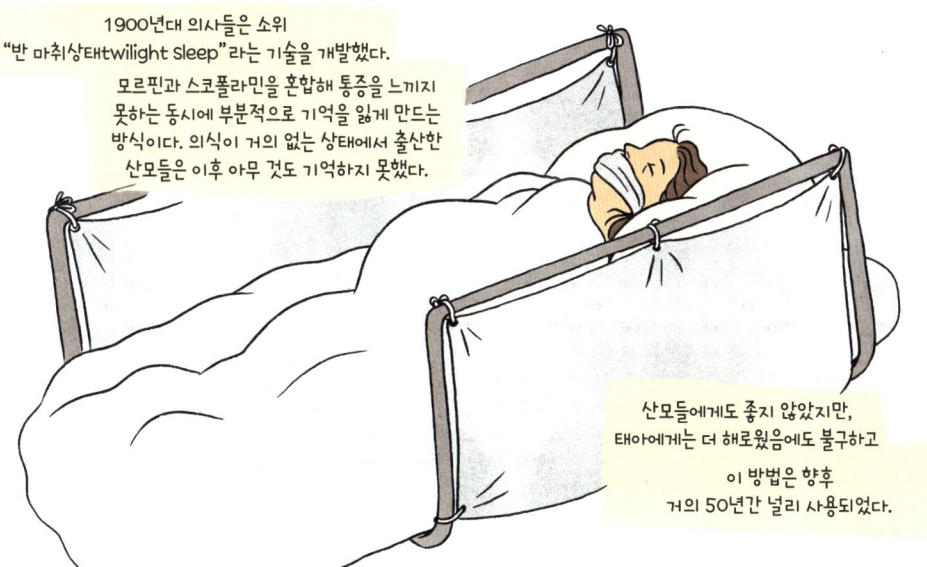

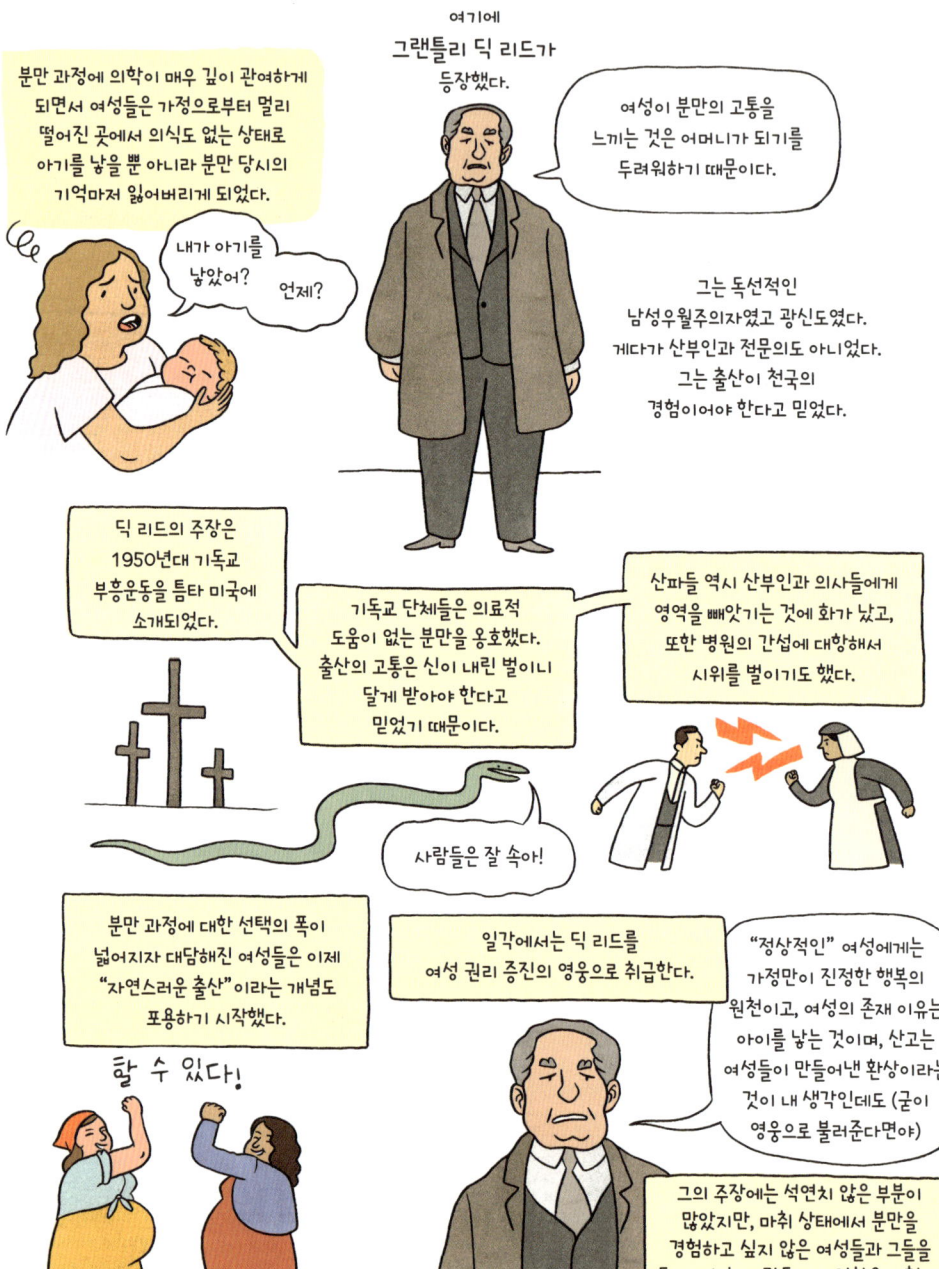

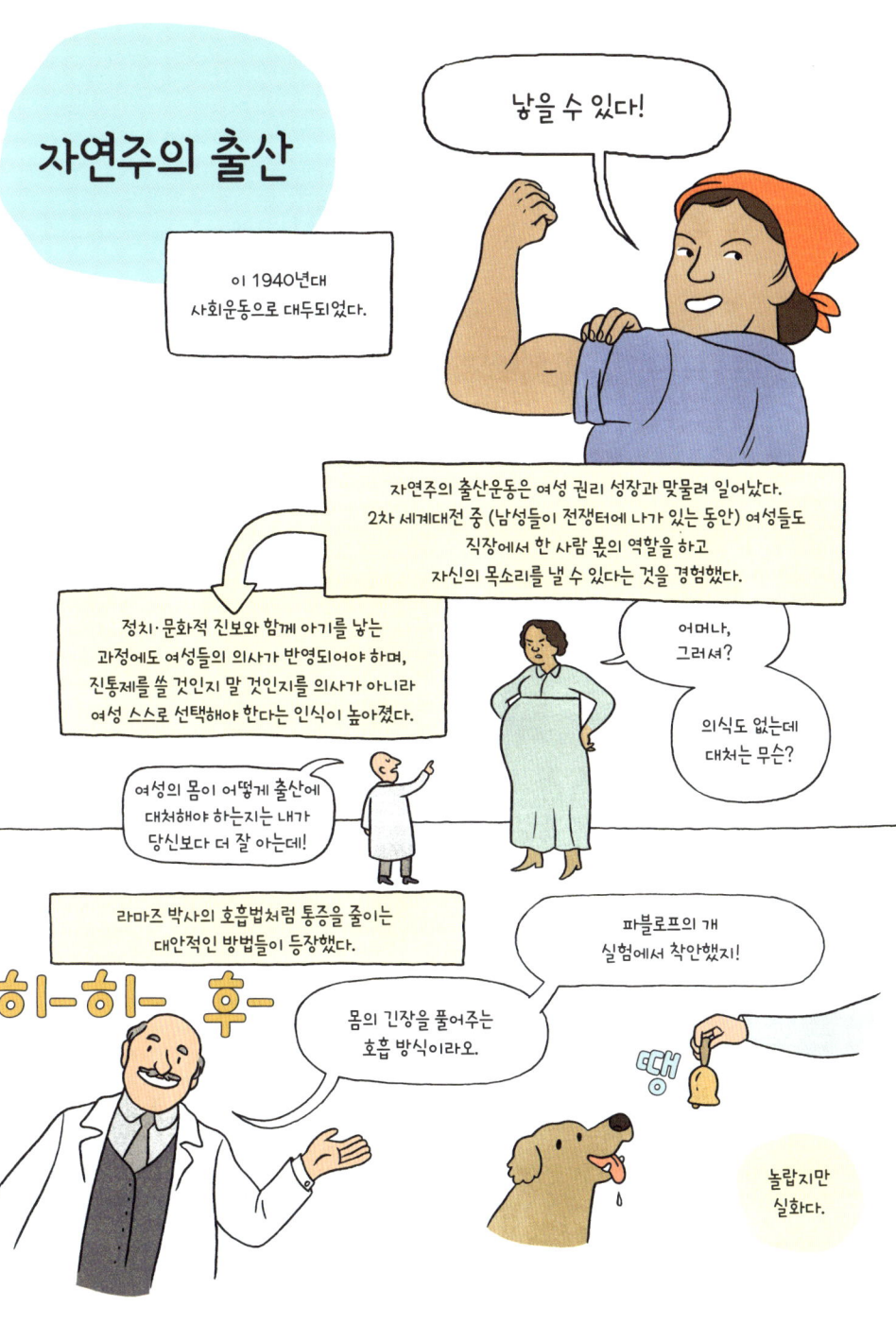

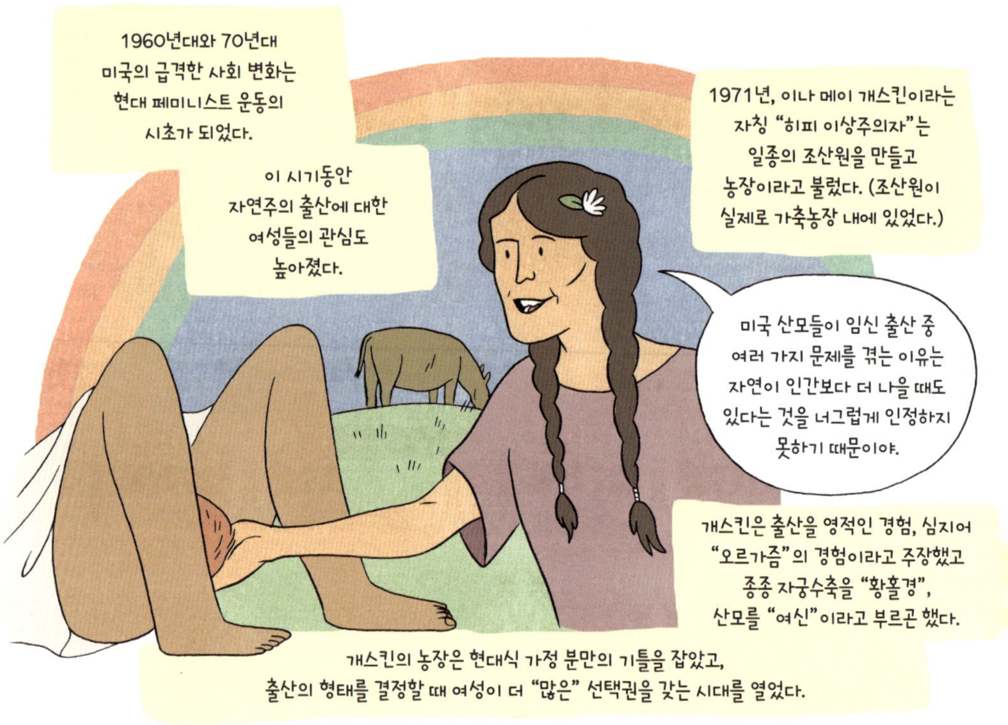

1960년대와 70년대 미국의 급격한 사회 변화는 현대 페미니스트 운동의 시초가 되었다.

이 시기동안 자연주의 출산에 대한 여성들의 관심도 높아졌다.

1971년, 이나 메이 개스킨이라는 자칭 "히피 이상주의자"는 일종의 조산원을 만들고 농장이라고 불렀다. (조산원이 실제로 가축농장 내에 있었다.)

미국 산모들이 임신 출산 중 여러 가지 문제를 겪는 이유는 자연이 인간보다 더 나을 때도 있다는 것을 너그럽게 인정하지 못하기 때문이야.

개스킨은 출산을 영적인 경험, 심지어 "오르가즘"의 경험이라고 주장했고 종종 자궁수축을 "황홀경", 산모를 "여신"이라고 부르곤 했다.

개스킨의 농장은 현대식 가정 분만의 기틀을 잡았고, 출산의 형태를 결정할 때 여성이 더 "많은" 선택권을 갖는 시대를 열었다.

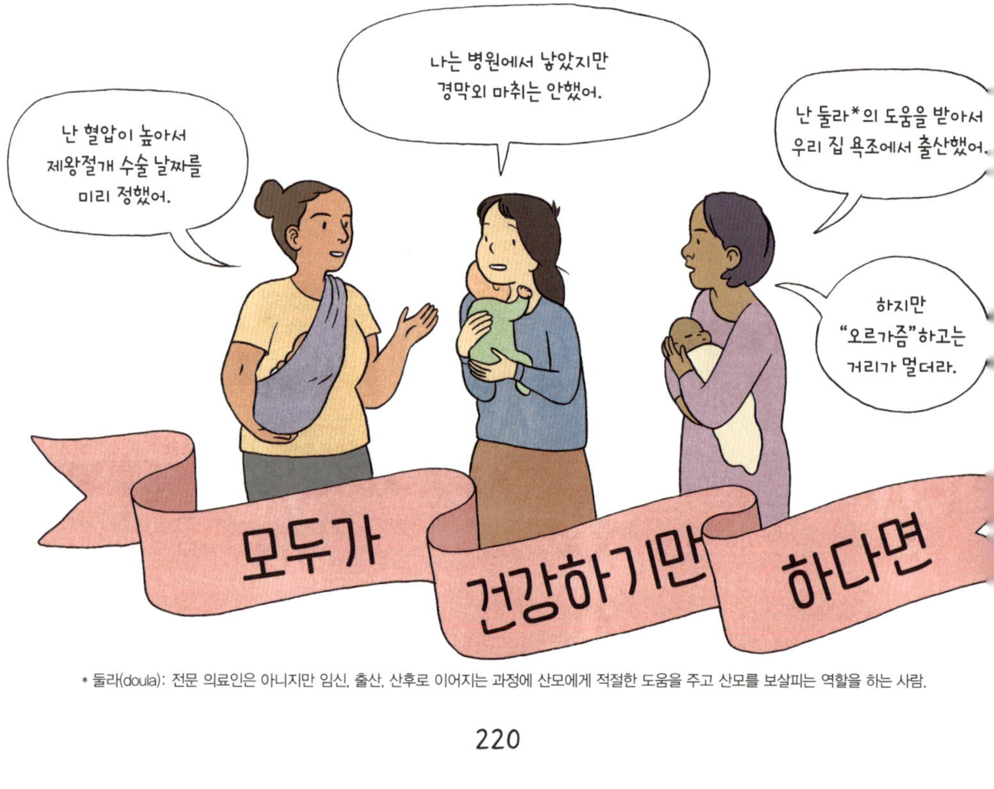

난 혈압이 높아서 제왕절개 수술 날짜를 미리 정했어.

나는 병원에서 낳았지만 경막외 마취는 안했어.

난 둘라*의 도움을 받아서 우리 집 욕조에서 출산했어.

하지만 "오르가즘"하고는 거리가 멀더라.

모두가 건강하기만 하다면

* 둘라(doula): 전문 의료인은 아니지만 임신, 출산, 산후로 이어지는 과정에 산모에게 적절한 도움을 주고 산모를 보살피는 역할을 하는 사람.

임산부들은 "분만 계획"을 어떻게 세워야 하는지 고민하게 된다.

자연 분만
병원 분만
라마즈 분만
무통 분만
가정 분만
둘라

하지만, "자연주의 출산"의 정의를 놓고 논쟁이 끊이지 않는다. 고통을 피하고 싶어 하는 것이 부자연스러운가?

"자연주의 출산"은 이제 "경막외 마취를 하지 않는 출산"이라는 의미로 통용되는 것 같다.

경막외 마취는 1900년대 일반 수술에 사용되었지만, 분만 시에는 효과가 없었다. 마취로 인해 자궁수축이 느려지고 분만이 중단되는 경우가 절반가량이나 되었기 때문이다.

하지만 1970년대 과학자들은 일명 피토신이라는 합성 옥시토신을 개발했다. 마취 중에도 자궁수축을 촉진할 수 있게 되었다는 뜻이다.

태아 모니터링 기술역시 1968년부터 상업화되었다. 의사들은 산모에게 필요한 처치를 하면서 태아의 상태를 면밀히 관찰할 수 있게 되었다.

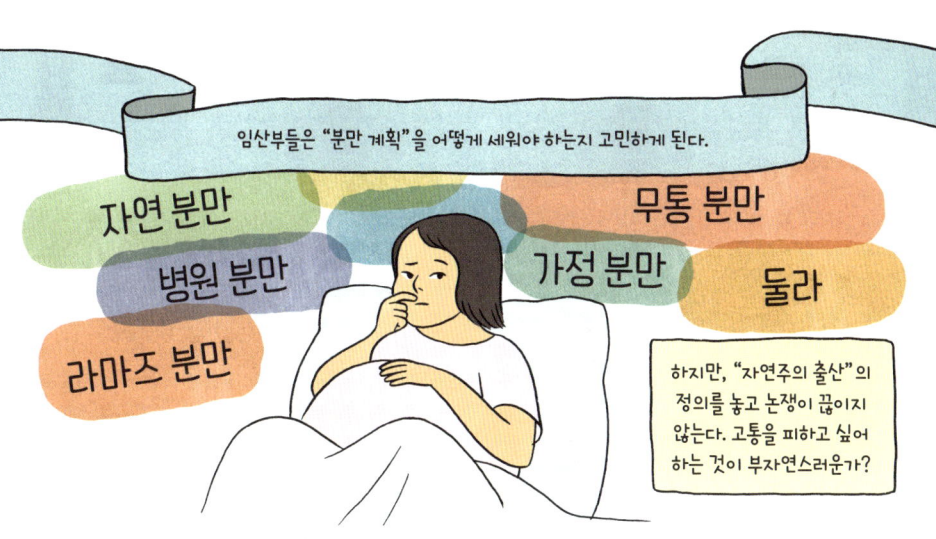

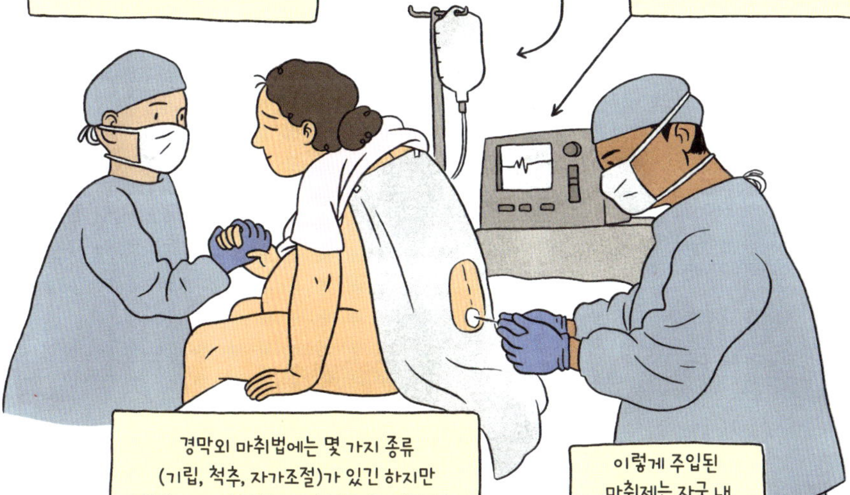

경막외 마취법에는 몇 가지 종류 (기립, 척추, 자가조절)가 있긴 하지만 공통적으로 마취전문의가 척수를 둘러싼 공간에 마취제를 주사하는 방식으로 이루어진다.

이렇게 주입된 마취제는 자궁 내 통증을 느끼는 신경을 무디게 한다.

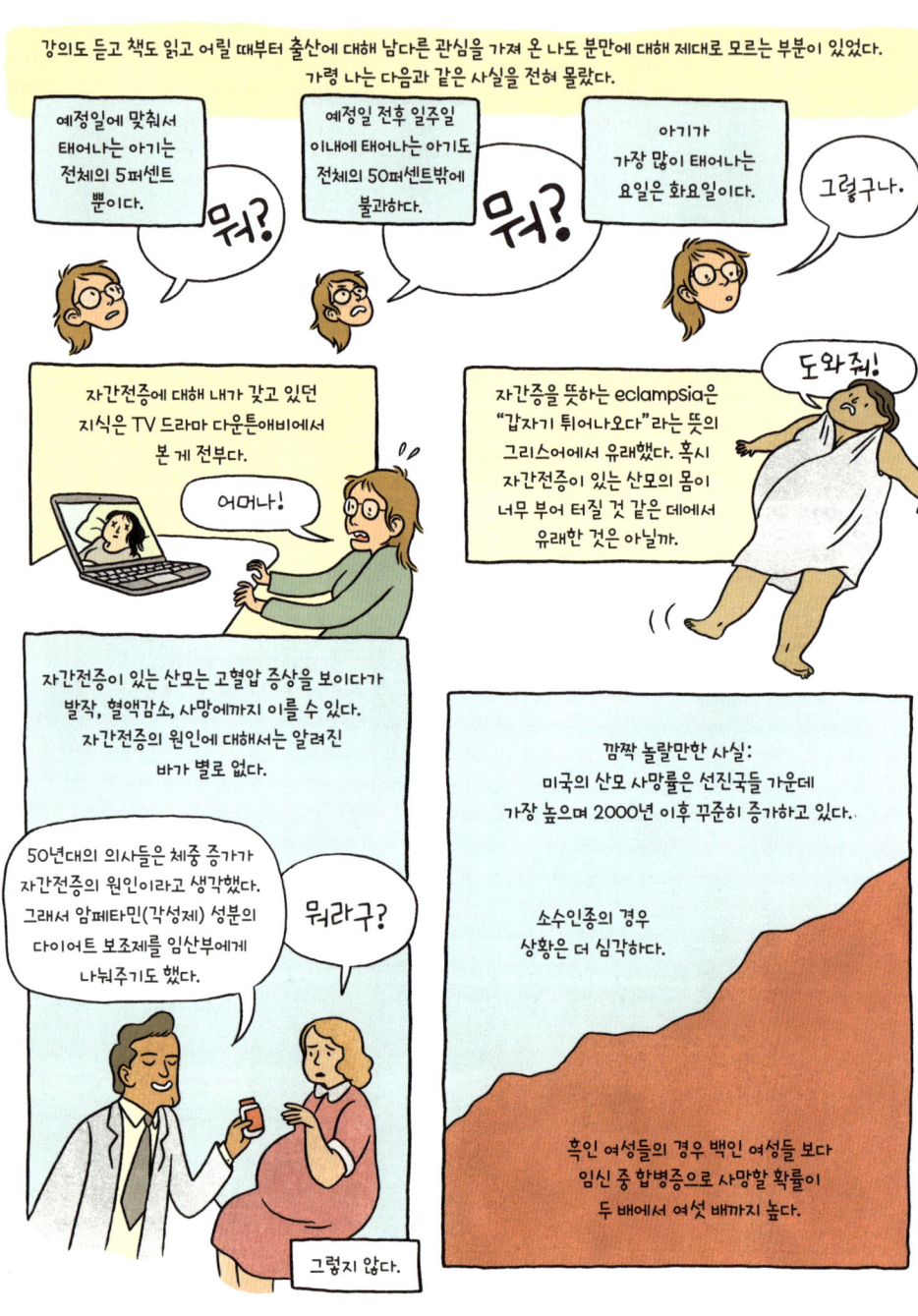

연방과 주정부 차원의 보조금 현황을 보면 "모자보건"을 위한 보조금의 6퍼센트만이 모성보건을 위해 사용된다.

다수의 병원이 조산에 대비할 수 있는 환경 (조산아를 위한 집중치료시설, 전문 인력 등)을 갖추고 있지만, 산모에게 일어날 수 있는 응급상황에 대한 준비는 이에 미치지 못한다.

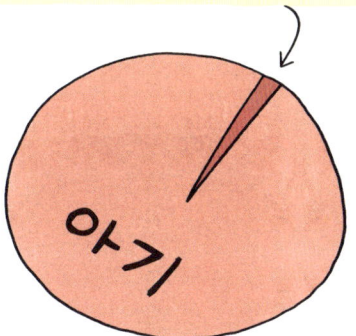

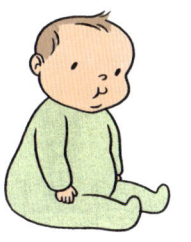

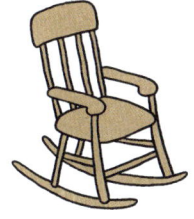

수백 년간의 연구와 의학의 발달에도 불구하고, 여전히 여성들은 아기를 낳다가 죽는다. 미국에서는 매년 더 많은 여성들이 출산 중 사망한다.

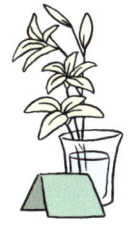

다행히 이 문제 해결을 위해 똑똑하고 생명을 배려하는 수많은 사람들이 열심히 노력하고 있다. 나를 비롯해 의욕 넘치는 카툰 작가들의 생명을 구하기 위해 애쓰고 있는 그들의 노고에 매일매일 감사할 따름이다.

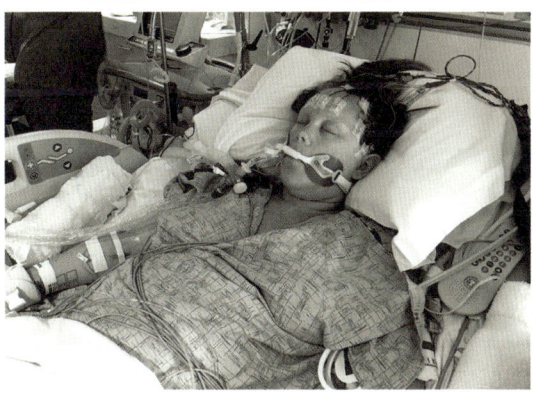

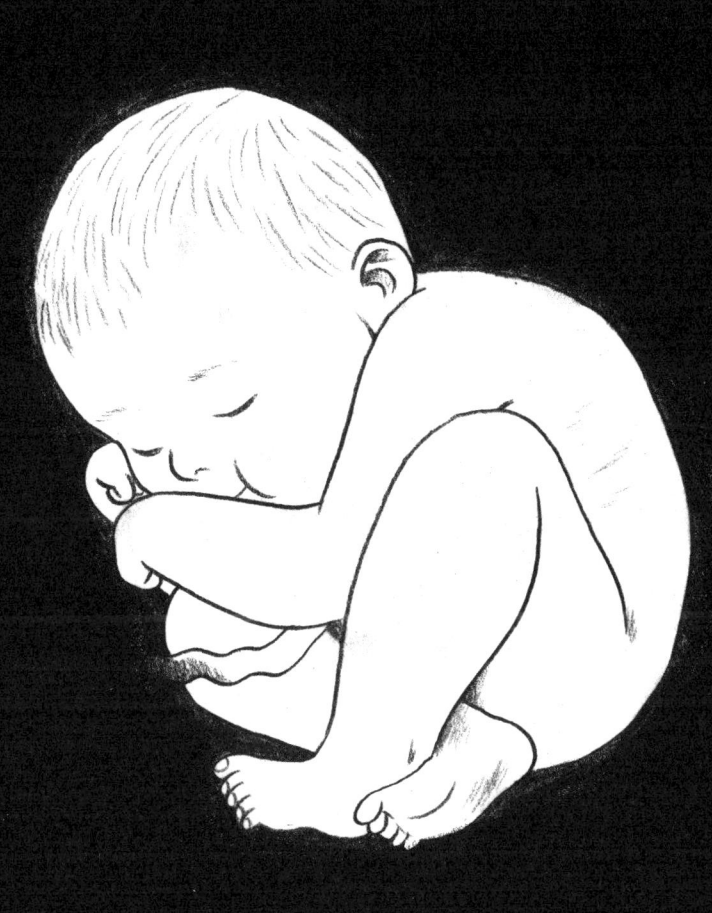

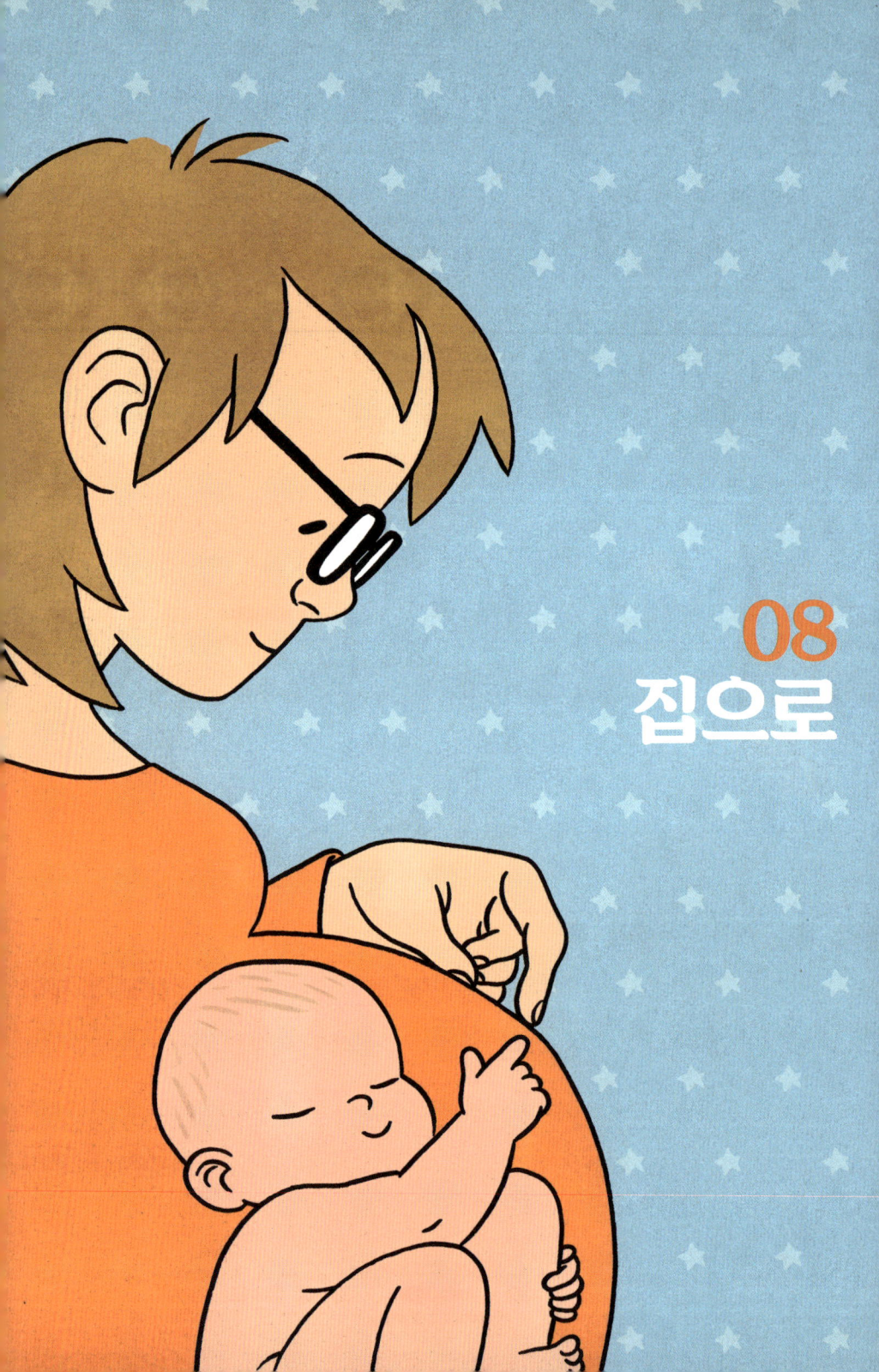

넌 그 자체로 온전한 존재야.

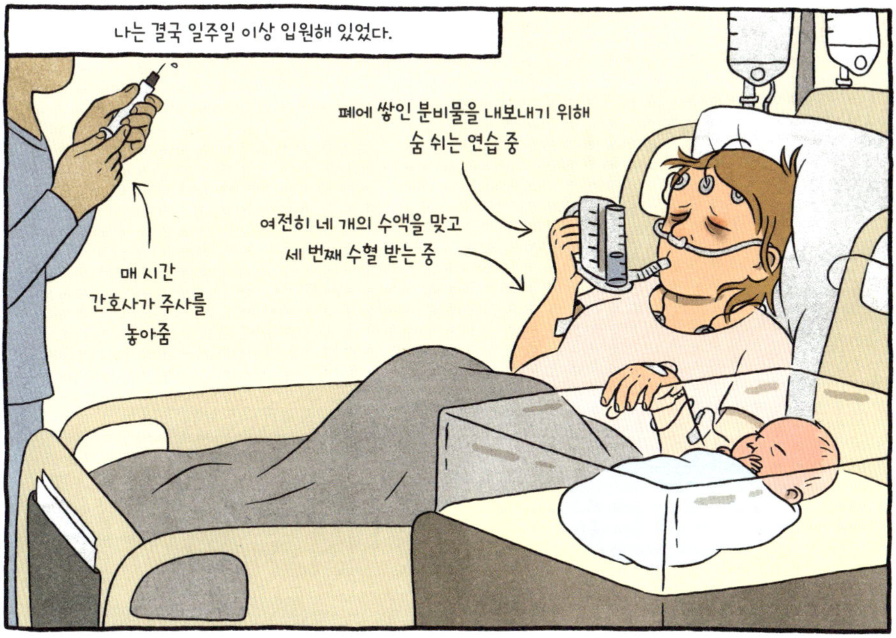

나는 결국 일주일 이상 입원해 있었다.

폐에 쌓인 분비물을 내보내기 위해 숨 쉬는 연습 중

여전히 네 개의 수액을 맞고 세 번째 수혈 받는 중

매 시간 간호사가 주사를 놓아줌

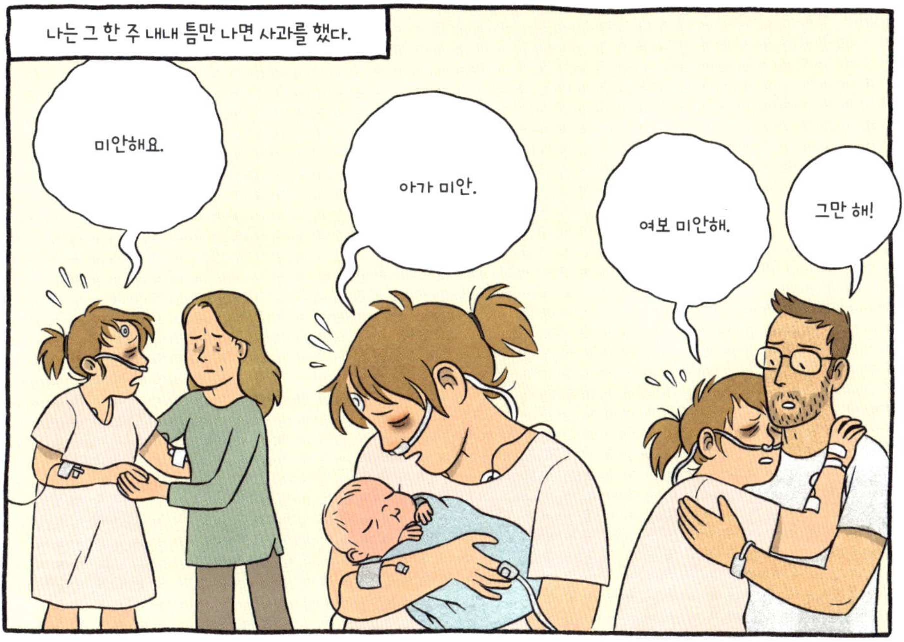

나는 그 한 주 내내 틈만 나면 사과를 했다.

미안해요.

아가 미안.

여보 미안해.

그만 해!

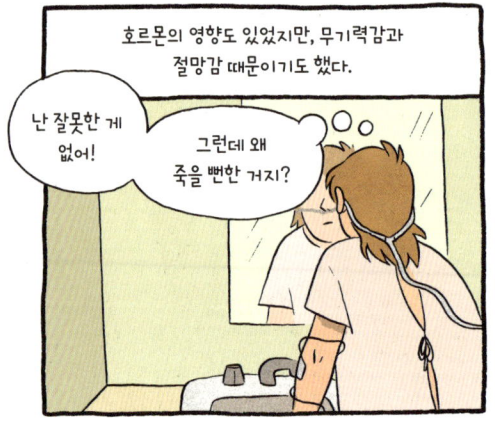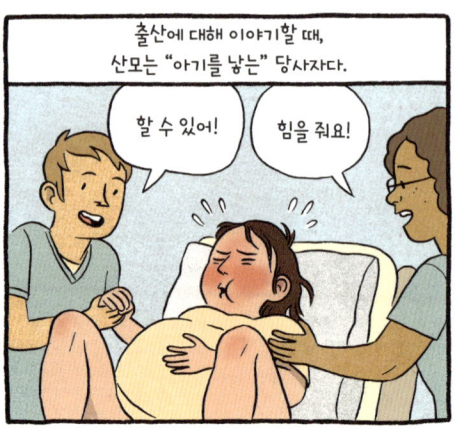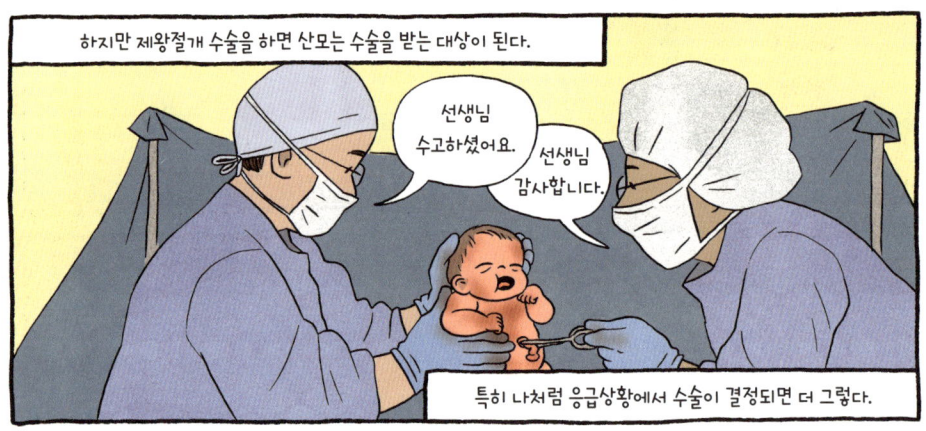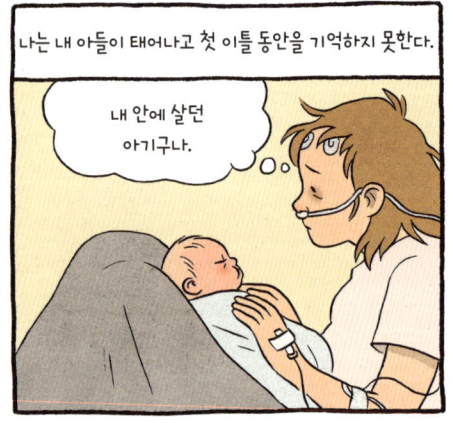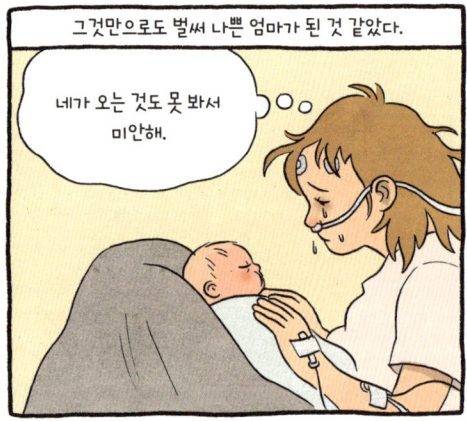

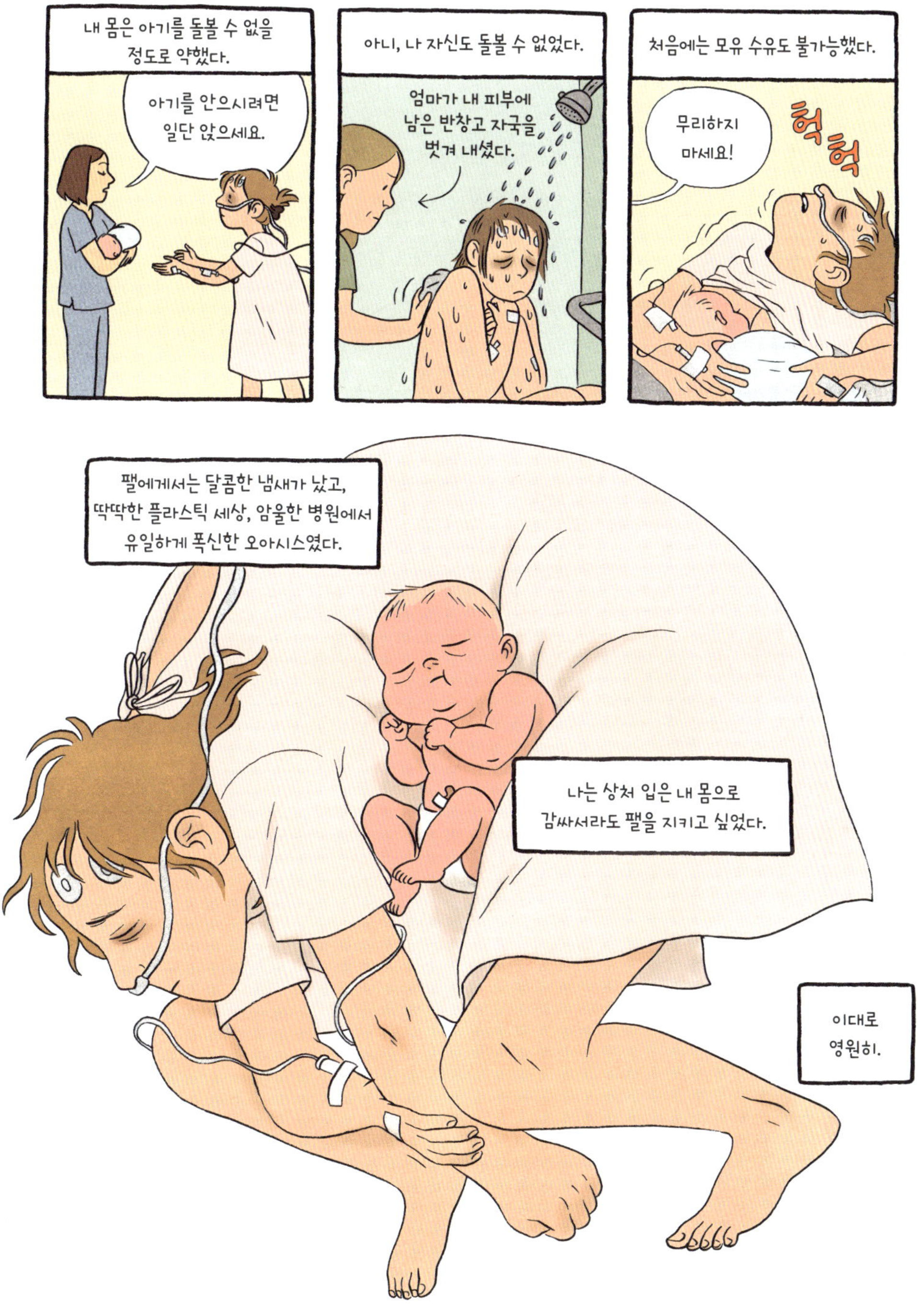

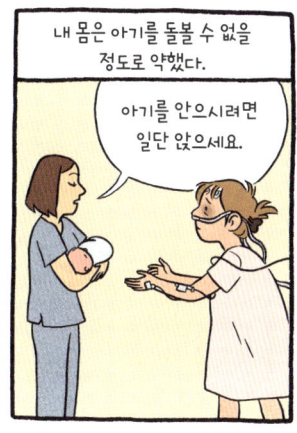
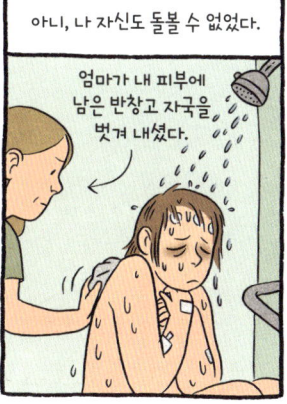
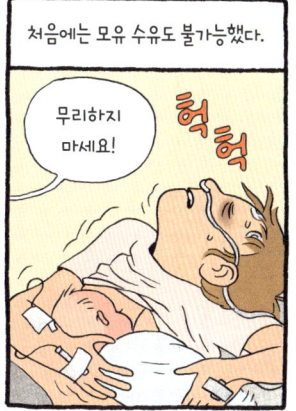

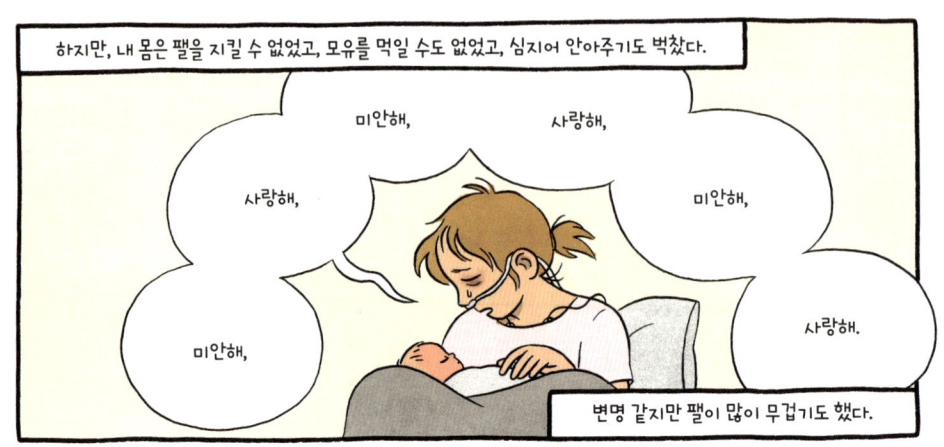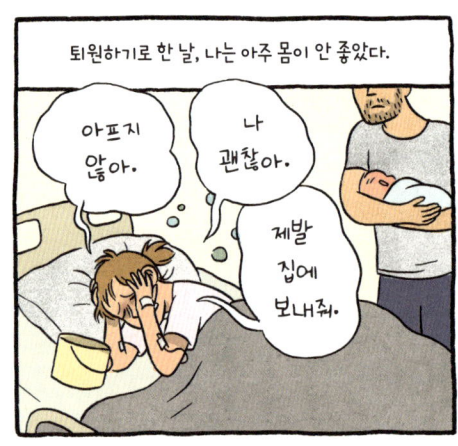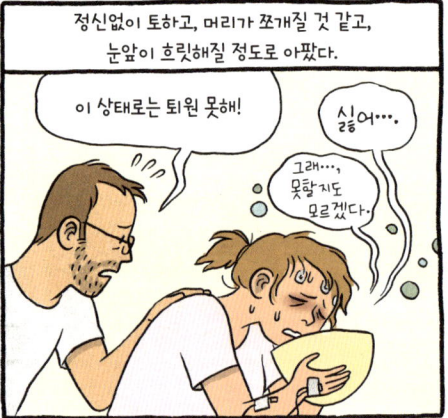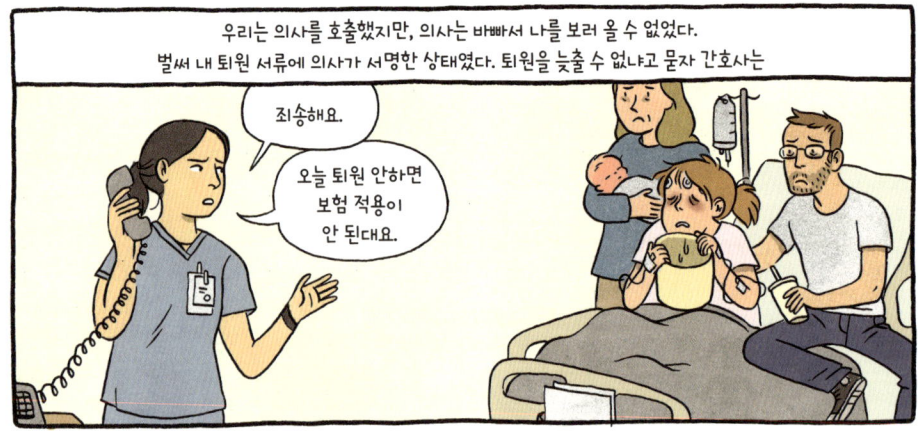

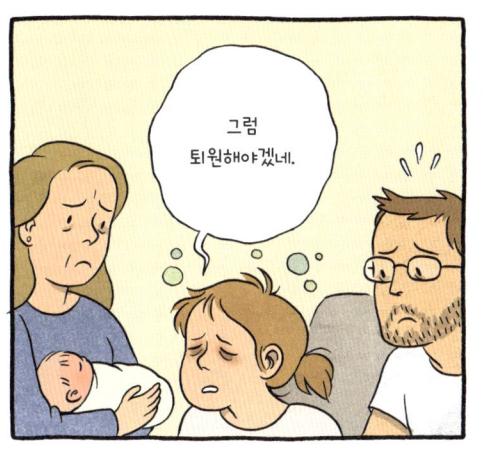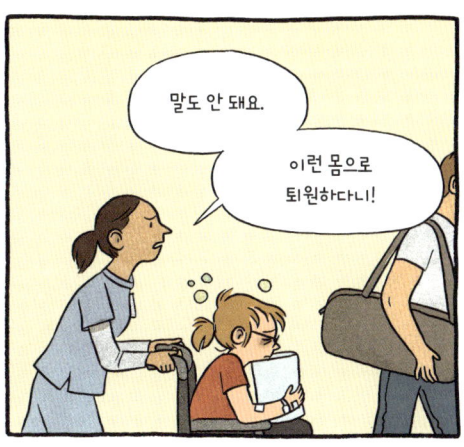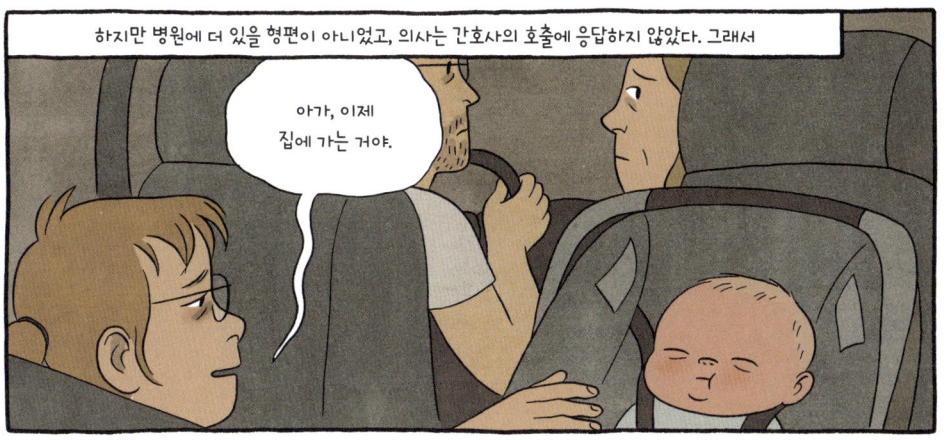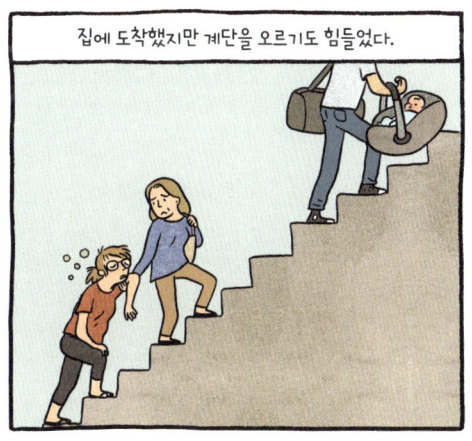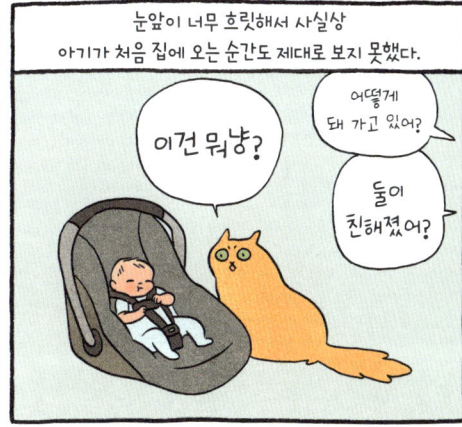

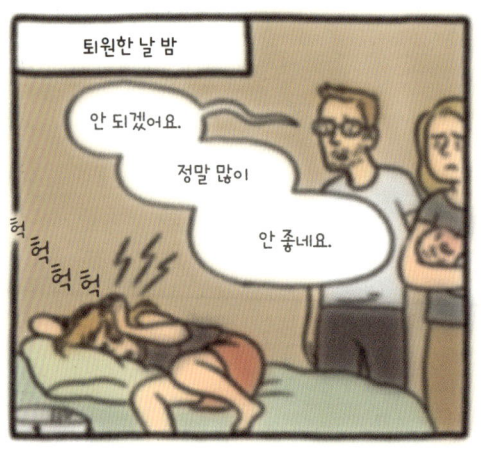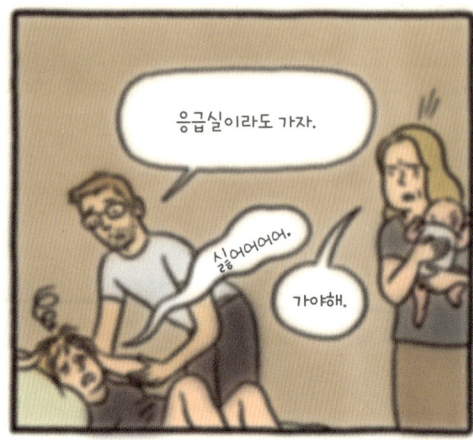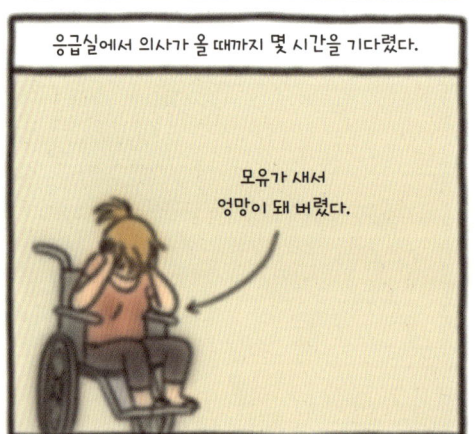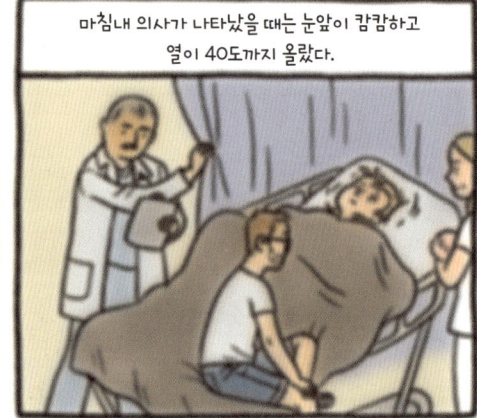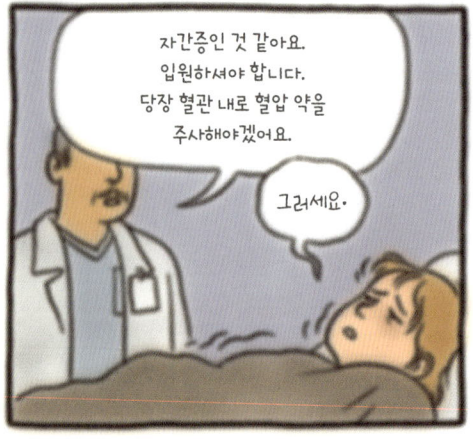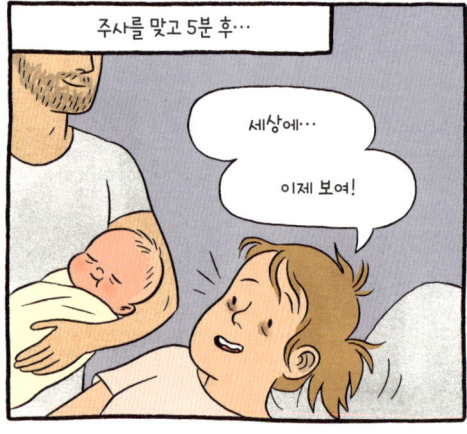

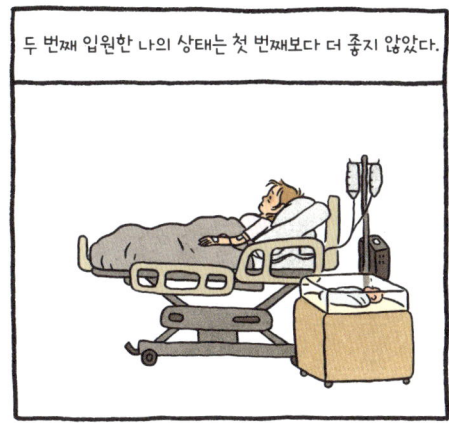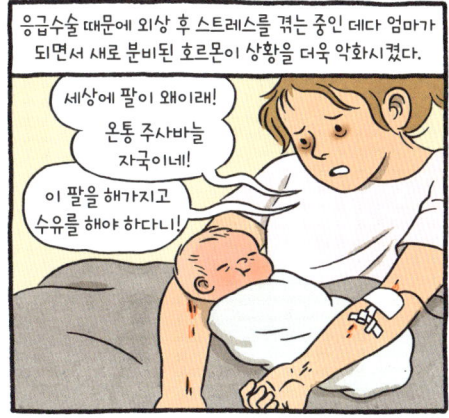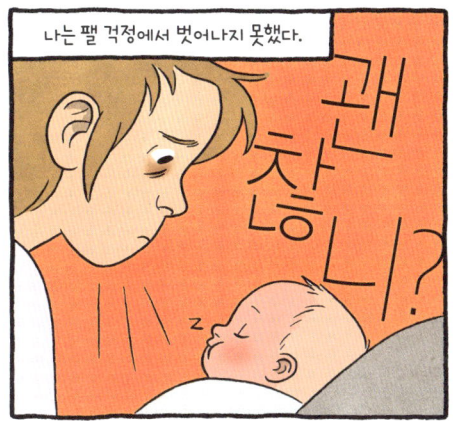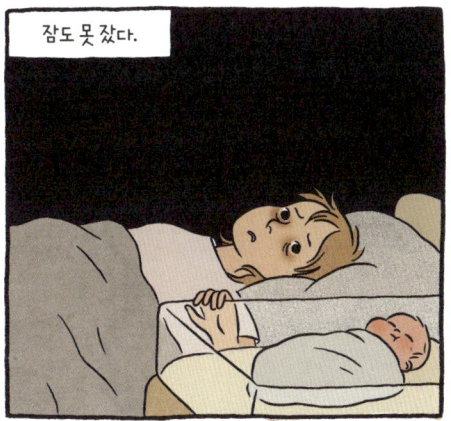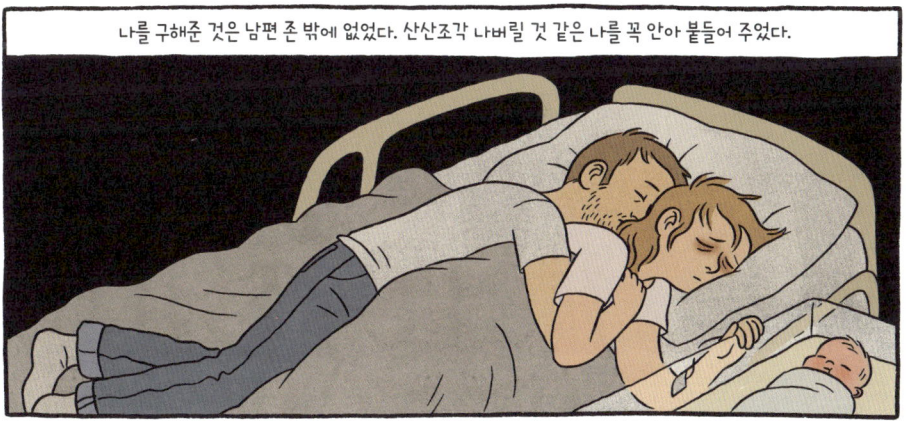

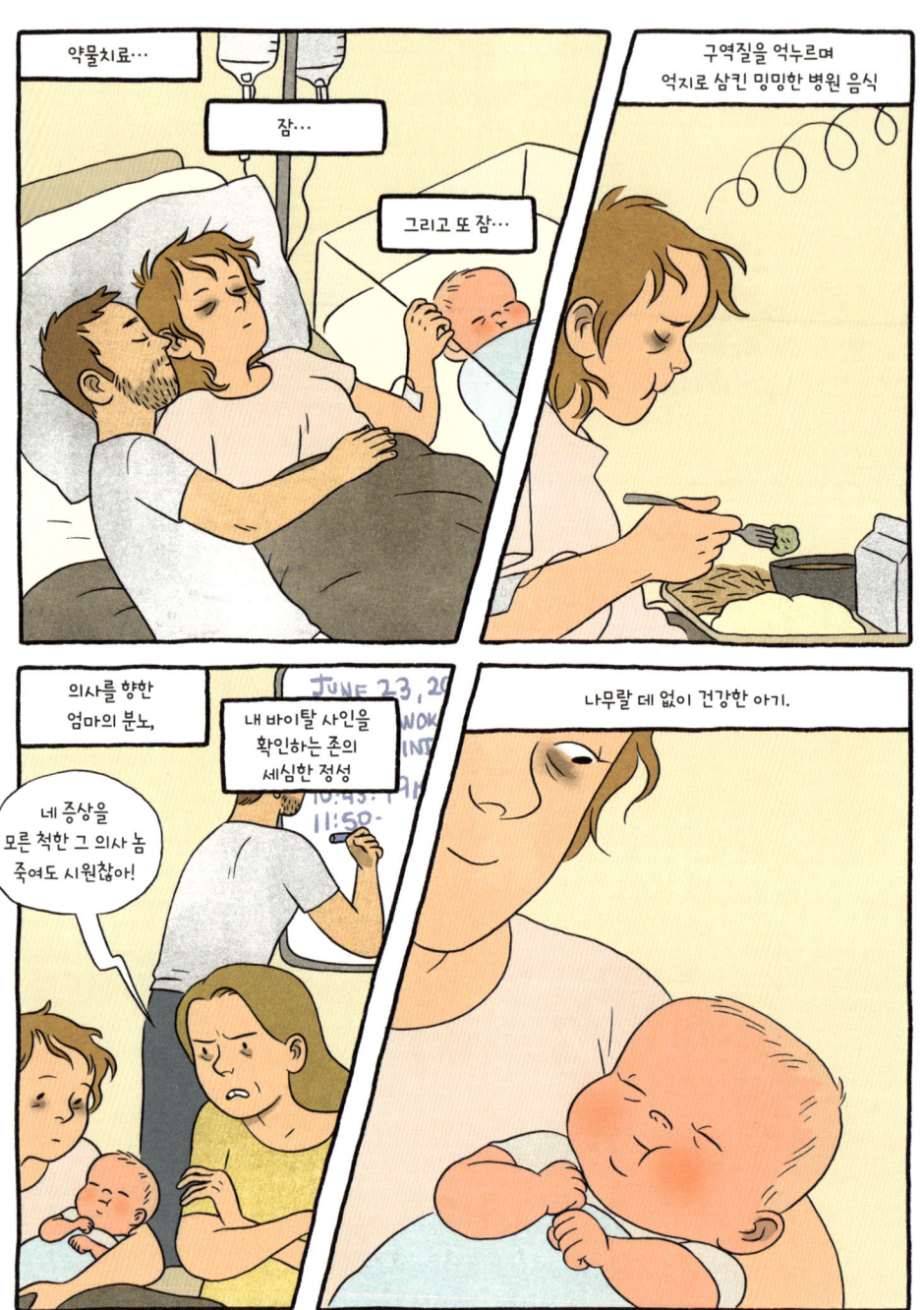

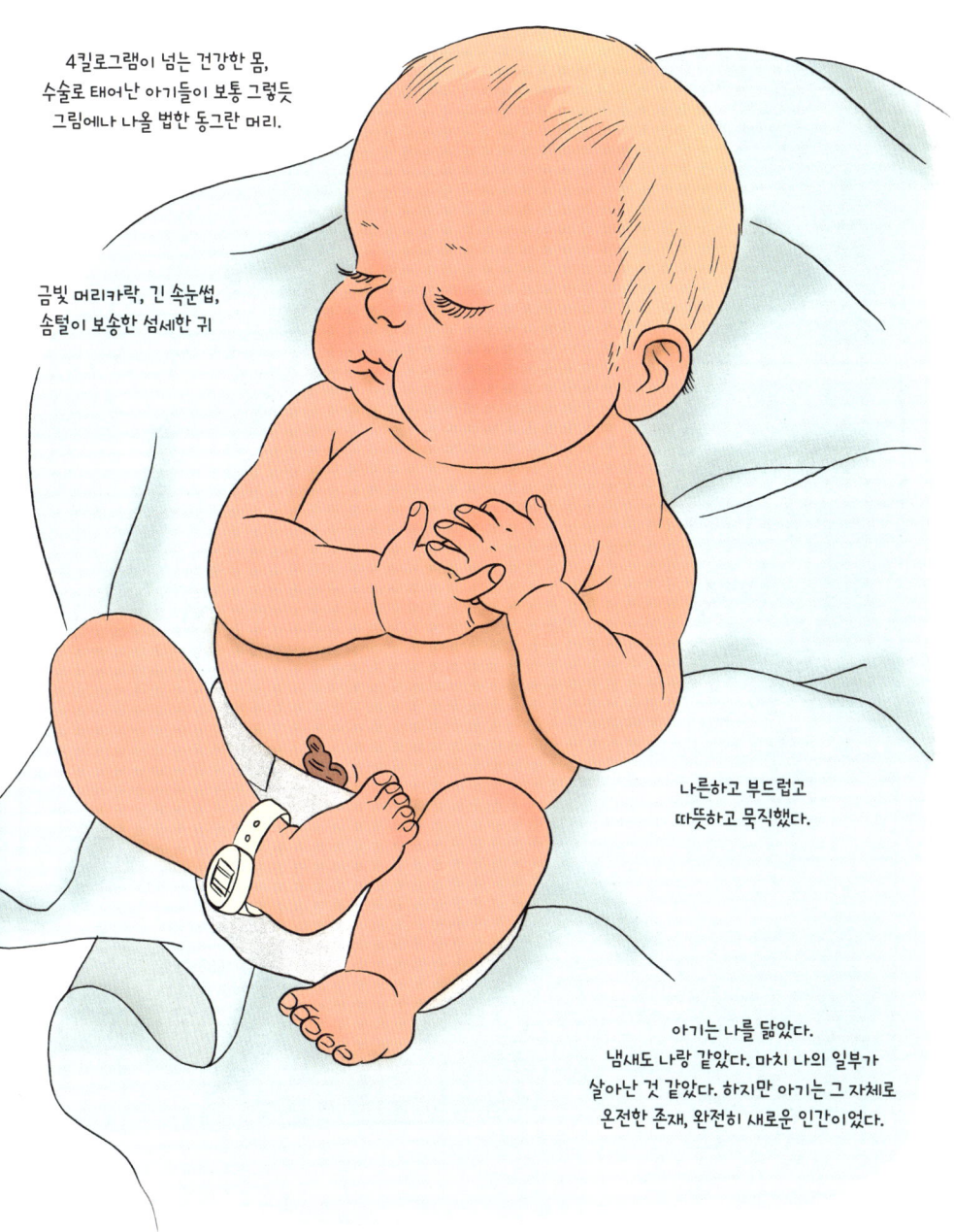

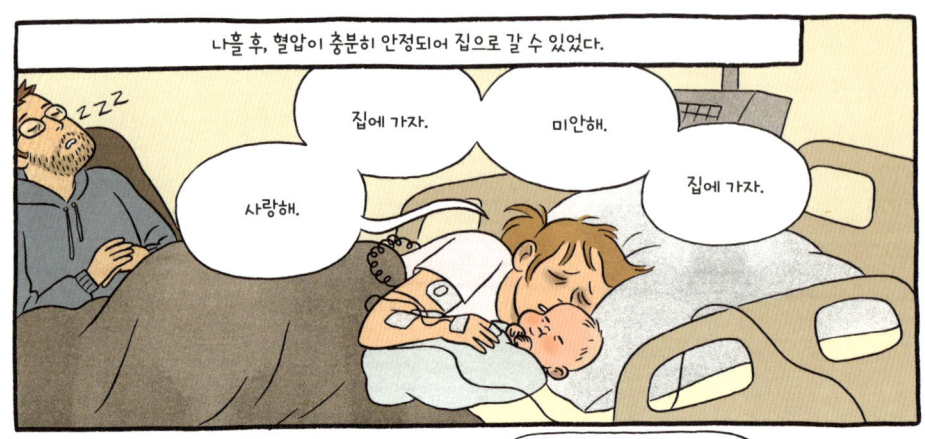

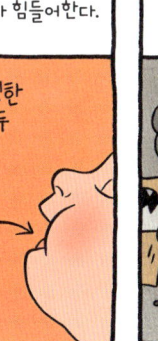
모유 수유가 본능인 줄 알지만, 사실 처음에는 누구나 힘들어한다.

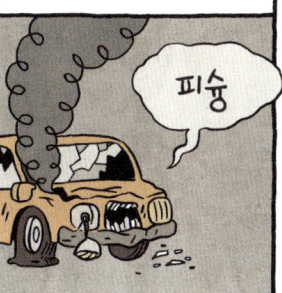
여러 가지 일을 겪고 약해진 내 몸은 수유가 특히나 힘들었다.

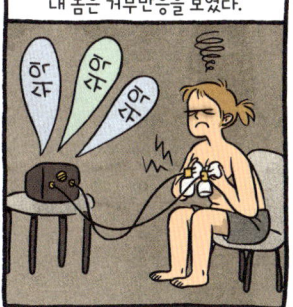
나는 유축기가 싫었다. 이 쉭쉭거리는 기계를 내 약해진 몸에 연결하면 내 몸은 거부반응을 보였다.

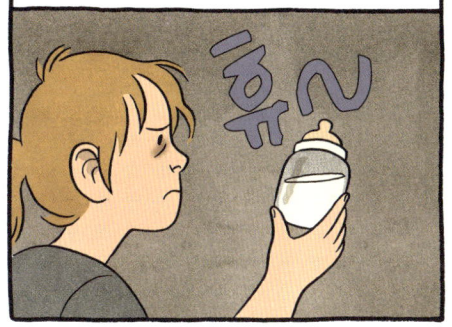
매번 아기에게 분유를 타 먹일 때마다가 배신자가 된 느낌이었다.

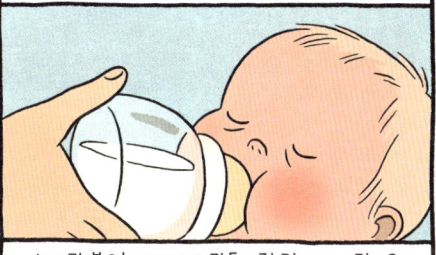
하지만 분유가 아기를 키웠다. 아기는 분유를 먹고 포동포동 행복하게 자랐다. 분유가 나쁘다는 주장들, 너무 많아 다 기억도 못할 지경이다.

하지만 분유는 그러라고 만들어진 것이 아니던가? 필요한 아기들을 배불리 먹이라고?

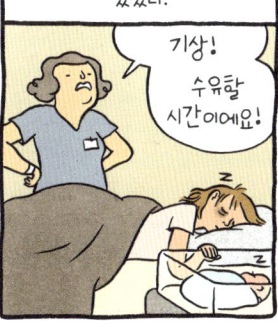
수유를 위해 도움도 받았다. 병원에는 모유 수유 상담사가 있었다.

기상! 수유할 시간이에요!

집에 온 후에는 친구 소개로 사람을 구했다.

아기도 엄마도 정말 잘하고 있어요.

아기가 졸린 것 같지만, 그래도 해봐요!

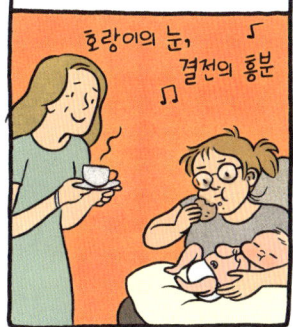
엄마는 모유의 양을 늘려주는 쿠키도 굽고 페누그릭 차도 끓여주셨다.

호랑이의 눈, 결전의 흥분

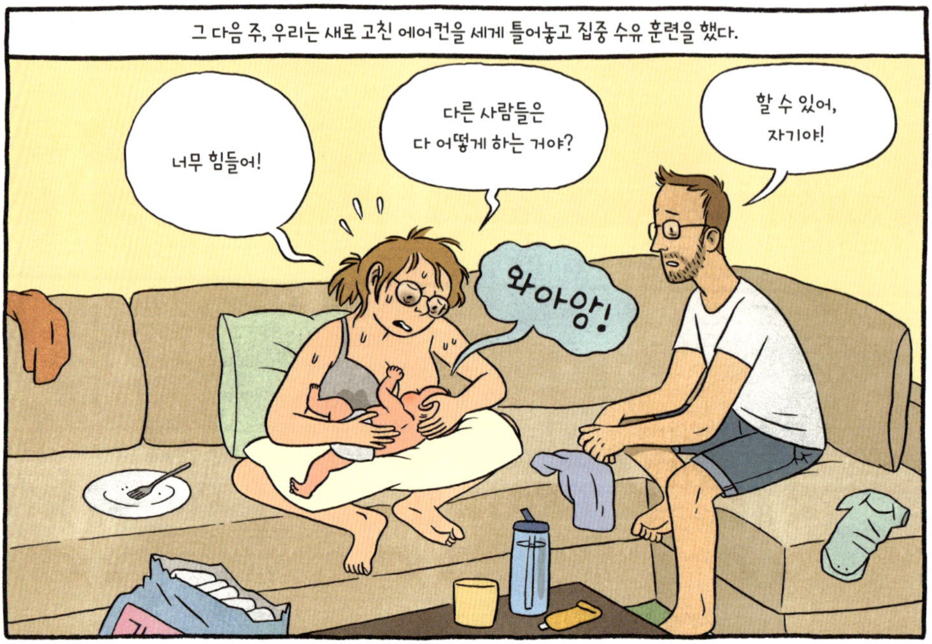
그 다음 주, 우리는 새로 고친 에어컨을 세게 틀어놓고 집중 수유 훈련을 했다.
너무 힘들어!
다른 사람들은 다 어떻게 하는 거야?
할 수 있어, 자기야!
와아앙!

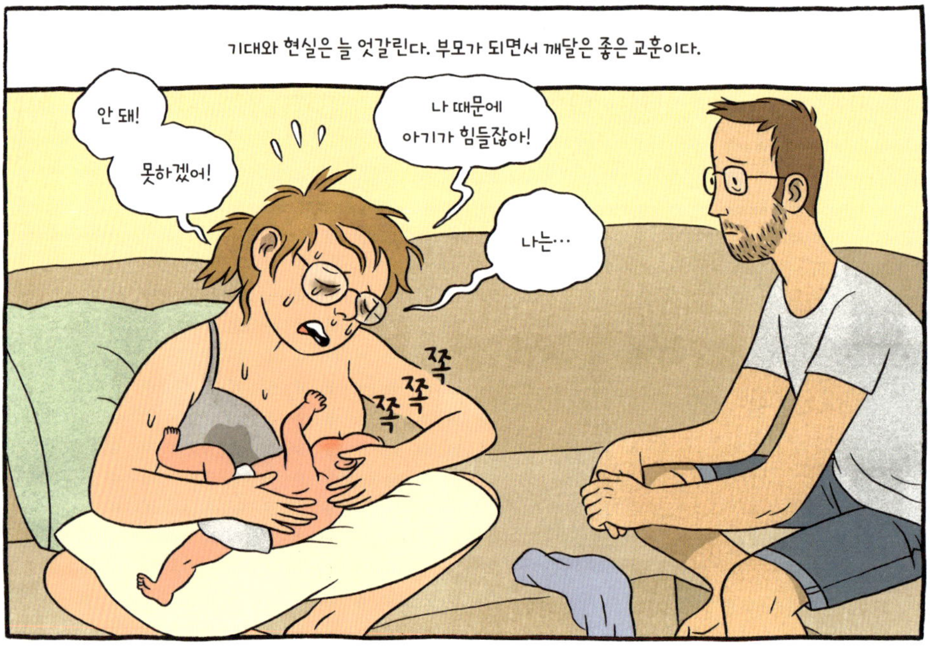
기대와 현실은 늘 엇갈린다. 부모가 되면서 깨달은 좋은 교훈이다.
안 돼!
못하겠어!
나 때문에 아기가 힘들잖아!
나는…
쪽
쪽
쪽

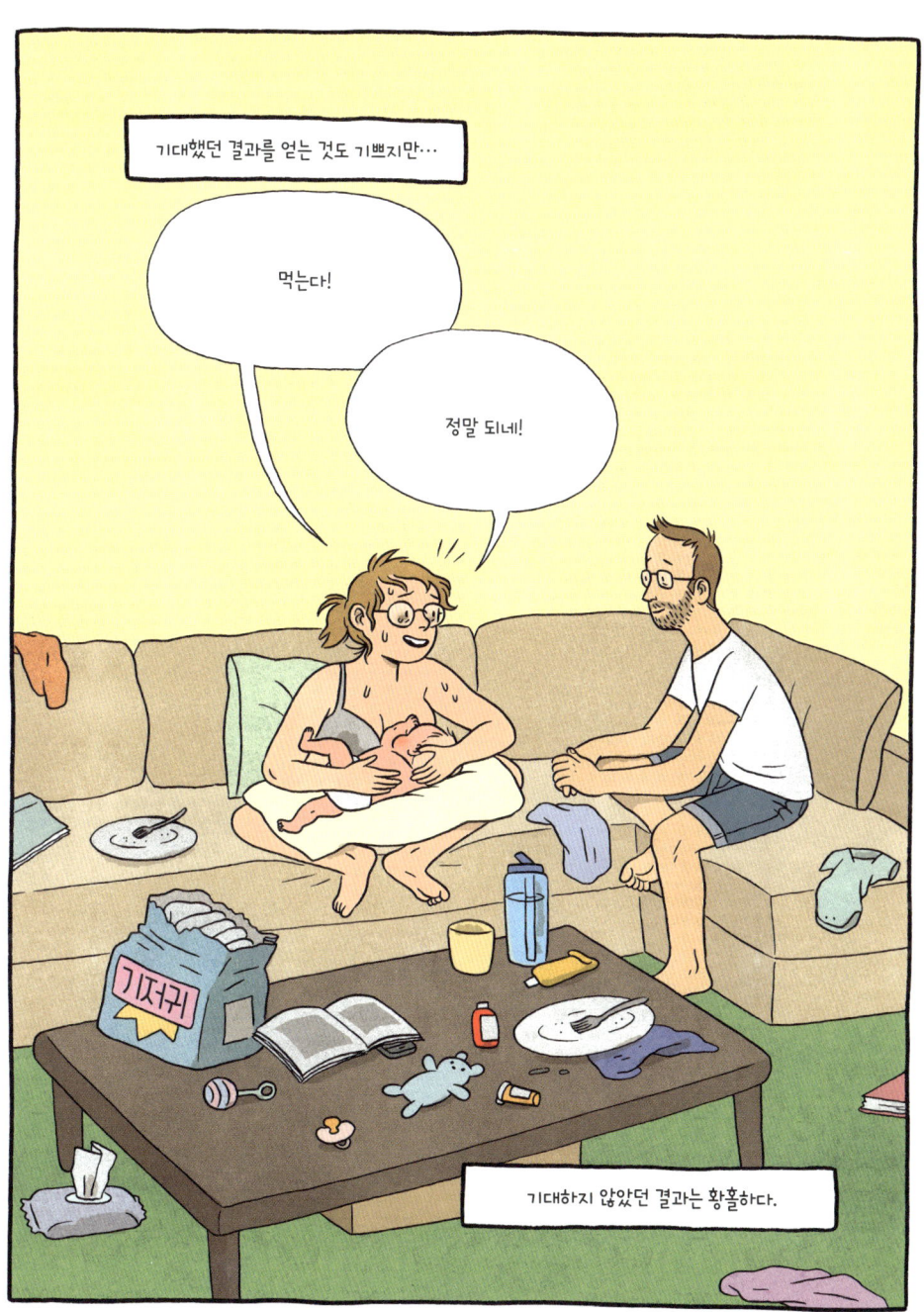

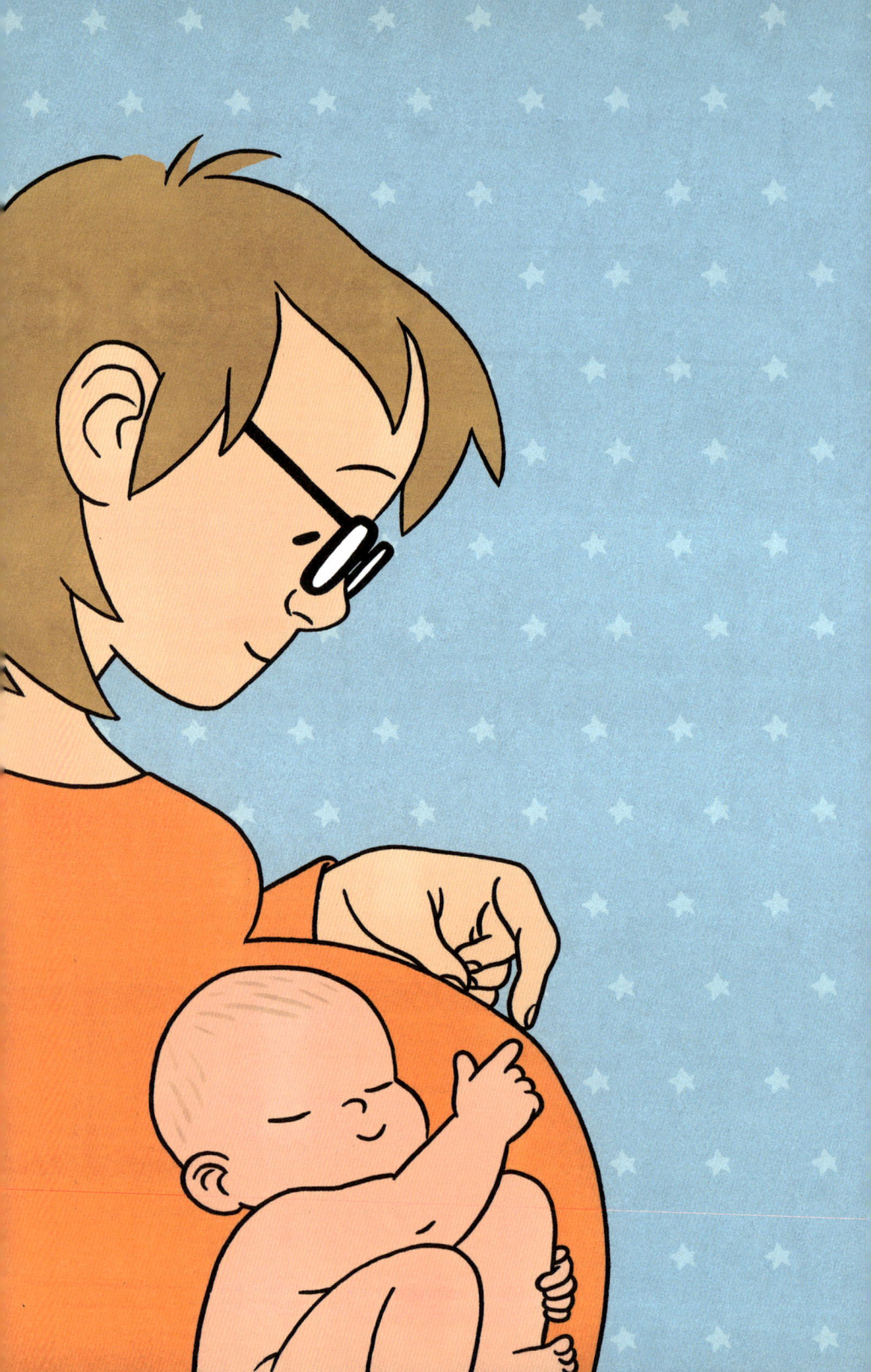

에필로그

끝이 아니라 새로운 시작

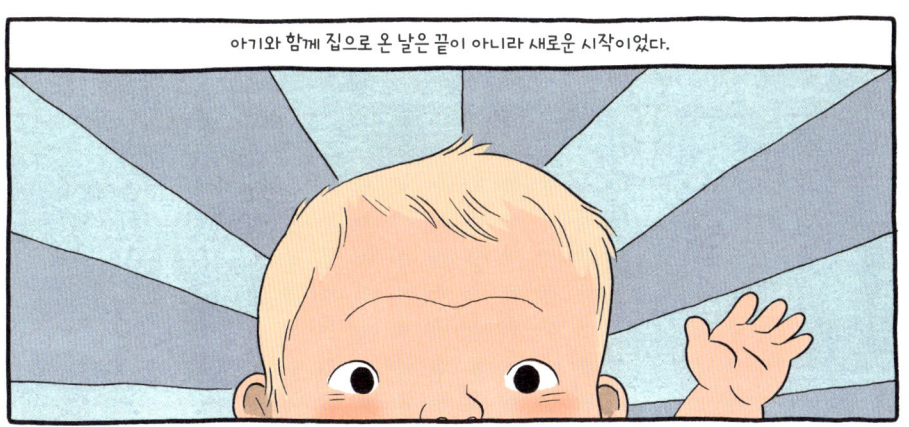
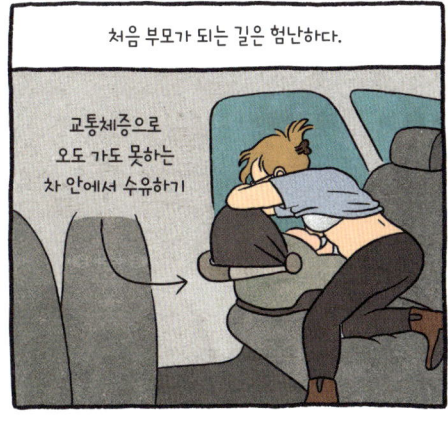
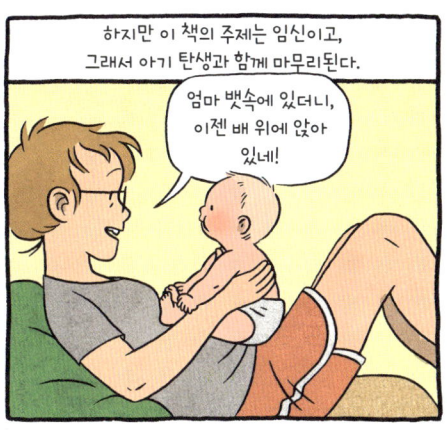
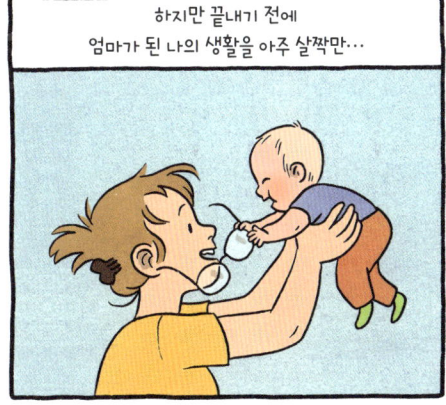
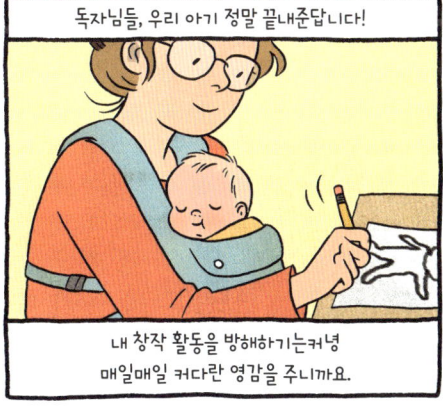

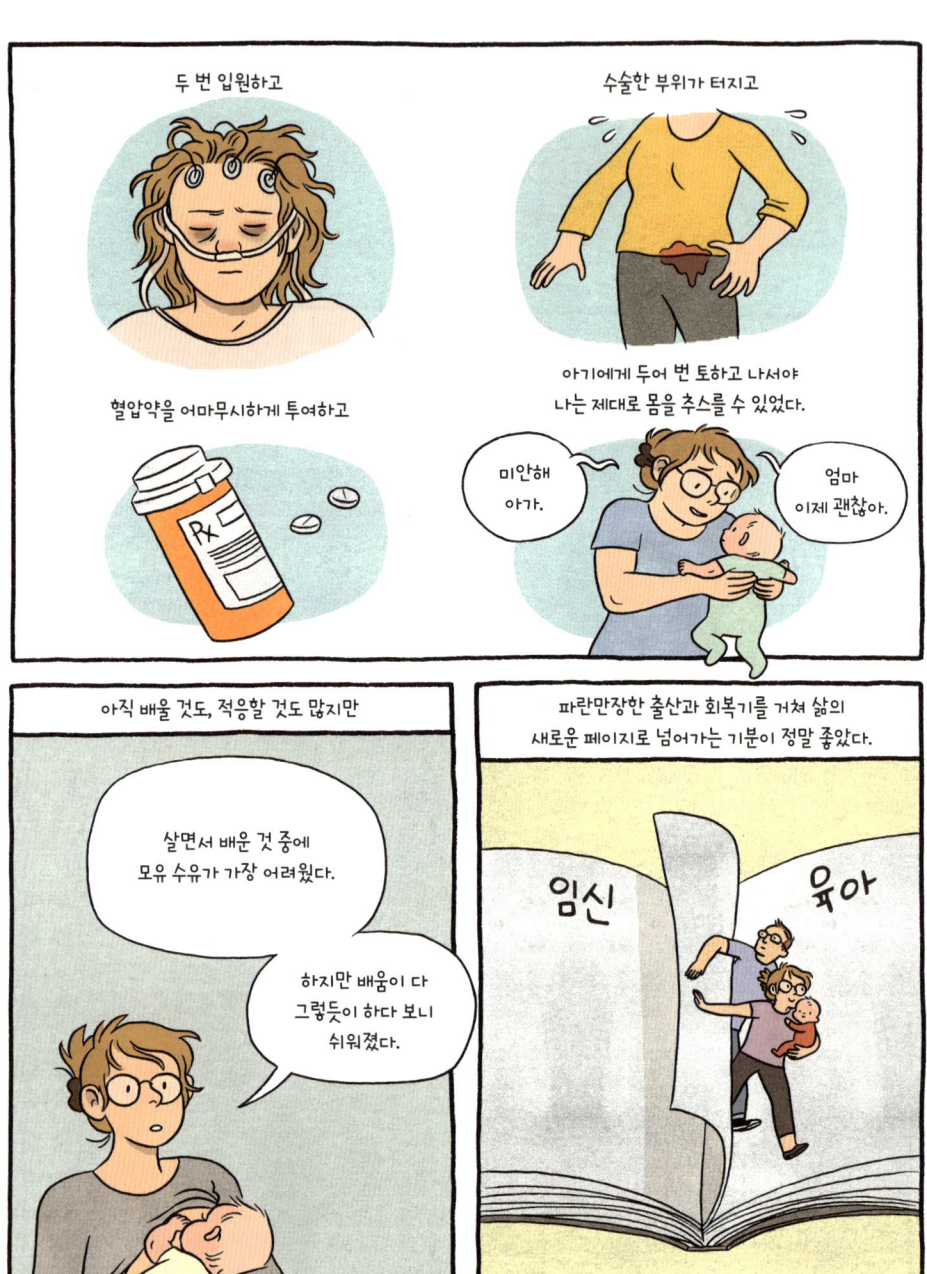

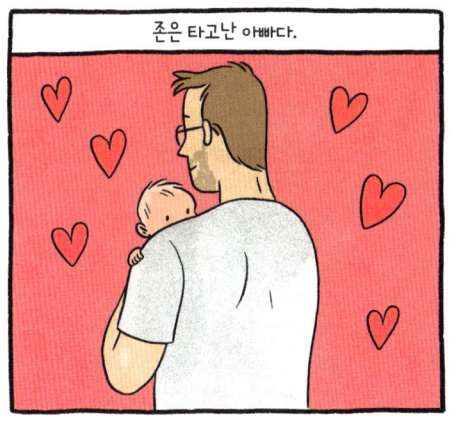

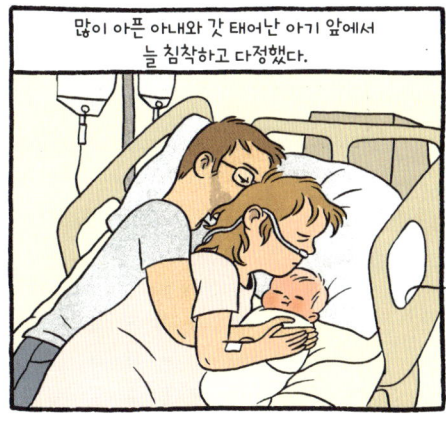

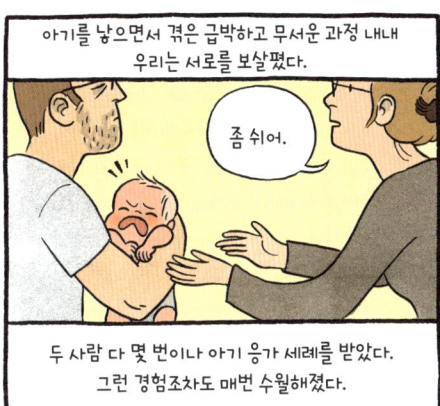

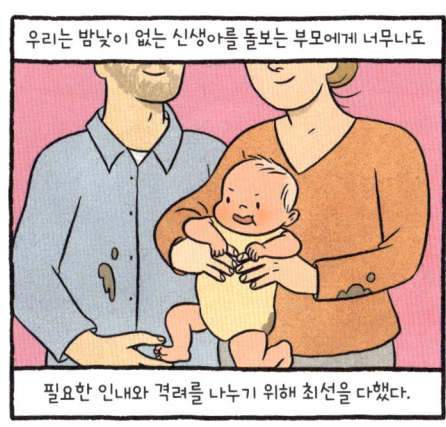

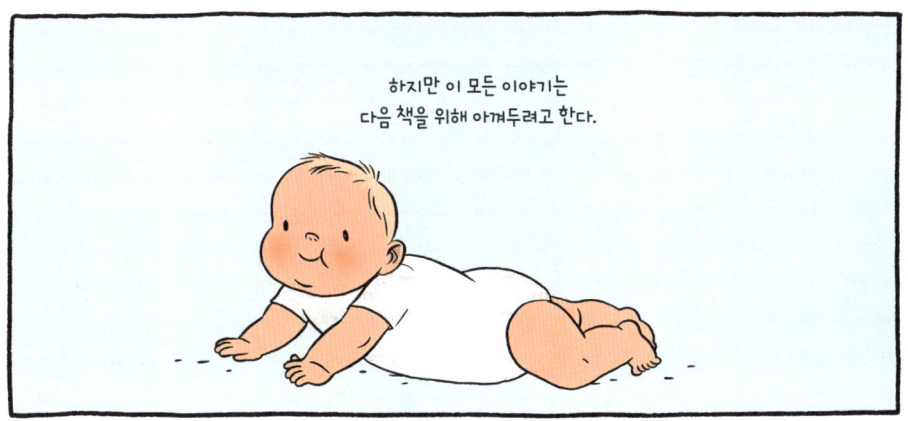

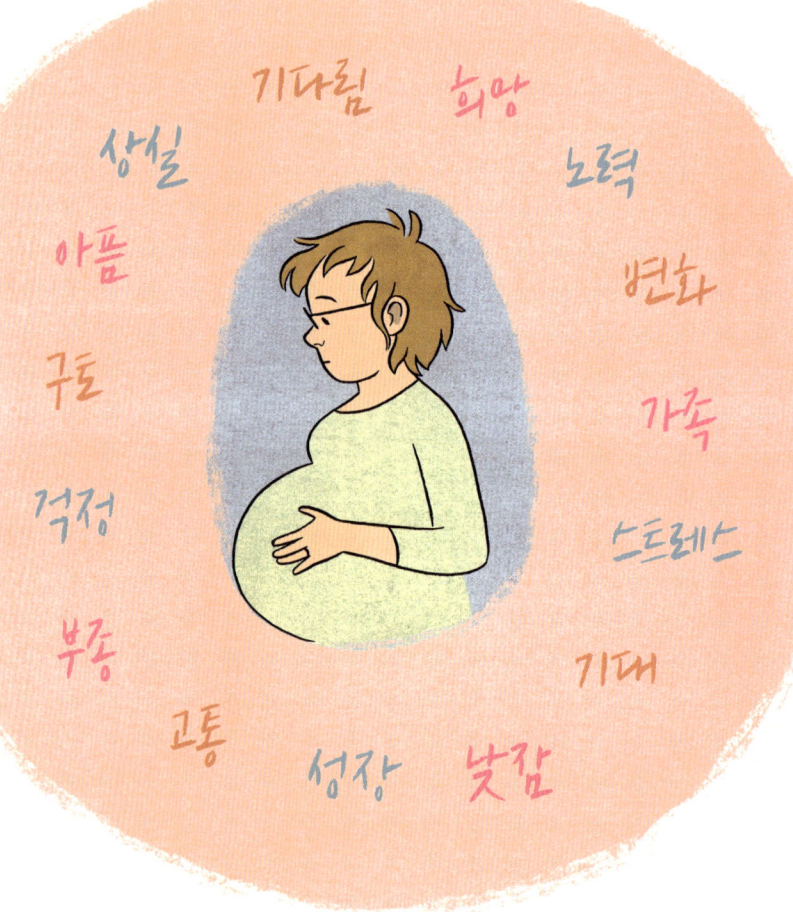

이 모든 것의 끝은 새로운 시작.

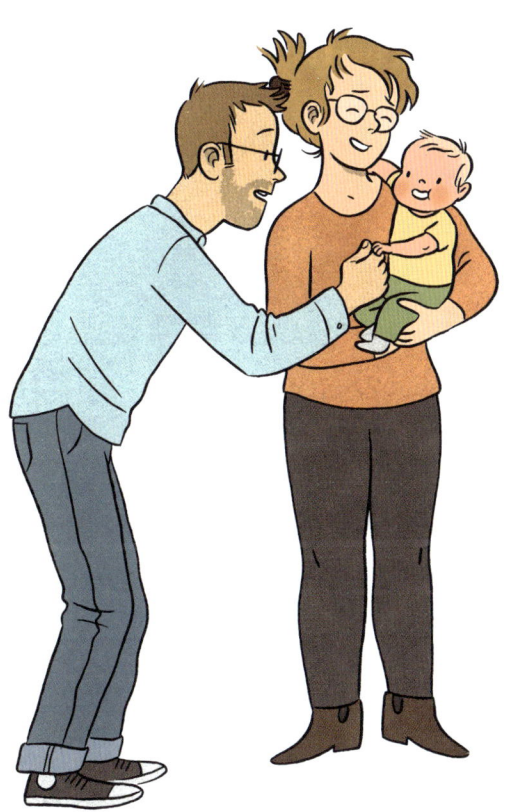

감사의 말

지금 여러분이 손에 들고 있는 책은 세상에 둘 도 없는 시간제 보모 안젤리카가 팰과 씨름해준 덕분에 세상에 나올 수 있었습니다. 덕분에 나는 일주일에 세 번, 옆방에서 책을 읽어주는 안젤리카가 차분한 목소리와 팰의 웃음소리를 들으며 내 작업실에서 만화를 그릴 수 있었죠. 늘 친절하고, 인내하고, 보살피고, 내 아이와 남편을 제외하고 내 유일한 대화상대가 되어준 안젤리카, 고마워요.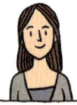

 내가 지금까지 훌륭하게 경력을 쌓을 수 있게 도와준 멋진 홀리 비미스. 오랜 세월 내 에이전트, 내 친구로 있어줘서 고마워요.

이 책이 잉태되고 태어날 수 있도록 산파와도 같은 역할을 해 준 내 편집자, 임신동기 컬리스타에게도 많이 고마워요. 나를 잘 알아주고, 내 책을 믿어주는 사람과 함께 일할 수 있어서 정말 좋아요.

 가까운 곳이든 먼 곳이든 책을 홍보하고 퍼뜨리는 데 눈부신 활약을 해 준 지나 가글리아노! 나한테 늘 잘해준 퍼스트세컨드북스 출판사 팀에게도 감사해요.

최종 단계에서 책을 더욱 매끄럽게 손질해 준 메그 렘키에게도 감사합니다. 일을 통해서 뿐 아니라 육아를 통해서도 누군가와 소통한다는 건 참 좋은 일이예요.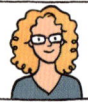

 이 책의 톤을 잡아준, 스테파니 미디드. 당신의 도움으로 작업도 빨라지고 평소보다 스트레스도 훨씬 덜 받았어요. 열심히 일해 준 노고에 감사해요.

나를 지지해주고, 조언도 해주고 함께 속상해 해주면서 엄마들의 단결된 힘을 보여주고 큰 도움이 되어준 엄마들. 브릿 윌슨, 알렉스 그레이브스, 메리언 비터스, 린제이 버스티진 그리고 특히 르네 베일리, 여러분의 놀라운 도움과 우정 고마워요.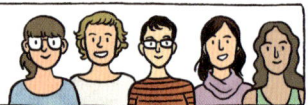

 모유 수유를 해낼 수 있게 도와준 제인 오코너. 솔직히 내가 정말 해낼 수 있으리라고 믿지 않았는데도 끝까지 인내하며 나와 팰을 도와준 덕분이에요. 나중에 도와준 로빈 프리스에게도 감사해요.

프렌티스 병원 15층 간호사님들 말도 못하게 고마워요. 특히 린지는 나와 팰을 정말 훌륭하게 보살펴줬어요.

 간호사, 친구, 엄마 (세 가지 모두 일등인) 어맨다 크리너, 내가 처한 상황을 이해하고 올바르게 판단할 수 있게 도와줘서 고마워요.

샤카, 에이미, 그리고 예쁜 자녀들에게도 육아에 필요한 많은 조언 감사해요. 특히 보내준 아이스크림은 팰과 처음 보낸 기간 동안 내 생명을 살렸어요.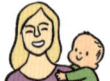

 팰이 처음 태어났을 때 직접 와서 요리를 해준 토니 브리드, 고마워요.

아이가 있는 혹은 없는, 내 인스타그램 팔로워들께도 감사드립니다. 특히 가장 힘들었던 초기에 조언과 지지를 보내주고 내 스케치북 코믹스를 읽어주고 아기가 귀엽다고 얘기해주셔서 고마워요.

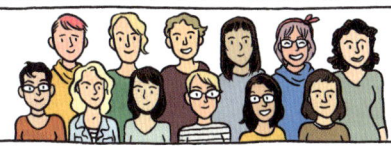 동료 여성 작가들, 딜런 메코니스, 에리카 모언, 호프 라슨, 다니엘 코세토, 밍 도일, 루시 벨우드, 베라 브로스골, 젠 왕, 레이나 텔거마이어, 세라 비캣, 페이스 에린 힉스, 코린 무카. 어떤 여성 코믹스 작가가 될지는 스스로 선택하기 나름이라는 것을 늘 보여준 사람들, 내가 그들을 알고 그들을 사랑한다는 사실이 자랑스럽습니다.

애슐리 밴 뷰런, 팰을 낳고 처음 외출한 나를 내가 가장 좋아하는 뮤지컬 공연에 데려가 준 사람. 늘 팰이 가장 좋아하는 사람.

 루스 밀즈, 훌륭한 정신건강 치유 덕분에 나는 지난 수년간 병원 치료로 얻은 정신적 외상과 불안정한 감정을 견디내고 올바른 정신으로 행복하게 아기를 키울 수 있었어요. 고맙게도 이 책의 제목을 정하는 데도 도움을 받았습니다.

에리카와 그레그, 간발의 차이로 먼저 부모가 된 고마운 시누이 부부가 이끌어주고, 먼저 겪은 경험을 나누어준 덕분에 양육이라는 정글을 무사히 헤쳐 나갈 수 있었습니다. 완벽하고 사랑스러운 조카들도 사랑해요.

 제임스와 징크스, 매주 와서 팰과 놀아주고 함께 식사도 하고, 빨래며 캐비넷 고치는 것도 도와주신 세상에 둘도 없는 시부모님. 두 분이 곁에 없었어도 이렇게 무사히 아기를 키울 수 있었을까요?

내 조그만 아기와 그 아기가 하는 모든 행동을 사랑스러운 눈으로 바라봐 주신 팰의 또다른 조부모님들, 제프, 수잔, 그리고 아빠. 늘 사랑해주고 격려해 주셔서 감사해요. 여러분들이 아니었으면 이 책도 아기도 없었을 거예요.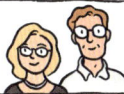

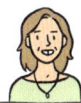 팰을 낳기 위해 겪은 고통스러운 경험의 매 순간을 함께해 준 엄마, 감사합니다. 좋은 날이나 괴로운 날이나 늘 내 곁에서 등을 쓰다듬어 주고, 내 몸에 남은 외과용 반창고 자국을 문질러 떼어내 주고, 간호사들을 위해 쿠키를 구워주셨죠. 처음 엄마가 되고 힘들었던 시절 받은 도움은 어떻게 감사해도 모자라겠지만, 지난 번 같은 난리법석은 다시 겪지 않도록 노력할게요.

힘든 임신 혹은 아기를 잃는 고통을 겪고도 용감하게 손을 내밀어 자신의 경험을 나누어준 모든 여성들에게 감사하고 그들과 내가 하나로 이어져 있음을 느낍니다. 같은 아픔을 겪은 누군가의 이해와 공감을 얻을 수 있다는 사실에 매일매일 감사합니다. 자신의 경험을 나누어준 그들이 없었다면 어떻게 이 암울했던 시간을 견뎌냈을지 상상도 할 수 없어요.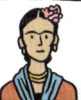

 함께 아이를 낳고 키우고 싶은 이 세상 단 한 사람, 존. 최고의 아기를 낳을 수 있게 도와주고 아기와 나를 훌륭하게 돌봐줘서 고마워.

팰, 네가 세상에 나온 과정을 포함해 눈 뜨고 있는 너의 매 순간을 예쁜 만화로 그리도록 허락해 줘서 고마워.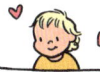

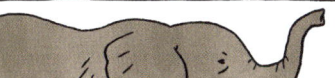 끝으로, 엄마 코끼리들 2년 동안 임신한 몸으로 사느라 수고했어요. 여신처럼 숭배받아야 마땅한 코끼리들 많이 사랑합니다.

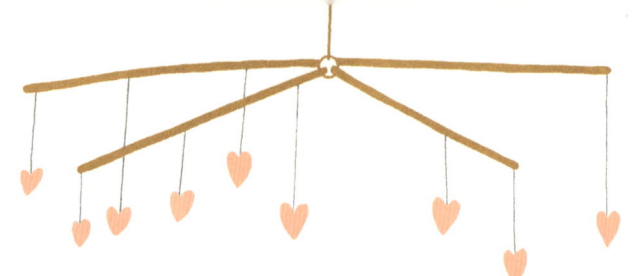
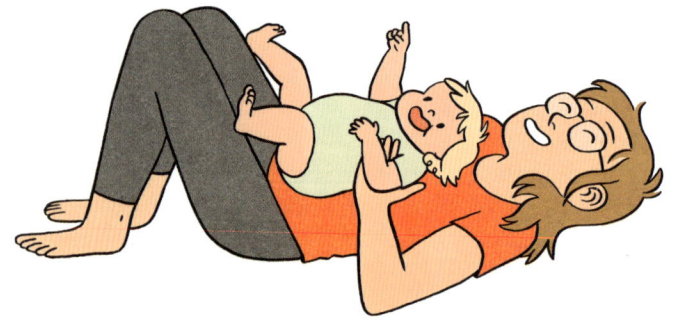